Dr.竜馬の
病態で考える
人工呼吸管理

人工呼吸器設定の根拠を病態から理解し、
ケーススタディで実践力をアップ！

田中竜馬／著
(LDS Hospital 呼吸器内科・集中治療科)

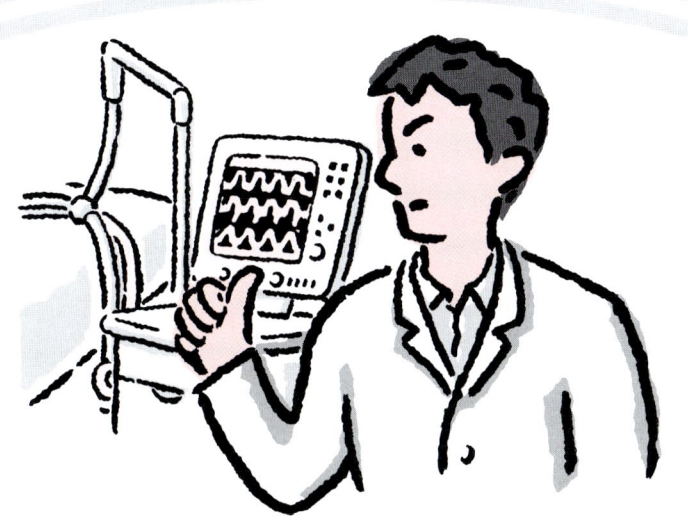

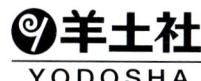

はじめに

人工呼吸器と聞いてどんな印象をお持ちでしょうか？

「いろんなボタンやら機能が付いていてとっつきにくいヤツ」
「やたらとヒステリックに甲高いアラームを鳴らす気むずかしいヤツ」
「裏で何をやっているのかわからない謎めいたヤツ」

というような印象をもって，できれば人工呼吸器とはお近づきにならずに済ませたいと思っている方もいるかもしれません．

確かに，人工呼吸器には何だかよくわからないアルファベットの名前が付いた機能がやたらとたくさんあって，人工呼吸器とわかり合いたいという医療者の気持ちはいともたやすく挫かれてしまいがちです．

ところが，患者さんの側から見てみると，人工呼吸器がしているのはとどのつまり患者さんが自分で十分に息を吸えないときに外から圧をかけて手助けする，という割とわかりやすい肉体労働系の作業で，それほど摩訶不思議に高度なことではありません．

人工呼吸器を扱ううえで最も重要なのは，人工呼吸器の見た目の難しさに振り回されるのではなく，患者さんの病態を理解し，それぞれの病態に合うように呼吸を手助けすることです．みなさんが人工呼吸器取り扱い説明書ではなく，人工呼吸管理の本を手に取っているのは，器械の操作方法に詳しくなるのが目的ではなく，**患者さんの病態に合わせてどのように使い分けるか**を知りたいからではないでしょうか？

タイトルにもあるように，本書は**「病態で考える」**ことに重点を置いて人工呼吸器を設定・調節し，トラブルに対処する方法を説明しています．「どんな患者さんにもなんとなく同じようなお仕着せの設定にするのは卒業したい」「自分で考えて人工呼吸器を調節できるようになりたい」という方に是非読んでもらいたい本です．

どのような知識レベルからでも読み始められるように，本書は内容によって次の3段階に分かれています．

> ★☆☆：すべての人向け
> ★★☆：基本がわかって，すこしステップアップしたい人向け
> ★★★：もっと人工呼吸器を使いこなしたい人向け

　「まずは基本から」という方は★☆☆の項目だけを通して読めば，それだけでも日常診療に役立つ体系的な知識が身につくはずです．「基本がわかってきたので，もう少し詳しく知りたい」という方は★☆☆に加えて★★☆を読めば，同僚や後輩から呼吸管理についてややこしい質問を受けてもたいてい答えられるようになるでしょう．「バリバリ人工呼吸器を使ってやるぜ」という熱い志をお持ちのかたは，★☆☆から★★★までを通して読めば各項目のつながりがわかってさらに理解が進みます．

　人工呼吸管理の考えかたを身につけるのが目的なので，本書ではそれぞれの疾患についての人工呼吸以外の情報はあえて省いていますが，その代わり日常診療で遭遇するような人工呼吸についての疑問にはなるべく詳しく答えるようにしています．

　それでは，患者さんと患者さんの肺に優しい人工呼吸管理をいっしょに考えてみましょう．

2014年8月　機内にて

田中竜馬

Dr.竜馬の 病態で考える 人工呼吸管理

人工呼吸器設定の根拠を病態から理解し、ケーススタディで実践力をアップ！

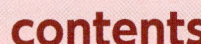

　　はじめに 2

第0章　人工呼吸10箇条　　　　　　　　　　　　　　　　　　　　　12

第1章　呼吸不全の考えかた　～人工呼吸に強くなるための基礎知識

　　1）呼吸不全とは .... ★★★　14
　　2）ガス交換とは .... ★★★　16
　　3）高二酸化炭素血症のメカニズム .... ★★★　18
　　4）低酸素血症のメカニズム① .... ★★★　20
　　5）低酸素血症のメカニズム② .... ★★★　26
　　6）機能的残気量とガス交換 .... ★★★　28
　　7）呼吸仕事量とは .... ★★★　31

第2章　病態ごとの治療がわかる**人工呼吸の考えかた**

　　1）人工呼吸とは .... ★★★　35
　　2）人工呼吸の適応 .... ★★★　39
　　3）気管挿管の適応 .... ★★★　42
　　4）気管挿管，人工呼吸導入の考えかた .... ★★★　44
　　5）人工呼吸に役立つ肺モデル .... ★★★　46
　　6）胸壁コンプライアンスとは .... ★★★　48
　　7）人工呼吸器の呼気 .... ★★★　49
　　8）時定数という考えかた .... ★★★　51

第3章　人工呼吸器のモード　～基本のA/C, SIMV, CPAPをおさえよう

　　1）モードの選び方 .... ★★★　53
　　2）A/Cとは .... ★★★　54

難易度の表記について
★★★：【初級者向け】すべての人向け
★★★：【中級者向け】基本がわかって，すこしステップアップしたい人向け
★★★：【上級者向け】もっと人工呼吸器を使いこなしたい人向け

contents

3）SIMVとは ★★★ 57
4）SIMVでの注意点 ★★★ 60
5）SIMV＋PS ★★★ 61
6）トリガーウィンドとは ★★★ 62
7）CPAPとは ★★★ 63
8）モードのまとめ 64

第4章　人工呼吸器設定① 〜まずは従量式（VCV）の設定を理解しよう

1）VCV設定の考えかた ★★★ 66
2）換気に関する設定①：1回換気量 ★★★ 68
3）換気に関する設定②：呼吸回数 ★★★ 70
4）ARDSで1回換気量を6mL/kgにする根拠 ★★★ 72
5）換気に関する設定と$PaCO_2$の関係 ★★★ 73
6）$PaCO_2$に影響する要因とは ★★★ 76
7）酸素化に関する設定①：F_IO_2 ★★★ 80
8）酸素化に関する設定②：PEEP ★★★ 84
9）PEEPの肺メカニクスへの作用 ★★★ 88
10）PEEPの循環への作用 ★★★ 89
11）PEEPの決め方あれこれ ★★★ 91
12）リクルートメント手技とは ★★★ 94
13）それ以外の設定①：トリガー感度 ★★★ 97
14）それ以外の設定②：吸気流量 ★★★ 102
15）人工呼吸器の合併症 ★★★ 107
16）プラトー圧とは ★★★ 108

第5章　人工呼吸器設定② 〜従圧式（PCV）の考えかたとその他のモード

1）従圧式？従量式？ ★★★ 112
2）PCV設定の考えかた ★★★ 115
3）吸気圧の設定 ★★★ 116
4）吸気時間の設定 ★★★ 118
5）閉塞性肺疾患での吸気時間設定 ★★★ 121
6）ライズタイムとは ★★★ 124
7）PCVとプラトー圧 ★★★ 125
8）プラトー圧と肺内外圧差 ★★★ 126
9）PRVCとはどのようなモードか？ ★★★ 129
10）プレッシャーサポート ★★★ 132
11）プレッシャーサポートの設定 ★★★ 134

12） ターミネーションクライテリアとは ……………………… ★★☆ 136
13） PSとPCVの違いは ……………………………………… ★★☆ 139
14） プレッシャーサポートの仲間 ……………………………… ★★☆ 140
15） トリガー／リミット／サイクル …………………………… ★★★ 143
16） 平均気道内圧という考えかた ……………………………… ★★★ 144
17） APRV ……………………………………………………… ★★★ 148
18） APRVの人工呼吸器離脱 ………………………………… ★★★ 153
19） 人工呼吸ではモードよりも設定にこだわる ……………… ★☆☆ 155

第6章　人工呼吸器モニター　〜患者さんの肺の状態を把握しよう

1） 人工呼吸器の診断的使い方 ………………………………… ★☆☆ 157
2） 人工呼吸器モニター　はじめに …………………………… ★☆☆ 158
3） グラフィックの見方 ………………………………………… ★☆☆ 159
4） 圧波形の見方 ………………………………………………… ★☆☆ 160
5） 流量波形の見方 ……………………………………………… ★☆☆ 162
6） 換気量波形の見方 …………………………………………… ★☆☆ 164
7） 圧-換気量曲線 ……………………………………………… ★★☆ 164
8） 流量-換気量曲線 …………………………………………… ★★☆ 166
9） グラフィックの異常 ………………………………………………… 168
10） 圧波形からわかること ……………………………………… ★☆☆ 169
11） 流量波形からわかること …………………………………… ★☆☆ 172
12） 換気量波形からわかること ………………………………… ★☆☆ 173
13） どの波形からもわかること ………………………………… ★☆☆ 174
14） 圧-換気量曲線からわかること …………………………… ★★☆ 176
15） 流量-換気量曲線からわかること ………………………… ★★☆ 178
16） VCVでの肺メカニクスの見方① ………………………… ★☆☆ 181
17） VCVでの肺メカニクスの見方② ………………………… ★☆☆ 184
18） PCVでの肺メカニクスの見方① ………………………… ★★☆ 188
19） PCVでの肺メカニクスの見方② ………………………… ★★☆ 190
20） オートPEEP① …………………………………………… ★☆☆ 195
21） オートPEEP② …………………………………………… ★☆☆ 199
22） ミストリガーとは …………………………………………… ★★☆ 202
23） アラームの使い方 …………………………………………… ★☆☆ 205

付録A） グラフィックパターンのまとめ …………………………………… 207
付録B） 肺メカニクスのまとめ① …………………………………………… 211
付録C） 肺メカニクスのまとめ② …………………………………………… 213

contents

第7章 酸-塩基平衡 ～血液ガスを使いこなそう

1）酸-塩基平衡の基本と代償のしくみ ★★★ 214
2）急性？ 慢性？ それが問題だ～呼吸性アシドーシスの見方 ★★★ 218
3）代謝性アシドーシスと呼吸管理 ★★★ 220
4）代謝性アルカローシスと呼吸管理 ★★★ 223

第8章 トラブルシューティング ～原因を鑑別して対処するコツ

1）トラブルに対する心構え ★★★ 226
2）突然の呼吸困難あるいは低酸素血症 ★★★ 227
3）気道内圧上昇 ★★★ 231
4）1回換気量低下 ★★★ 234
5）気道内圧低下 ★★★ 242
6）1回換気量上昇 ★★★ 243
7）無呼吸 ★★★ 245
8）呼吸回数上昇 ★★★ 248
9）分時換気量低下 ★★★ 249
10）分時換気量上昇 ★★★ 251
11）電力供給低下，ガス供給低下 ★★★ 252

第9章 人工呼吸器離脱 ～SBTでとりあえずやってみる！

1）人工呼吸器離脱の評価 ★★★ 253
2）SBTの方法 ★★★ 255
3）抜管の評価 ★★★ 259
4）人工呼吸器から離脱できないときには ★★★ 260

第10章 NPPV ～気管挿管をしない人工呼吸とは

1）NPPVとは ★★★ 263
2）NPPVの適応 ★★★ 264
3）NPPVのしくみ ★★★ 266
4）NPPVの設定方法 ★★★ 268
5）その他の設定 ★★★ 270
6）NPPVの効果判定 ★★★ 271

第11章 病態別アプローチ

1）病態を3通りに分けて考える ★★★ 273

2）正常な肺なのに人工呼吸が必要？ ★★★ 273
3）正常な肺①：自発呼吸が保たれている場合 ★★★ 274
4）正常な肺②：自発呼吸が十分でない場合 ★★★ 276
5）コンプライアンスが低下した肺 ★★★ 280
6）気道抵抗が上昇した肺 ★★★ 289
7）閉塞性肺疾患でムリに換気を増やしても$PaCO_2$が下がらない理由 ★★★ 297
8）ミストリガーをなくすためのPEEP ★★★ 299

Case Study

1）心肺停止にて搬送された男性 304
2）咽頭痛と呼吸苦で受診した男性 311
3）*Campyrobactor*感染後に筋力低下を発症した男性 316
4）倒れているところを発見された女性 322
5）気管支喘息重積発作で救急搬送された女性 337
6）呼吸苦にて救急搬送となったCOPDの男性 349
7）呼吸苦を主訴に受診した高血圧と脂質異常症のある男性 360
8）朝目覚めないため救急搬送された女性 368
9）自殺企図でエチレングリコールを服用した男性 372

おわりに 374
索引 375

Side Note

酸素含有量と酸素供給量 24
気道挿管だけが必要な患者では
　人工呼吸器を使わないのか？ 43
A/Cに関する誤解 57
CPAPとPEEPの違い 65
$PaCO_2$と分時換気量が反比例するわけ 79
高濃度酸素で無気肺が起こるメカニズム 82
SpO_2を100％にしておかない理由 83
新しいトリガー方法　NAVA 101
吸気流量と吸気時間 106
プラトー圧を測定できない場合とは 110

プラトー時間とは 171
静的コンプライアンスと
　動的コンプライアンス 187
オートPEEP測定の問題点 201
オートPEEPがあるとPCVでは
　1回換気量が低下するワケ 241
抜管前にステロイド？ 259
設定変更から血液ガスまで何分待つか？ 288
閉塞性肺疾患の設定はI：E比で調節可能か？ 296
カフリークテストとは何か？ 315
プラトー圧アラーム？ 343

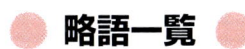

略語一覧

A/C	Assist/Control	補助・調節呼吸
ALI	acute lung injury	急性肺傷害
APRV	airway pressure release ventilation	
ARDS	acute respiratory distress syndrome	急性呼吸促迫症候群
ASD	atrial septal defect	心房中隔欠損症
AVM	arteriovenous malformation	動静脈奇形
CIM	critical illness myopathy	
CIP	critical illness polyneuropathy	
COPD	chronic obstructive pulmonary disease	慢性閉塞性肺疾患
CPAP	continuous positive airway pressure	持続性陽圧呼吸
CVP	central venous pressure	中心静脈圧
DVT	deep vein thrombosis	深部静脈血栓症
EPAP	expiratory positive airway pressure	呼気気道陽圧
F_IO_2	fractional concentration of oxygen in inspired gas	吸入酸素濃度
FRC	functional residual capacity	機能的残気量
HFOV	high frequency oscillation ventilation	高頻度振動換気
IPAP	inspiratory positive airway pressure	吸気気道陽圧
LIP	lower inflection point	
MAP	mean airway pressure	平均気道内圧
MIP	maximal inspiratory pressure	最大吸気圧
MV	minute ventilation	分時換気量
NAVA	neurally adjusted ventilatory assist	
NPPV	non-invasive positive pressure ventilation	非侵襲的陽圧換気
$PaCO_2$	partial pressure of arterial carbon dioxide	動脈血二酸化炭素分圧
P_ACO_2	partial pressure of alveolar carbon dioxide	肺胞気二酸化炭素分圧
PaO_2	partial pressure of arterial oxygen	動脈血酸素分圧
P_AO_2	partial pressure of alveolar oxygen	肺胞気酸素分圧
PC-IRV	pressure-controlled inverse ratio ventilation	従圧式逆比人工呼吸
PCV	pressure controlled ventilation	従圧式換気
PE	pulmonary embolism	肺塞栓
PEEP	positive end-expiratory pressure	呼気終末陽圧
PFO	patent foramen ovale	卵円孔開存症
PRVC	pressure regulated volume control	
PS	pressure support	プレッシャーサポート
RSBI	Rapid Shallow Breathing Index	
S/T	Spontaneous/Timed	
SBT	spontaneous breathing trial	自発呼吸トライアル
SIMV	synchronized intermittent mandatory ventilation	同期式間欠的強制換気
SpO_2	transcutaneous oxygen saturation	経皮酸素飽和度
TC（ATC）	(automatic) tube compensation	
TPP	transpulmonary pressure	肺内外圧差
UIP	upper inflection point	
VALI	ventilator-associated lung injury	人工呼吸器関連肺傷害
VCV	volume controlled ventilation	従量式換気
VS	volume support	
V_T	tidal volume	1回換気量

Dr.竜馬の
病態で考える
人工呼吸管理

人工呼吸器設定の根拠を病態から理解し、
ケーススタディで実践力をアップ！

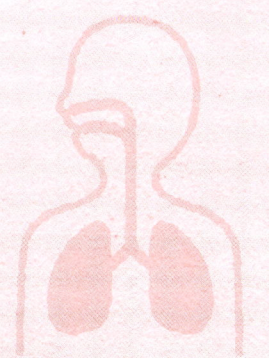

第0章 人工呼吸10箇条

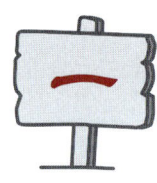
「呼吸＝肺」とは考えない

呼吸がうまくいっていない患者さんでは，必ずしも肺が悪いわけではありません．中枢神経→脊髄→末梢神経→筋肉→胸壁→気道，といった呼吸にかかわるすべての要素を考えます．

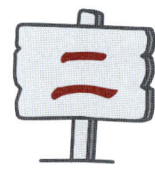
SpO_2だけで重症かどうか判断しない

酸素飽和度が示しているのは，ガス交換のうちの酸素化だけに過ぎません．SpO_2がよくても気管挿管や人工呼吸が必要になる状況があります．「SpO_2が…だから」で判断しないようにします．

気管挿管と人工呼吸は分けて考える

気管チューブの役割と人工呼吸器の役割は異なります．両者を分けて考えることで，導入（気管挿管，人工呼吸器開始）と離脱（抜管，人工呼吸器離脱）の基準がわかりやすくなります．

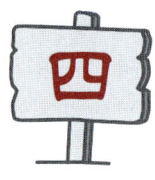
人工呼吸ではモードよりも設定にこだわる

人工呼吸業界にはあまたのモードがありますが，あまり根拠があるわけではありません．どのモードがいいとか悪いとか議論するよりも，安全に使うよう設定にこだわるのが大事です．

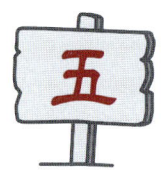
人工呼吸器は肺を良くはしないが，悪くはできることを知る

人工呼吸器はあくまでも呼吸が良くなるまでの時間稼ぎです．肺を良くするわけではありません．しかし，人工呼吸器を安全に使わなければ，いくらでも肺を悪くすることはできます．

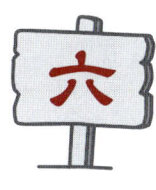
六 人工呼吸管理中には，正常な血液ガスを目標にしない

人工呼吸器はあくまでも時間稼ぎですので，血液ガスの数値をよくしても肺がよくなっているわけではありません．逆に，血液ガスを正常にしようと無理な設定にすると肺を悪くします．

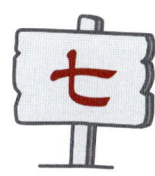
七 人工呼吸器に患者を合わせるのではなく，患者の呼吸に人工呼吸器を合わせる

人工呼吸器は患者さんの呼吸を手助けするものですから，患者さんの呼吸に合わせて設定を調節します．お仕着せの設定にして，鎮静などでむりやりに患者さんを合わせるのではありません．

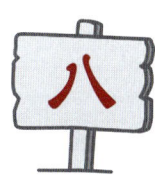
八 呼気に注意する

人工呼吸器で設定できるのは吸気だけで，呼気は患者さん任せです．ですから，息を吐き切れているかどうか確認するのが大事なのです．

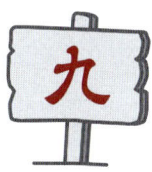
九 人工呼吸器は診断にも使う

人工呼吸器というと，患者さんの呼吸を手助けする役割のみを考えがちですが，肺の状態を知るまたとないツールでもあります．診断的に人工呼吸器を使えるようにしたいところです．

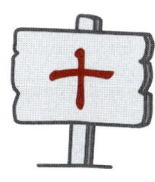
十 患者の回復をあなどらない

いったん回復しだした患者さんの呼吸状態は急速によくなります．人工呼吸器が要らなくなっているのを見逃さないよう，毎日評価するのが大事です．

第1章

呼吸不全の考えかた
~人工呼吸に強くなるための基礎知識

1 呼吸不全とは

呼吸不全と聞くと何を思い浮かべるでしょうか？重症肺炎で息も絶え絶えになっている患者さんでしょうか？心不全で冷や汗をかいて顔面蒼白になっている患者さんでしょうか？

肺炎や心不全の患者さんたちは「肺」が悪くなっていますね．もちろん肺が悪くて呼吸不全になることもありますが，**肺に悪いところがなくても呼吸不全になることがあります**．例えば，麻薬中毒では呼吸中枢が抑制されるため，呼吸をするための指令が出なくなり呼吸不全となります．よりなじみのある（かな？）ところではフグ毒中毒も呼吸不全を起こします．フグ毒の成分のテトロドトキシンが神経を遮断するため横隔膜が動かなくなり，人工呼吸を導入しなければ呼吸不全から死に至ります．あるいは，筋ジストロフィーという疾患があります．呼吸筋が障害されると十分に呼吸をできなくなるため呼吸不全となります．

1 呼吸器系システムを分けて考える

呼吸器系システムは，①呼吸を調節する呼吸中枢，②末梢神経，呼吸筋，胸壁，気道といった肺に空気を出入りさせるために力仕事をする部分，③ガス交換を行う肺の3つに大別できます（図1，表1）．息を吸うためには，呼吸中枢が呼吸の指令を出します．それが脊髄，末梢神経を伝わって呼吸筋が収縮します．呼吸筋が収縮することで胸腔が広げられ，胸腔内が陰圧になるために肺が広がります．このうちのどれか1つでも正常に機能しなくなれば呼吸不全になります．したがって，③の肺が良くても，①や②に問題があれば呼吸不全になります．本書では①を**コントロール系**，②を**駆動系**，③を**ガス交換系**と呼ぶことにします．

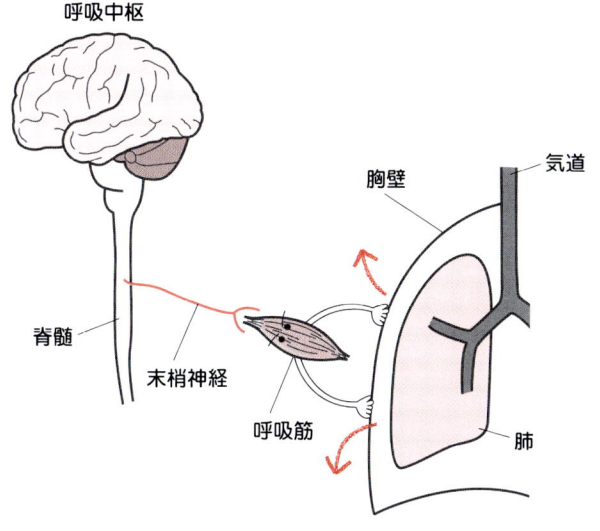

図1 ● 呼吸のメカニズム

表1 ● 呼吸器系システム

	役割	部位
コントロール系	呼吸の指令を与える	中枢神経
駆動系	呼吸のための運動をする	胸壁，胸膜，気道，末梢神経
ガス交換系	酸素と二酸化炭素の交換をする	肺，肺血管，間質

2 呼吸における肺の役割

　前述のように，呼吸を行っているのは必ずしも肺だけではありません．肺では取り込まれた空気から酸素が血液に移り，逆に血液から二酸化炭素が空気に出てくるというガス交換が行われているだけで，必要に応じて呼吸を調節したり，肺に空気を送り込むために呼吸筋を動かしたりしているのは，呼吸器に携わる肺以外の部分です．そう考えると，呼吸の中心のように見えた肺は，自分で考えもせず（コントロール系が行う），肉体労働は呼吸筋に任せっきりで（駆動系が行う），送ってもらった空気と，これまた心臓から送ってもらった血液との間でガス交換を行うだけのいいとこ取りのちょっとなまけ者みたいなイメージがしてきますね．ここではまず**呼吸は肺だけで行っているわけではない**のを理解しておいてください．

> **POINT** ● 呼吸器系システムのどこが障害されても呼吸不全となる

2 ガス交換とは

室内気でSpO₂が85％の患者がいる．この患者は肺が悪いと言えるか？

1 換気と酸素化

　前項では「呼吸＝肺」ではないという話をしました．それでは，呼吸がよくない患者さんを診たときに，どのように診断をつけて，治療に結びつければよいのでしょうか？ここでは，換気と酸素化についてお話しします．

　肺の役割にガス交換があるという話をしました．具体的には何をどのように行っているのでしょうか？ 肺というのはごくごく単純に考えると空気の入っている袋です．この袋を膨らませて空気を入れるために，呼吸中枢が司令を送り（コントロール系の働き），末梢神経をたどって筋肉に司令が伝わって筋肉が収縮し，胸壁を広げることで胸腔内を陰圧にして（駆動系の働き），大気から肺の中へ空気を引き込むのでした．

　肺は袋なのですが，空気だけが入っているわけではありません．肺には右室から来た血流が常に流れています．右心から肺へ送られる血流量は左心から全身へ送られる血流量と同じです．かなり血流が豊富な臓器であることもわかりますね．肺は，**体中で唯一外から入ってきた空気と，体内を流れる血液が巡り会う場所**なわけです（図2）．ロマンチックな響きですね．

　血液が空気と出会ってすることには2つあります．1つは体内を巡って帰ってきた血液に含まれる二酸化炭素を空気中に放り出すこと，もう1つは空気中から酸素を取り込むことです．前者のことを**換気**，後者のことを**酸素化**と呼んでいます．

2 換気を行うのは？

　血液から帰ってきた二酸化炭素（CO_2）を肺胞から体の外に出すためには，肺の中へ空気が出入りしなければなりません．そうでないと肺胞にどんどんCO_2が溜まって，血液から肺胞へのCO_2拡散が滞ります（図3）．肺は勝手に伸び縮みするわけではないので，呼吸に関わるうち肺以外のコントロール系と駆動系が空気の出し入れを行います．したがって，換気が正常に行われず，二酸化炭素が溜まる（**動脈血二酸化炭素分圧（$PaCO_2$）が上昇する**）のは，中枢神経が司るコントロール系か，末梢神経および筋肉，胸壁，気道を含む駆動系か，どちらかに問題があることになります．肺胞にCO_2が溜まるとその分酸素が減少するので，**高二酸化炭素血症では低酸素血症も起こります**．

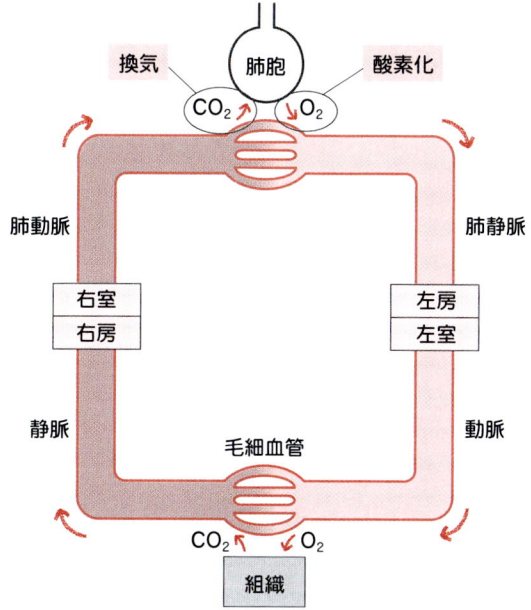

図2 ● ガス交換のメカニズム

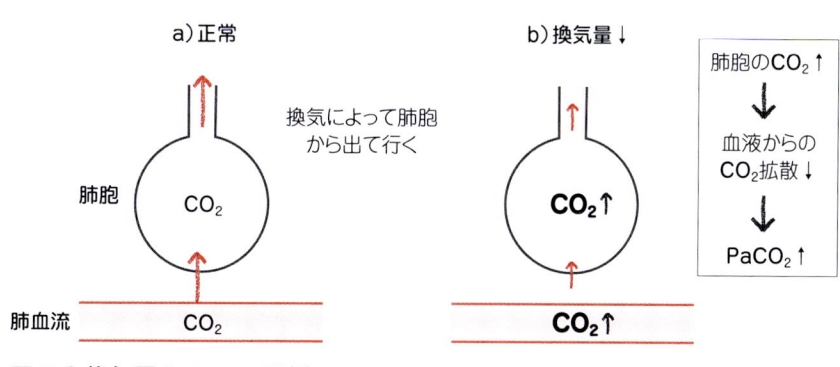

図3 ● 換気量とCO₂の関係

3 酸素化を行うのは？

　　酸素化を行うのは肺（ガス交換系）です．酸素化は，肺に達した空気から酸素がどれだけ効率よく血液に取り込まれるかで決まります．そのために肺は約5億個の肺胞と呼ばれる小さな袋に分かれて，血液と空気が接する面積を増やしています．ちなみに，人間1人の肺胞の表面積をすべて合わせると，テニスコート半面くらいの広さです．CO_2が溜まっていないにもかかわらず低酸素血症がある場合には，ガス交換系である肺に異常があると言えます．

　　SpO_2（経皮酸素飽和度）＝85％といっただけでは，主に換気の問題なのか，酸素化の問題なのか，両方が合わさっているのかわかりませんね．そこで次項では血液ガスの結果も合わせて考えてみることにします．

- ガス交換は換気と酸素化に分けられる
- コントロール系または駆動系の問題→換気の障害
- ガス交換系（肺）の問題→酸素化の障害

3 高二酸化炭素血症のメカニズム

難易度 ★☆☆

意識障害で搬送されてきた20歳代とおぼしき男性，SpO_2 85％である．痛刺激にも反応がなく，呼吸回数は6回/分．身体所見としては，縮瞳があり，四肢には複数の針刺し跡がある．血液ガスの結果は次の通りであった．

pH 7.15, $PaCO_2$ 72 mmHg, PaO_2 55 mmHg, HCO_3^- 25 mEq/L

低酸素血症の原因として考えられるのは何か？

換気の仕組み

　肺胞では，大気から入ってきた空気と，体内の血流が巡り会うのでした．ここで，酸素が肺胞から血流へ入り，二酸化炭素が血流から肺胞へ出てくるという「交換」が行われます．酸素と二酸化炭素の移動は**拡散**というメカニズムで起こります．拡散とは濃度（分圧）の高い方から低い方へと流れることで，酸素の場合であれば，肺胞の中の酸素分圧の方が血液中の酸素分圧よりも高いため，肺胞から血液へと酸素が拡散するのです．

　二酸化炭素も拡散によって，血液から肺胞へ移動するのですが，酸素よりも拡散しやすいため，すぐに肺胞の中の二酸化炭素分圧は血液中と同じになります．**平衡**に達しているのです．そのため，肺胞の中の二酸化炭素を効率よく肺の外へ出さなければ，肺胞内の二酸化炭素分圧が上昇して拡散が滞り，さらには動脈血液中の二酸化炭素分圧が上昇します（図3参照）．というわけで，十分な空気を肺に出し入れするのが大事になります．肺への空気の出入りのことを**換気**と呼び，人工呼吸器を装着している場合には，1分間に肺に出入りする空気の量である**分時換気量**を換気の指標として使います．

2 換気障害の原因

肺はただの袋で，空気を出し入れすべく働いているのは，コントロール系と駆動系でしたね（p.15 図1，表1参照）．したがって，$PaCO_2$ が上昇する，すなわち換気に障害がある場合には，これらのうちどちらかの異常を考えます．**$PaCO_2$ が上昇している場合には，肺以外の原因を考える**のが大事です．

コントロール系は中枢神経が司ります．コントロール系の障害を起こす原因として最も多いのは，**呼吸抑制を起こす薬剤の使用**です．モルヒネやフェンタニルのようなオピオイド系の薬剤や，ミダゾラムのようなベンゾジアゼピン系の薬剤が含まれます．人工呼吸管理中の鎮静に用いるプロポフォールにも呼吸抑制作用があります．そのほかにコントロール系を障害する原因として，内分泌疾患の粘液水腫（甲状腺機能低下症）や，肥満−低換気症候群，先天性中枢性低換気症候群（稀）などがあります．

駆動系には末梢神経，呼吸筋，胸壁，気道が含まれます．駆動系の障害を起こす原因には，ギラン・バレー症候群のような末梢神経障害や，重症筋無力症のような神経筋接合部疾患，重度の後側弯症のような胸壁の異常，上気道閉塞のような気道の異常があります．これらは換気を障害するので $PaCO_2$ を上昇させます．

さて，最初の血液ガスに戻りましょう．低酸素血症があるので，本来なら呼吸中枢が刺激されて呼吸が促進されるはずなのに，呼吸回数は6回/分と低くなっています．呼吸中枢の抑制が疑われますね．身体所見からこの患者さんは

　　オピオイド系薬剤（ヘロイン）中毒→呼吸中枢抑制（コントロール系の異常）
　　→換気の障害

を起こしたと考えられます．肺炎や無気肺を合併していない限り肺は正常です．**SpO_2 が低下しているからといって，必ずしも肺が悪いわけではない**のです．

> **POINT**
> - 換気障害（$PaCO_2$ 上昇）：コントロール系か駆動系（肺以外）の異常を考える

第1章 呼吸不全の考えかた

4 低酸素血症のメカニズム①

> 次に救急室に運ばれてきたのは呼吸苦を訴える50歳女性．SpO₂は85％である．数日前から喀痰を伴う咳嗽があり，今日は体温が39℃まで上昇した．呼吸回数は32回/分で，胸部聴診では両側下肺に湿性ラ音が聞こえる．室内気での血液ガスの結果が次の通りであった．
>
> pH 7.45，PaCO₂ 32 mmHg，PaO₂ 55 mmHg，HCO₃⁻ 22 mEq/L
>
> 酸素投与に反応が悪く，酸素をリザーバーマスクで15 L/分投与してもSpO₂は88％にしか上がらない．低酸素血症の原因として何を考えるか？

酸素の旅

　この患者さんも先ほどの患者さん同様，SpO₂が85％まで下がっていますが，原因は何でしょうか？　原因を解明する前に，ここでは肺の中の酸素の旅についてまず考えてみたいと思います．

1）気道の中の酸素分圧

　大気中に酸素はどれくらい含まれるかご存じですか？　およそ21％ですね．海抜0メートルでの大気圧が760 mmHgですので，このうちの酸素の占める圧（**酸素分圧**）は

　　760 × 0.21 ≒ 160 mmHg

となります．これが私たちが吸い込む酸素分圧です．とはいえ，この酸素分圧のまま肺胞まで到達するわけではありません．吸い込んだ空気は上気道（主に鼻腔）を通過するときに**加湿**されます．体温37℃での水蒸気圧は47 mmHgなので，酸素分圧は大気圧から水蒸気圧を引いた分の21％で，

　　（760 − 47）× 0.21 ≒ 150 mmHg

となります．これが気道の中での酸素分圧です．

2）肺胞内の酸素分圧の求め方

　肺胞では，血液へ酸素が取り込まれ，逆に血液から二酸化炭素が帰ってくるという両方向の移動が行われています．これをガス交換と呼ぶのでした．英語では"gas exchange"

です．空港の両替コーナーの表示にも使われているように，"exchange"という単語には「両替」という意味もあります．酸素と二酸化炭素を両替しているわけです．外貨と日本円を両替するときと同様，gas exchangeにもレートがあります．このレートは食事にも影響されるのですが，通常の食生活では「酸素10に対して二酸化炭素8」が相場です．というわけで，気道を通ってきたうち，二酸化炭素と交換した分を除く分圧が肺胞に残ることになります．肺胞気の二酸化炭素分圧をP_ACO_2と表すと，肺胞の中の酸素分圧P_AO_2は

$$P_AO_2 = (760 - 47) \times 0.21 - \underline{P_ACO_2/0.8}$$
交換した分

となります．でも，肺胞の中の二酸化炭素分圧はわからないですよね？ 心配ご無用です．前項で，**「二酸化炭素は拡散しやすいので，肺胞の中の二酸化炭素分圧は動脈血液中と同じになる」**と言ったのを覚えていますか？ 血液ガスから得られる動脈血二酸化炭素分圧を$PaCO_2$とすると，

$$P_ACO_2 = PaCO_2$$

なので，上の式は

$$P_AO_2 = (760 - 47) \times 0.21 - PaCO_2/0.8$$

と書き直せます．結局のところ，この式が何を表しているかというと，**血液ガスから$PaCO_2$の値がわかれば肺胞の中の酸素分圧がわかる**ということです．肺胞の空気の成分を調べなくても，血液ガスから肺胞内の酸素分圧がわかるのってちょっとスゴくないですか？ この式を**肺胞気式**と呼びます．

　ここからが本題です．肺胞気式からわかるように，$PaCO_2$が同じであれば，正常な肺であっても肺炎の肺であってもP_AO_2は同じ値になります．正常$PaCO_2$ 40 mmHgを肺胞気式に入れると，

$$P_AO_2 = (760 - 47) \times 0.21 - 40/0.8 = 100$$

となります．すなわち，換気に異常があって$PaCO_2$が上昇しているのでなければ，**肺に疾患があっても肺胞内の酸素分圧は同じ**になります．なんだか不思議な感じがしますね．それではなぜ動脈血酸素分圧（PaO_2）が低くなることがあるのでしょうか？

2 低酸素血症の原因は？

　肺にまで酸素がたどり着いているにもかかわらず低酸素血症になるのは，肺胞と血流の

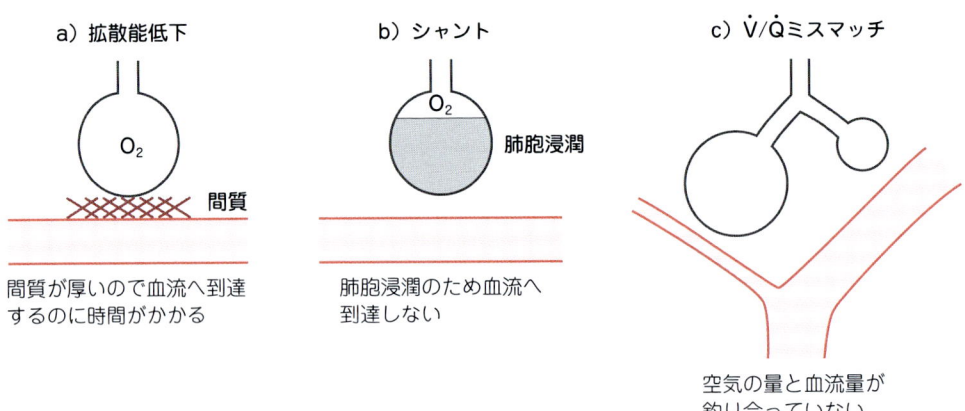

図4● 肺胞と血流の関係がうまくいかない3パターン

間の関係がよくないからです．空気と血液がうまく巡り会えていないわけですね．肺胞にある酸素が血液中に移動するためには，肺胞から間質を通過して肺毛細血管に入る必要があります．肺毛細血管の中では，酸素は主に赤血球のヘモグロビンに結合し，ごく少量のみ血液に溶解します．

1）拡散能低下

　肺胞と血流との関係がうまくいかないのには，次の**3パターン**があります（図4）．1つは肺胞と血管の間の間質が厚くなっている場合で，**間質性肺炎**が典型的な例です．間質が厚いため酸素が血流へ到達するのに時間がかかるようになるのです（図4a）．呼吸生理学的には**拡散能低下**と言います．このパターンでは，血流が肺胞を通過する時間が短くなる**労作時に低酸素血症**をきたします．間質性肺炎の患者さんが歩行時に低酸素血症になるのはこのためです．ただし，安静時に単独で低酸素血症を起こすことは稀なので，通常は**拡散能低下を安静時低酸素血症の原因としては考慮しません**．

2）シャント

　2つめは，肺胞に浸潤があるために，血流が肺胞から酸素を受け取れなくなるパターンです．**ARDS**（acute respiratory distress syndrome，急性呼吸促迫症候群）が典型的な例です．血流は肺胞から全く酸素を受け取れなくなるので，ガス交換がないまま肺毛細血管を素通りしてしまうのです（図4b）．呼吸生理学的には**シャント**と呼びます．いくら酸素を投与しても一向にSpO_2（またはPaO_2）がよくならないのが特徴です．

3）換気血流比不均等（$\dot{V}/\dot{Q}$ミスマッチ）

　3つめは空気の量と血流量が釣り合っていないパターンです．正常の肺では肺胞に出入りする空気と，肺胞のそばを通る血流の量がちょうど等しくなっているので，ガス交換が

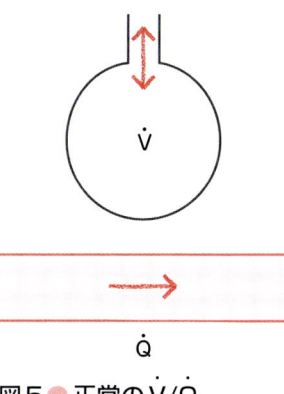

図5 ● 正常の$\dot{V}/\dot{Q}$

効率的に行われます（図5）．肺に何らかの疾患が起こると，空気は多いけど血流が少ない部分や，逆に空気が少ないのに血流がそれを上回る部分ができてしまいます（図4c）．このように空気の出入り（換気）と血流がうまく釣り合っていない状態を，呼吸生理学的には**換気血流比不均等（$\dot{V}/\dot{Q}$ミスマッチ）**と呼びます．ほとんどすべての肺疾患が$\dot{V}/\dot{Q}$ミスマッチを起こします．

少し話がややこしくなりましたが，ザックリまとめると**$PaCO_2$が正常なのに低酸素血症になるときには肺が悪い**と言えます．

症例に戻ります．血液ガスから

$$P_AO_2 = (760 - 47) \times 0.21 - 32/0.8 = 110$$

となりますので，肺胞に十分な酸素があることになります．すなわち，その先の肺胞と血流の間の関係に問題があり，肺が悪いことがわかります．

> **POINT**
> - $PaCO_2$による低酸素血症の鑑別
>   - $PaCO_2$高い＝肺胞の中に酸素が少ない
>   →換気の異常（コントロール系または駆動系）
>   - $PaCO_2$正常か低い＝肺胞の中に酸素は足りている
>   →肺胞と血流の関係の異常（ガス交換系）
> - 肺胞と血流の関係の異常（肺が悪い）3パターン
>   ①拡散能低下（安静時低酸素血症の原因にはならない）
>   ②シャント
>   ③$\dot{V}/\dot{Q}$ミスマッチ

Side Note
酸素含有量と酸素供給量

　酸素化の指標といえば，パルスオキシメータで測定するSpO_2や，血液ガスで測定するPaO_2とSaO_2を思い浮かべますね．人工呼吸管理ではこれらの値を指標にします．ただし，体全体のことを考えるとこれだけでは十分ではありません．酸素は血液によってそれぞれの臓器に運ばれるので，血液に取り込まれることが重要です．そこで，血液1 dLあたりに含まれる酸素の量である**酸素含有量**という指標を用います．また，いくら酸素が血液に取り込まれていても，体内を循環しなければ臓器には供給されませんね．そのために，臓器にどれくらい酸素が供給されるかを示す**酸素供給量**という指標を用います．

①酸素含有量とは

　肺胞まで到達した酸素は血液に取り込まれます．酸素は血液に溶けにくい気体で，血液1 dLに溶ける酸素の量は

　　　血液に溶ける酸素の量＝0.003×酸素分圧（mL）

です．PaO_2が100 mmHgでも，1 dLあたり0.3 mLしか溶けないわけです．これでは酸素を能率よく運搬できませんね．そこで重要になるのがヘモグロビンです．ヘモグロビン1 gあたりに結合できる酸素の量は1.35 mLですので，かりにヘモグロビン量が14 g/dLとすると最大で血液1 dLあたり

　　　1.35×14 ＝ 18.9 mL

の酸素がヘモグロビンに結合することができます．酸素飽和度が98％だとすると，ヘモグロビン全体の98％が酸素に結合していることになるので，血液1 dLあたりのヘモグロビンに結合する酸素の量は

　　　ヘモグロビンに結合する酸素の量＝1.35×14×98/100
　　　　　　　　　　　　　　　　　≒ 18.5 mL

となります．血液に溶ける酸素の量に比べるとはるかに大きいですね．酸素含有量とは，血液に溶ける酸素の量とヘモグロビンに結合する酸素の量を合わせたものですが，後者に比べると前者は無視できるほど小さいので，通常はヘモグロビンに結合する酸素の量だけを考えます．単位はmL/dLです．

　　　酸素含有量＝血液に溶ける酸素の量＋ヘモグロビンに結合する酸素の量
　　　　　　　　≒ヘモグロビンに結合する酸素の量
　　　　　　　　＝1.35×ヘモグロビン量×酸素飽和度/100（mL/dL）

酸素含有量には肺（酸素飽和度）だけでなく，血液（ヘモグロビン）が関与していることがわかりますね．

②酸素供給量とは

いくら酸素が血液に含まれていても，その血液が体内を循環しなければ臓器に酸素を供給することができません．そこで，循環の指標である**心拍出量**が重要になります．心拍出量は1分当たりの量で表示し，単位はL/分です．安静時の正常値は5L/分程度ですが，運動すれば増えますし，敗血症のような病態でも増加します．先ほどの酸素含有量を心拍出量と合わせて考えると，1分当たりに臓器に供給される酸素の量がわかります．これを酸素供給量と呼びます．

　　酸素供給量＝酸素含有量×心拍出量

酸素含有量の単位はmL/dL，心拍出量の単位はL/分なので，単位を揃えると（LはdLの10倍）

　　酸素供給量＝10×酸素含有量×心拍出量（mL/分）

となります．先ほどの酸素含有量の式をこれに入れて，

　　酸素供給量＝10×（1.35×ヘモグロビン量×酸素飽和度/100）×心拍出量
　　　　　　　＝13.5×ヘモグロビン量×酸素飽和度/100×心拍出量

となります．

この式を丸暗記する必要はありませんが，臓器への酸素供給量に**肺（酸素飽和度）**と**血液（ヘモグロビン）**，**心臓（心拍出量）**の3つが関与していることを知っておいてください．

> **POINT** ● 酸素供給量には肺と血液，心臓の3つが関与している

5 低酸素血症のメカニズム②

　肺が悪いために低酸素血症になる場合，肺胞と血流の関係に異常があるという話をしました．ここでは肺胞と血流の関係についてもう少し説明します．

　肺におけるガス交換が最も能率的なのは，肺胞に出入りする空気と血流の量がちょうど均等に釣り合っている場合です（図5参照）．このとき換気（$\dot{V}$）と血流（$\dot{Q}$）の比を示す換気血流比（$\dot{V}/\dot{Q}$）は1になります．肺に疾患があると，$\dot{V}/\dot{Q}$ に不均等が生じます．例えば，気道狭窄があって換気が減るところでは $\dot{V}/\dot{Q}<1$ になり，逆に血流が減るところでは $\dot{V}/\dot{Q}>1$ となります（図6）．このように換気と血流がうまく釣り合っていない状態を，**換気血流比不均等（$\dot{V}/\dot{Q}$ ミスマッチ）**と呼びます．

1 $\dot{V}/\dot{Q}$ ミスマッチとシャントの関係

　前項では肺が悪くて低酸素血症になる原因として，①拡散能低下，②シャント，③$\dot{V}/\dot{Q}$ ミスマッチを挙げました．臨床上，安静時の低酸素血症を考えるときに重要なのは，②と③ですが，実はシャントは，$\dot{V}/\dot{Q}$ ミスマッチが極端になった状態に過ぎません．$\dot{V}/\dot{Q}$ ミスマッチで換気が0にまで減ったのがシャントです（図6a）．

　シャントがあると，静脈血として右心に帰ってきた血液が肺循環で酸素を受け取らずに左心に流れているために，低酸素血症が起こります（図7）．いくら酸素を投与してもシャントの部分を通る血液には酸素が届かないので，**酸素投与に反応が悪い**という特徴があります．

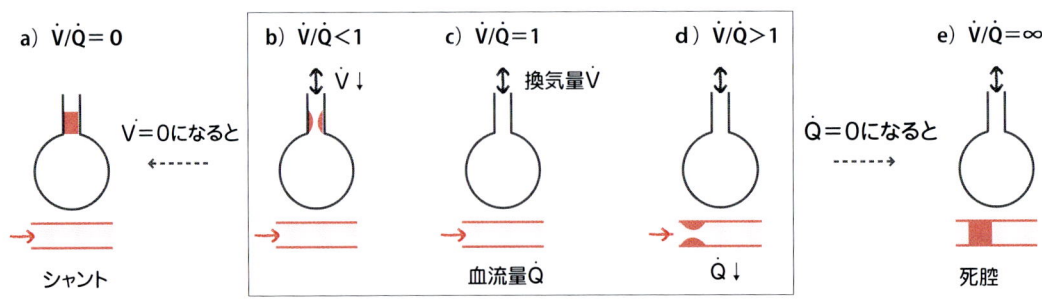

図6 ● 換気/血流比（$\dot{V}/\dot{Q}$）と肺疾患

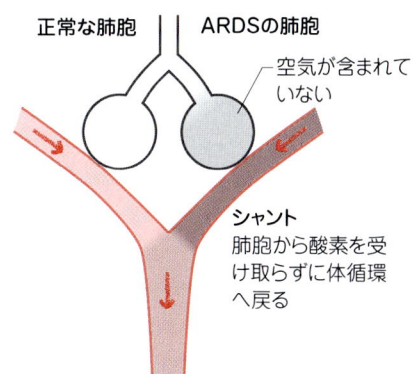

図7 ● ARDSにおけるシャント

2 V̇/Q̇ミスマッチと死腔の関係

　V̇/Q̇ミスマッチを1つのスペクトラムとして考えると，一端は先に述べたシャントですが，もう一端は**死腔**です．死腔というのは換気はあるけど血流はない状態を示し，シャントとはちょうど正反対です．死腔の典型的な例に肺塞栓があります．死腔に出入りする空気はガス交換に有効利用されず無駄になるので，**死腔が多いといくら見かけ上呼吸をしているように見えても，CO_2が溜まりやすくなります**．

3 シャントの原因とは

　V̇/Q̇ミスマッチが極端になった状態である**シャントをあえて区別するのは，原因が絞られるためです**．ほとんどありとあらゆる肺疾患で起こるV̇/Q̇ミスマッチと異なり，シャントを起こす原因は比較的少ないので診断に有用です．静脈血が肺循環で酸素を受け取らずに左心に流れるシャントには，大きく分けて**心臓内**にあるものと**肺内**にあるものがあります．

　心臓内にあるシャントとして，**卵円孔開存症（patent foramen ovale：PFO）** や**心房中隔欠損症（atrial septal defect：ASD）**，**心室中隔欠損症（ventricular septal defect：VSD）** があります．心房あるいは心室レベルで，**右→左**の血流があれば低酸素血症を起こします．

　肺内シャントの原因としては，**動静脈奇形（arteriovenous malformation：AVM）** のような血管異常もありますが，人工呼吸管理と関連して問題となることが多いのは**ARDS**のような肺胞疾患でしょう．肺胞に重度の浸潤があるために酸素が肺胞から血液へ移動できず，シャントとなります．ARDSの患者さんに酸素投与だけを行ってもなかなかSpO_2が上がらないのはこのためです．

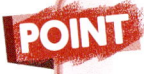
- シャントは$\dot{V}/\dot{Q}$ミスマッチが極端になった状態（$\dot{V}/\dot{Q}=0$）
- 死腔はシャントと正反対の状態（$\dot{V}/\dot{Q}=\infty$）
- 酸素投与に反応が悪い低酸素血症→シャント

6 機能的残気量とガス交換

難易度 ★☆☆

呼吸器疾患のない患者を予定手術のために気管挿管することになった．酸素を前投与したところSpO_2はすみやかに100％となり，鎮静と筋弛緩のあとに気管挿管を行う間もSpO_2は90％台後半を保っていた．次に，ARDSによる呼吸不全の患者を救急室で気管挿管することとなった．酸素を投与してもSpO_2は80％台までしか上昇せず，鎮静と筋弛緩を行ったところSpO_2が急激に低下した．このような違いはなぜ起こるのか？

1 FRCとは

ガス交換を考えるうえで重要な概念に**機能的残気量**（functional residual capacity：FRC）があります．ラクに息を吸って吐いてみてください．吐き終わったところで肺はからっぽになっていますか？ そうではないですね．息を吐いたときに肺に残っている空気の量がFRCです．では，この空気の量が何で決まっているか考えてみましょう．

肺は袋のようなもので自分では伸び縮みできないので，呼吸のコントロール系が指示を出して，駆動系が胸腔を広げることで間接的に肺を広げるのでした．実際には肺は袋というよりは，むしろ**風船**といった方がよく，引き伸ばして空気を入れるのさえ手伝えば，縮むのは自分でできます．

しかし，息を吐くと完全に縮んでしまうかというとそうではありません．というのは，胸壁には肺が縮まろうとする力とは逆の外向きに広がる力が働いているからです（図8）．安静呼吸で息を吐き終わるのは，両者の力が釣り合うところです．そのため，肺は呼気でも完全に縮んでしまいません．呼気の終わりで肺に残っている空気の量がFRCです．体重が70 kgくらいだとFRCは約3 Lあります．呼吸はFRCを基準にして，それに付け加える形で空気を出し入れしているわけです（図9a）．

実は，みなさんはすでにこのようなことを踏まえて診療をしています．気管挿管の前に

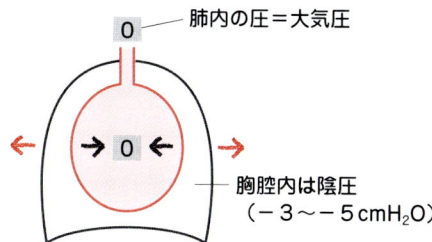

図8● 呼気終末の肺と胸壁

呼気終末では肺が縮まろうとする内向きの力と，胸壁が広がろうとする外向きの力が釣り合う．この状態の肺気量がFRCである

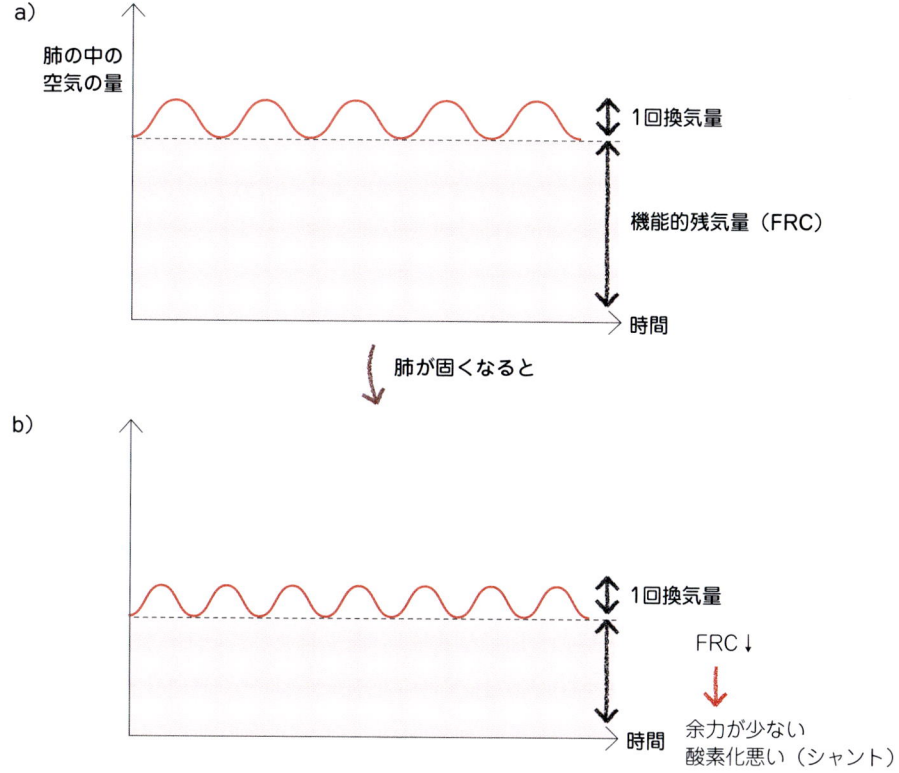

図9● 機能的残気量（FRC）と1回換気量の関係

酸素を投与しますよね？ これはFRCの空気を酸素に置き換えているのです．呼吸が止まっても肺に残っているFRCから酸素が血流へと取り込まれるので，気管挿管の間もしばらくは酸素化が保たれます．体の中にリザーバーバッグを持っているわけですね．

2 ARDSでのFRC

ARDSや重症肺炎など肺胞浸潤のある病態では，肺が固くなります．風船に例えるとゴムが分厚くなるのです．広がりにくい一方で，縮む力は強くなります．そのため，肺胞と胸壁の力の釣り合いで考えると，正常の肺に比べて肺が小さいところで釣り合います．す

なわち，FRCが小さくなるのです（図9b）．ざっくり言ってしまうと

　　　白い肺＝固い肺＝FRC↓

という関係が成り立ちます．

3 FRCとガス交換

　FRCとガス交換の関係を考えてみます．ARDSのようにFRCが低下した状態というのは，肺の中にある空気の量が減っているわけですから，呼気で虚脱する肺胞が増えています．血流は**吸気・呼気を問わず**常に右室から肺へ流れていて，ガス交換のあと左房・左室から体循環へと戻っていきます．「吸気・呼気を問わず」というのがミソです．呼気で肺胞が虚脱してしまうようであれば，そこを通る血流には酸素が取り込まれませんね．血流が肺胞のそばを素通りしてしまうわけです．これが肺内シャントのメカニズムで，酸素投与に反応の悪い低酸素血症の原因となります（ **5**「低酸素血症のメカニズム２」参照）．肺内シャントはARDSや重症肺炎など肺胞浸潤があるときに起こります．胸部X線が白くなる状態ですね．このように考えると，呼気終末でも肺胞に空気が残っていることが大事なのがわかります．

　最初の問いに戻って，**ARDSの患者さんを気管挿管するときのこと**を考えます．シャントがあるためにそもそも酸素を投与してもなかなかSpO_2が上がりません（図10）．さらに，FRCが小さいため，いくら酸素を前投与しても肺に残っている酸素は少なくなります．そのため，**気管挿管をするために一時的に呼吸を止めると急速に酸素化が悪化する**のです．

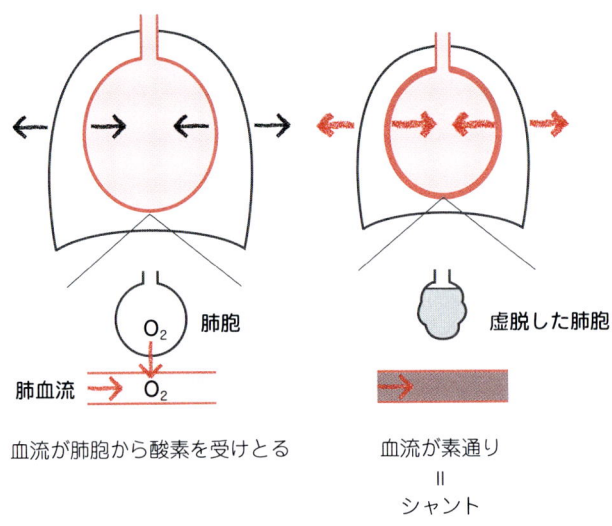

図10 ● FRCとガス交換

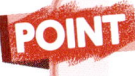
- 呼気終末に肺に残った空気の量を機能的残気量（FRC）と呼ぶ
- FRCはガス交換（特に酸素化）と密接に関係する

7 呼吸仕事量とは

難易度 ★☆☆

> 気管支喘息の既往のある20歳女性（身長168 cm，体重70 kg）が，気管支喘息重積発作のため救急車で救急室に搬送された．血圧100/60 mmHg，心拍数110回/分，呼吸回数32回/分，体温37.6℃，SpO_2 96 %（マスク酸素5 L/分にて）．努力呼吸が著明で，呼吸苦のために会話はできない．胸部聴診では両側肺野で呼吸音が低下しており喘鳴は聞こえない．ネブライザー投与を繰り返し行っても身体所見は変わらず，この時点での血液ガスは
>
> pH 7.34，$PaCO_2$ 46，PaO_2 93，HCO_3^- 25
>
> という結果であった．この患者に人工呼吸器は必要か？

1 血液ガスだけで呼吸を評価できるか？

　血液ガスだけを見るとあまり重症な感じがしないので，それを根拠に「人工呼吸は要りません！」と言ってしまっても大丈夫でしょうか．患者さんの見た目やバイタルサイン，身体所見は明らかに重篤な感じがしますね．このようなときには何を判断基準にすればよいのでしょうか？答えはズバリ**「見た目」**です．人は見た目が大事などと言いますが，呼吸管理でも見た目は重要です．ただしここでいう見た目とはイケメンかどうかとは全く関係がなく，**患者さんの呼吸の重篤感**のことです．重篤感っていきなり言われてもなんだか主観的で曖昧でモヤモヤしていますね．それでは「呼吸がヤバイ感じ」について考えてみましょう．

2 呼吸仕事量とは

1）肺の広がりやすさ：コンプライアンス

　普段私たちが息を吸うときには，肺という風船を引き伸ばすための力をかけて仕事をし

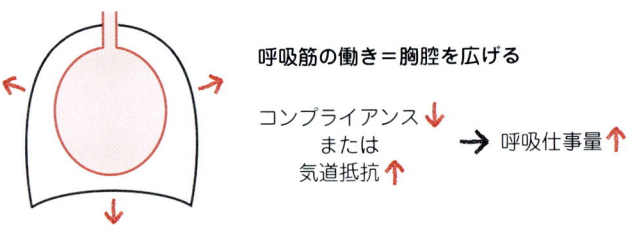

図11 ● 呼吸筋と呼吸仕事量

ています（図11）．これを**呼吸仕事量**と呼びます．正常の肺は非常に広がりやすいため，安静時の呼吸では仕事をしていると実感することはありません．**肺の広がりやすさ**のことを**コンプライアンス**という用語で表現します．コンプライアンスが高い肺というのは薄いゴムでできた膨らみやすい風船のイメージで，コンプライアンスが低い肺は分厚いゴムでできた膨らみにくい風船のイメージです．コンプライアンスが低下する疾患/症候群には**心原性肺水腫（うっ血性心不全）**や**重症肺炎，ARDS**があります．おおざっぱにまとめてしまうと，**胸部X線で肺が白くなる**状態です．コンプライアンスが低下した肺を広げるために，呼吸筋はより多くの仕事をしなければならないので，**呼吸仕事量は増大**します（図12a）．

2）気道の通りにくさ：気道抵抗

呼吸仕事量を決めるもう1つの要素に気道の通りやすさがあります．いくら肺が膨らみやすくても，空気の通り道である気道が細ければなかなか空気を肺へ送ることができません．ここでいう「気道」とは，上気道に始まって肺胞に到達するまでのすべての空気の通り道を含みます．気管挿管されているときには気管チューブも気道として考慮します．**気道の通りにくさ**のことを**気道抵抗**という用語で表現します．気道抵抗が上昇する疾患の代表に，**気管支喘息**や**慢性閉塞性肺疾患（COPD）**があります．胸部X線で**肺は正常**かあるいは，空気が出て行きにくいために**肺が黒く**見えます．細い気道を通して空気を出し入れするにはより多くの仕事をしなければならないので，**呼吸仕事量は増大**します（図12b）．

私たちが呼吸するときには，「気道に空気を通す＋肺を広げる」という仕事をしているわけです．このどちらか，あるいは両方がやりにくくなると，肺に空気を送るために普段より多くの仕事をしなければならなくなります．これが**呼吸仕事量の増大**した状態です．

3 呼吸筋力

肺は勝手に伸び縮みできないので，肺へ空気を送るためには呼吸のコントロール系と駆動系が働かないといけないのはすでに述べた通りです．最終的に胸壁を広げて「気道に空気を通す＋肺を広げる」という仕事をするのが呼吸筋の働きになります．より厳密に言うと，呼吸筋のうちの吸気を行う吸気筋です．**最大の吸気筋は横隔膜**で，それ以外に外肋間

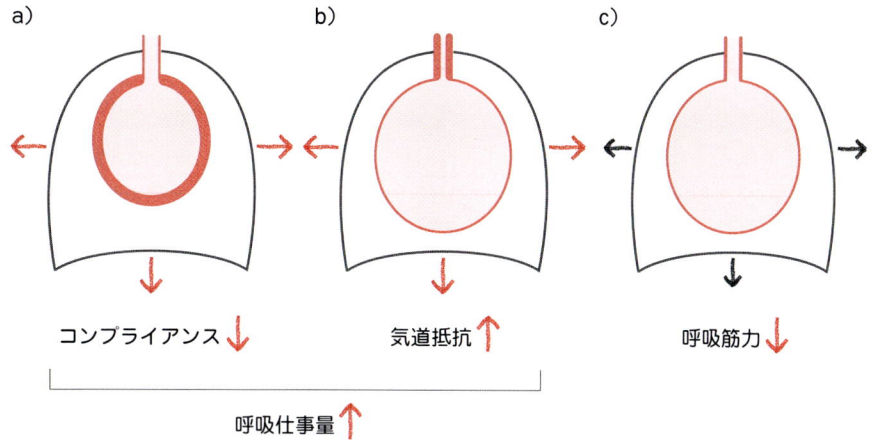

図12 ● 呼吸仕事量増大と呼吸筋力低下

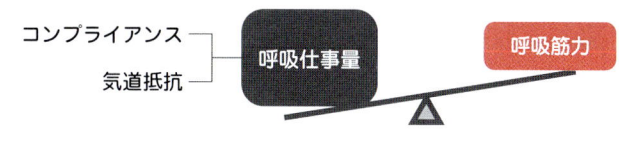

図13 ● 呼吸のバランスが崩れた状態

筋があります．これらの吸気筋が呼吸仕事量の担い手になります．

　ARDSで肺が固くなったり，気管支喘息重積発作で気道が細くなったりすることで，増大した呼吸仕事量を呼吸筋が補いきれなくなると空気を肺へ十分送れなくなります．

　コンプライアンスや気道抵抗が正常で呼吸仕事量が増大していなくても，呼吸筋力自体が低下していると肺に空気を送れなくなります（図12c）．例としては，駆動系の疾患である**ギラン・バレー症候群**や**重症筋無力症**，**筋ジストロフィー**などがあります．

4 呼吸のバランス

　呼吸は**呼吸筋力と呼吸仕事量のバランス**で成り立っており，正常では呼吸筋力が呼吸仕事量を上回っています．呼吸筋力には十分に余力があるので，多少呼吸仕事量が増大しても補うことができますが，過度の増大があったり，長期に及ぶ場合には呼吸筋力だけでは補いきれずバランスが崩れてしまいます（図13）．

　呼吸筋力にしても呼吸仕事量にしても簡単に数値化できるわけではないので，バランスが崩れているのは見て判断するしかありません．これが見た目での「呼吸がヤバイ感じ」なのです．

　例えば，呼吸筋ががんばっているサインとして呼吸回数の上昇があります．30回/分を超える呼吸を長時間続けることはできないので要注意です．胸鎖乳突筋などの呼吸補助筋

を使うのも負荷がかかっているところでがんばってバランスをとろうとしている証拠です．仰臥位での呼吸で，胸部と腹部が反対方向に動く奇異呼吸（吸気では胸部が持ち上がり腹部は下がる，呼気で胸部が下がり腹部が上がる）は横隔膜が疲れ切っているサインですので大至急呼吸の手助けをする必要があります．一般に，**高齢者や呼吸・循環系疾患の既往がある患者さんは，呼吸筋の予備能が元々少ないので早めの対応が必要になります**．

5 血液ガスがよければ呼吸がうまくいっているといえるか？

呼吸仕事量と呼吸筋力のバランスが崩れていても，患者さんが何とかがんばっている間は必ずしも血液ガスに明らかな異常は出ません．しかし，このような患者さんを放っておくと，最終的には呼吸筋疲労から呼吸停止を起こしてしまいます．呼吸不全は必ずしも**血液ガスだけで判断できない**ことを知っておいてください．

最初の症例は気管支喘息重積発作による呼吸不全です．気管支喘息重積発作では**頻呼吸があるため本来は$PaCO_2$が下がるはずなのに，正常あるいはむしろ高値になっているのは呼吸筋が疲れてきている証拠です**．すぐに人工呼吸開始を考慮する必要があります．

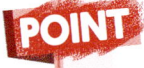

- 呼吸仕事量を決めるのはコンプライアンスと気道抵抗
- 呼吸は呼吸仕事量と呼吸筋力のバランスで成り立っている
- 血液ガスがよくても呼吸のバランスが崩れていれば人工呼吸器が必要になる

第2章

病態ごとの治療がわかる
人工呼吸の考えかた

1 人工呼吸とは

難易度

「鉄の肺」とはどのような仕組みの人工呼吸器か？

1 空気が流れるためには

　そもそも人工呼吸器とは何をしてくれるのでしょうか？　もちろん呼吸を助けるのですが，どのような仕組みで呼吸を助けるのか考えてみましょう．人工呼吸器のそばで聞いていると，呼吸のたびに「シュー，シュー」と音がしますね．「空気が流れているからでしょ！　早く話を進めてよ!!」と思われるかも知れませんが，ちょっと大事な話なのでゆっくり目に行きます．

　では，空気はどのようにして流れるのでしょうか？　水でも空気でも血液でも何かを流すためには圧が必要です．圧が高い方から低い方へと流れるのです．血液を体内の臓器に流すのが血圧で，大動脈で最も高く，動脈→毛細血管→静脈と進むにつれて下がっていくので，この順に血液が流れます．心臓は圧を作るためのポンプの役割をします．酸素ボンベのバルブを開くと酸素が流れてくるのも，ボンベ内の圧の方が大気圧よりも高いからですね．逆に吸引をかけるときには，圧を下げることで圧の差を作ります．電気掃除機がゴミを吸い取るのも同じ仕組みです．圧の差のことを**圧較差**と呼びます．

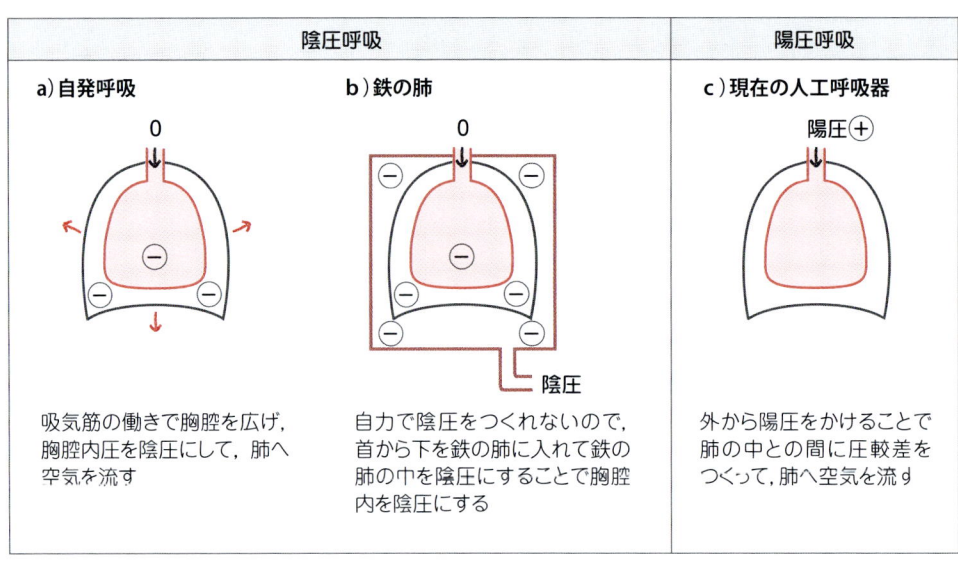

図1 ●陰圧呼吸と陽圧呼吸

2 陰圧呼吸の仕組み

　流れには圧較差が必要なことがわかりましたが，呼吸で空気を流すためにはどのような圧がかかわっているのでしょうか？息を吸うときには肺が勝手に広がるのではなく，呼吸筋（吸気筋）が胸壁を引っ張って広げることで，胸腔を広げます．広げられた胸腔内では圧が下がり大気圧よりも低い圧（陰圧）になるので，空気が口や鼻から肺へと流れることになります．これが**陰圧呼吸**による吸気の仕組みです（図1a）．呼気は，引き延ばされた肺が縮む弾性の力で受動的に行われます．

3 陰圧呼吸器「鉄の肺」

　呼吸系のどこかに異常があって，胸腔内を陰圧にすることができなくなったら，代わりに陰圧にする仕組みを作ればよさそうですね．これが**鉄の肺（iron lung）**です．鉄の肺はポリオが大流行した時代に活躍した人工呼吸器ですが，自発呼吸同様に陰圧呼吸を用いています（図1b）．

　鉄の肺が呼吸を助ける仕組みを説明します．

　まずポリオという病気ですが，脊髄の前角細胞というところが障害されるために，呼吸中枢からの呼吸の指令が末梢神経へ届かなくなります．そのため呼吸筋が働かず，患者さんは胸腔内を陰圧にして息を吸うことができなくなってしまいます．駆動系の障害です．そこで，自分で胸腔内を陰圧にできない患者さんを，鉄の肺と呼ばれるこの筒状の人工呼吸器にスッポリ入れてしまいます．首から上は人工呼吸器の外に出したままです．鉄の肺は

間欠的に内部を陰圧にすることで，間接的に患者さんの胸腔内を陰圧にします．口や鼻といった気道の入り口の圧は大気圧に等しく，胸腔内はそれより低い陰圧になるので，空気は口・鼻→肺へと流れます．自発呼吸と同じ仕組みですね（図1b）．

4 陽圧呼吸の仕組み

ここまでの話を聞いて，「そんな筒みたいな形をした大きな人工呼吸器は見たことがないけど」と思ったかもしれませんね．その通りです．鉄の肺は現在の人工呼吸器には使われていません．私たちが使用している人工呼吸器は，鉄の肺とは違い**陽圧呼吸**という仕組みを用いています．

空気を流すためには圧較差が必要なのでした．圧較差を作るためには，片方の圧を下げるやり方以外に，反対側の圧を上げるという方法もあります（図2）．呼吸に当てはめると，**胸腔内を陰圧にする代わりに，気道の入り口の圧を陽圧にすればよい**のです．これが陽圧換気の考え方です（図1c）．人工呼吸器が大気圧よりも高い圧を気道にかけることで，気道の入り口→肺という空気の流れを作って吸気を行います．呼気は陰圧呼吸の場合と同様に，

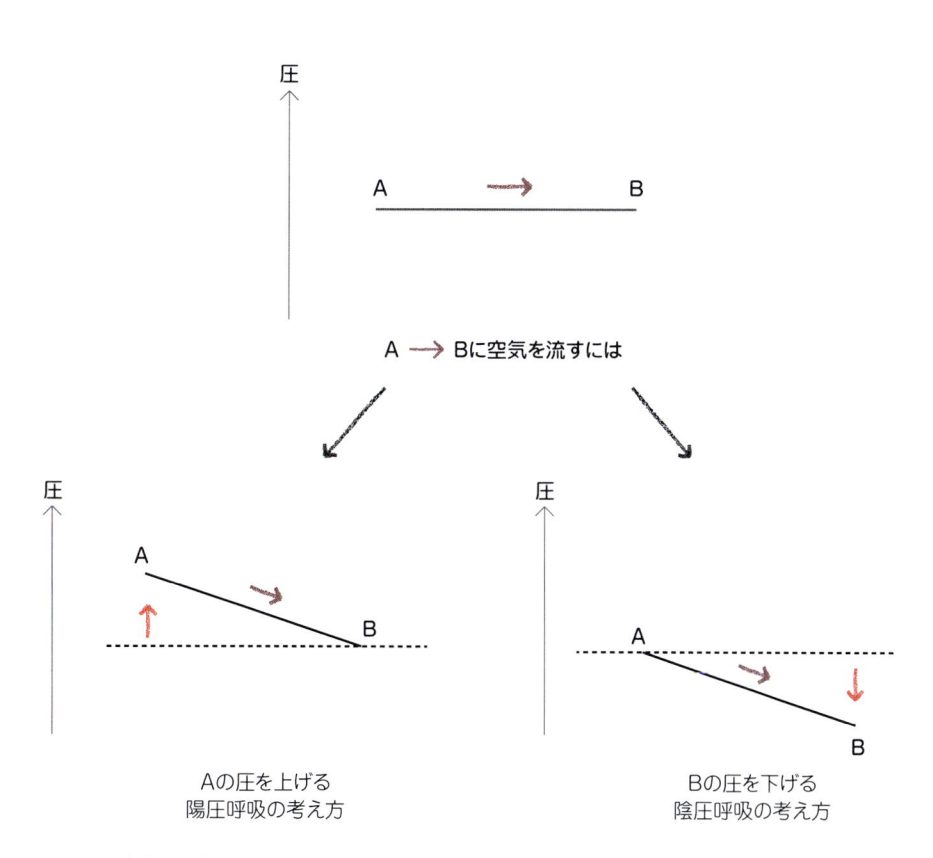

図2● 空気の流れと圧較差

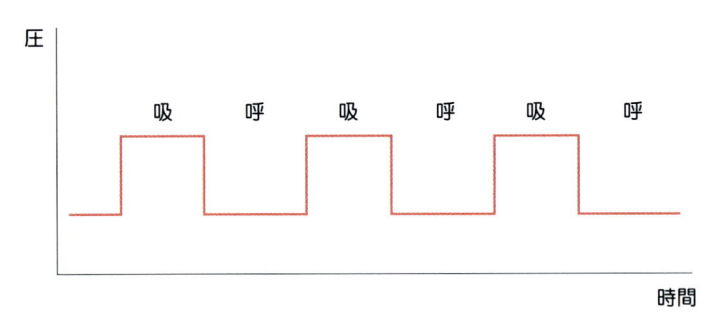

図3 ● 陽圧呼吸での圧のタイミング

肺が縮むことで受動的に行われます．

　圧の様子をきわめて極端にグラフにすると，図3のように吸気で高い圧がかかり，呼気では圧が下がります．本当はこんなにカクカクした波形にはなりませんが，吸気に陽圧をかけて肺に空気を送り，呼気では陽圧をかけるのを止めて肺から空気を出させるという仕組みはわかったでしょうか？

> **POINT　呼吸の仕組み**
> - 陰圧呼吸（自発呼吸，鉄の肺）：肺の中を陰圧にすることで圧較差を作る
> - 陽圧呼吸（現在の人工呼吸器）：気道の入り口を陽圧にすることで圧較差を作る
> - どちらでも呼気は受動的に行われる

人工呼吸では「圧」を意識する

人工呼吸では陽圧呼吸を行うと言いましたが，ここからの人工呼吸の話では「圧」を意識するのが重要です．圧の差があるから，空気は圧の高い方から低い方へと流れるのです．これがわかれば，プラトー圧の考えかたやオートPEEPの仕組みから，PSVでのターミネーションクライテリアの考えかた，APRVでの設定方法までよりよく理解できるようになります．本文でも繰り返し強調しますが，「圧」を中心に考えてみてください．

2 人工呼吸の適応

> 人工呼吸器の導入にはどのような基準を用いるべきか？

　呼吸停止のような明らかな場合を除いて，「この患者さんは気管挿管して人工呼吸を開始した方がよいのだろうか？」と悩むことがよくあります．数値でわかるような明確な基準があればよいのですが，第1章でも述べたように呼吸不全というのは必ずしもガス交換（換気と酸素化に分けられるのでしたね）の異常だけではありません．明らかに血液ガスが悪い場合には人工呼吸器を使いますが，血液ガスが割と保たれている場合でも人工呼吸が必要になることはよくあります．第1章で説明した**呼吸仕事量**と**ガス交換**から人工呼吸の適応を考えてみましょう．

1 呼吸仕事量による基準

1）呼吸仕事量が増大する場合

　正常な呼吸状態では，呼吸筋力が呼吸仕事量を上回っていますので，私たちは苦労することなく呼吸しています．あまり楽なので普段は呼吸のために仕事をしているのも意識しないほどです．しかし，呼吸器系の異常が起こると呼吸仕事量が増大することがあります．呼吸仕事量を決める2つの要因に，**気道抵抗**と**コンプライアンス**がありましたね（第1章 7 参照）．空気の通り道が細くなって気道抵抗が上昇したり，肺が固くなってコンプライアンスが低下すると呼吸のためにより多くの仕事をしなければならなくなります．呼吸筋力には余力があるので，喘息発作を起こして気道抵抗が上昇したり，肺炎になってコンプライアンスが低下したからといってすぐに人工呼吸器が必要となるわけではありませんが，これらの変化が重度になると呼吸筋力では補いきれなくなります．そこで**呼吸仕事量を肩代わりしてくれる**のが人工呼吸器なのです（図4）．

2）呼吸筋力が低下する場合

　呼吸筋力と呼吸仕事量のバランスが崩れるのは，呼吸仕事量が増大するときだけではありません．呼吸筋力が弱くなっても相対的に呼吸仕事量の方が大きくなるのでやはり呼吸を維持できなくなります．このような場合にも人工呼吸器が必要になります．具体的な例としては，**ギラン・バレー症候群**や**重症筋無力症クリーゼ**，あるいは鉄の肺のところで紹介した**ポリオのような神経筋疾患**が当てはまります．呼吸筋力が低下していても，肺炎などの肺の病気を合併していない限り肺そのものは正常なので，気道抵抗やコンプライアン

図4 ● 人工呼吸の適応

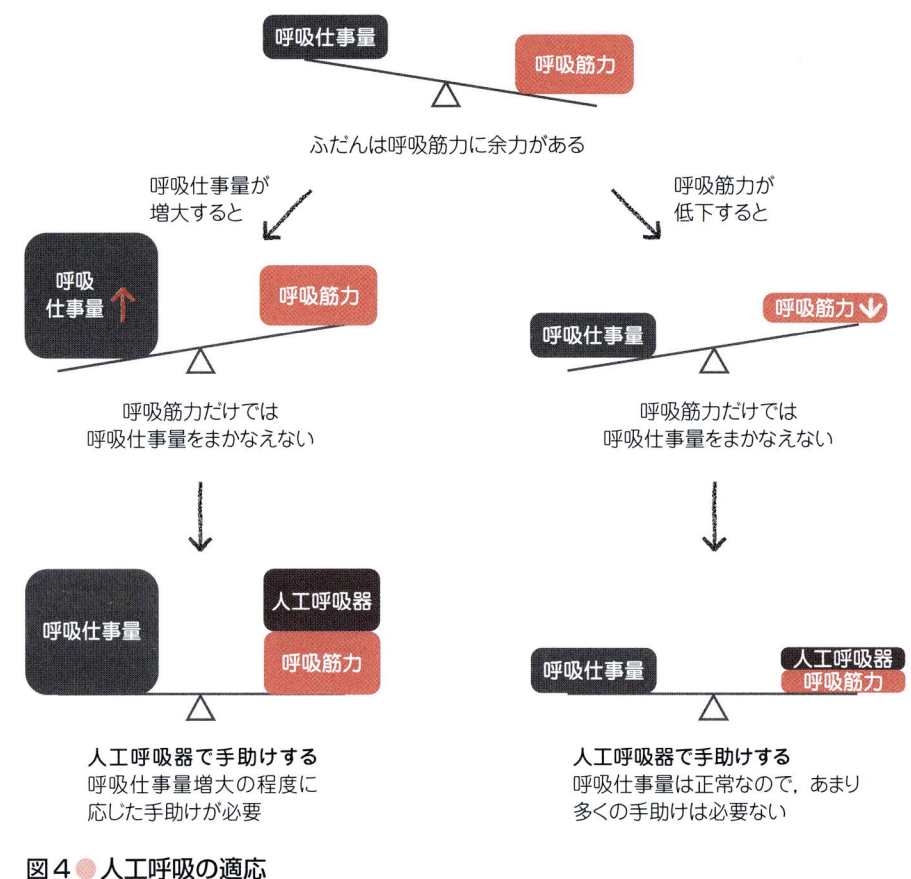

スは正常です．**呼吸筋力が弱いためバランスが呼吸仕事量過多に傾いている**のです．

　呼吸筋力と呼吸仕事量のバランスが崩れていると考えたら，人工呼吸器導入を検討します．気管支喘息の発作や，うっ血性心不全による肺水腫のように比較的短時間で内科的治療に反応する場合には，注意深く経過を見ながら待つことも可能ですが，重症肺炎やARDSのようにすぐによくなることが期待できないような病態であれば**いたずらに人工呼吸器開始を遅らせない**ことが重要です．

2 ガス交換による基準

　ガス交換には**酸素化**と**換気**の2つがあるのでした．酸素投与だけでは改善しない重度の**低酸素血症**がある場合，高濃度酸素の投与および陽圧換気（特にPEEP）を行うために人工呼吸器が必要となります．しかし，「PaO_2がいくら以下になれば人工呼吸を開始する」というような明確な基準はなく，先に述べた呼吸仕事量と合わせて適応を判断します．重度の低酸素血症をきたすような疾患の場合，「白い肺＝固い肺＝コンプライアンス低下」とな

ることが多いので，酸素化と呼吸仕事量の両方の問題が起こります．

　$PaCO_2$が上昇する**換気不全**がある場合，ガス交換を行う肺ではなく，呼吸を調節する**コントロール系**か呼吸のための仕事を行う**駆動系**の問題を考慮します．また，肺炎のような肺の疾患（ガス交換系）であっても，呼吸筋が疲れてしまって，増大した呼吸仕事量をまかなえないようになれば$PaCO_2$は上昇します．拮抗薬ですぐ治療できる中毒を除いては，**換気不全では人工呼吸器で換気を助ける必要があります**．$PaCO_2$が上昇している患者さんに酸素だけを投与してもよくなりませんよね．

　なお，人工呼吸の方法としては，気管挿管して人工呼吸器を装着する以外に，気管挿管を行わない非侵襲的陽圧換気（non-invasive positive pressure ventilation：NPPV）を用いることもあります（第10章参照）．

3 人工呼吸器導入の判断

　人工呼吸器を導入するか判断するポイントは，呼吸仕事量とガス交換の2点です．どちらかが著しく悪ければ人工呼吸器を導入します．例えば，気管支喘息重積発作で呼吸仕事量が著しく増大している場合には，血液ガスがそれほど悪くなくても気管挿管をして人工呼吸器を導入します．また，ARDSで酸素投与だけでは補正できない著しい低酸素血症がある場合にも人工呼吸器を用います．

　多くの場合，呼吸仕事量の増大とガス交換の障害は片方だけでなく，両方がいっしょに起こります．例えば，**ARDS**では

　　　ARDS→コンプライアンス低下→呼吸仕事量増大

となると同時に，

　　　ARDS→シャント→酸素投与に反応しない低酸素血症

となるので，**呼吸仕事量増大とガス交換の障害（低酸素血症）の両方**が起こります．
　COPD急性増悪では，

　　　COPD急性増悪→気道抵抗上昇＋肺過膨張→呼吸仕事量増大

となると同時に

　　　COPD急性増悪→$\dot{V}/\dot{Q}$ミスマッチ＋呼吸筋疲労→高二酸化炭素血症

となり，**呼吸仕事量増大とガス交換の障害（高二酸化炭素血症）の両方**が起こります．

　このように人工呼吸器導入の判断には，呼吸仕事量とガス交換の両方の要因が合わさっ

ていることが多く，単純に「この値がこうなったら人工呼吸」というようにスッキリとは判断できません．くれぐれも「血液ガスがよいから（あるいはSpO_2がよいから）人工呼吸を開始しなくても大丈夫」とは考えないようにしてください．

> **POINT**
> 人工呼吸の適応
> ①呼吸仕事量＞呼吸筋力
> ②著しいガス交換の異常（低酸素血症，高二酸化炭素血症）
> ※①と②は同時に起こることが多い

3 気管挿管の適応

難易度 ★☆☆

> 特に既往のない25歳男性，2日前からの咽頭痛にて救急外来を受診．昨日から痛みのために経口摂取ができず，今日になって呼吸苦も出現したために受診した．ベッド上で前屈みになって呼吸をしていて，よだれを垂らしている．扁桃の腫大はない．頸部の聴診で吸気時の喘鳴（stridor）が聴取される．経鼻酸素2L/分にてSpO_2は98〜100％である．気管挿管を考慮すべきか？

1 「人工呼吸＝気管挿管」ではないのです

どんなときに気管挿管を行うべきでしょうか？　なんだか前項の質問に似ていますね．「さっきと同じジャン！」と思った方は**このページを飛ばさずキッチリ読んでください**．

人工呼吸を導入するときには，基本的に気管挿管を行います．「基本的に」というのは，非侵襲的陽圧換気（NPPV）では気管挿管を使わないためですが，NPPVについてはまたのちほど説明します．それでは「人工呼吸の適応＝気管挿管の適応」かというと，決してそうではありません．

2 気管挿管の適応とは？

前述の患者さんでは急性喉頭蓋炎を考えます．この患者さんが呼吸苦を訴えたら何を考えるでしょうか？　**上気道閉塞**ですね．上気道が細くなっているために息ができなくなって

いるのです．このような場合，気道を保つために気管挿管をしなければ窒息してしまいます．

他にはどのような状況で気管挿管が必要になりますか？ 意識障害のために**気道を保護できない**場合がありますね．頭部外傷や，頭蓋内病変，中毒などがその原因となります．**気道分泌物を自分で喀出できない**場合はどうでしょうか？ 痰が出せなければ遅かれ早かれ気道閉塞を起こしてしまいますので，気管挿管が必要になります．高齢者の肺炎でみられるように分泌物の喀出が難しければ，血液ガスがよくてもやはり気道確保が必要になります．**「SpO_2 がよいから挿管しない」ではない**ことはわかりますね．

気管挿管の適応は以下の通りです．

> 気管挿管の適応
> ①気道を保護できない
> ②上気道閉塞がある
> ③気道分泌物を喀出できない

このように，気管挿管の適応を人工呼吸の適応と分けて考えると，目の前の患者さんにすぐ気管挿管をするかどうかの判断に役立ちます．

POINT 人工呼吸の適応と気管挿管の適応は分けて考える

Side Note 気管挿管だけが必要な患者では人工呼吸器を使わないのか？

上気道閉塞のように，「気管挿管の適応はあるけど人工呼吸は必要ない」という状況では，人工呼吸器を使わずに気管チューブだけ入れておけばよいのでしょうか？ 理屈としては正しいのですが，1つ問題があります．

上気道には，吸入した空気を加湿するという役割があります．気管挿管すると，本来の上気道の代わりに気管チューブを通るため，空気が加湿されないまま肺に入ることになってしまいます．これでは肺がカピカピに乾燥してしまって不都合です．そこで，気管チューブを人工呼吸器に接続して加温加湿器または人工鼻を用いるか，人工呼吸器を使わない場合はTピースのような吹き流しの酸素＋空気（加湿あり）に気管チューブを接続します．人工呼吸器を用いる利点としては，1回換気量や分時換気量をモニターできることがあります．

4 気管挿管，人工呼吸導入の考えかた

難易度 ★☆☆

　ここまでの話から，気道挿管の適応と人工呼吸の適応を分けて考えることがわかりました．それでは，実際に呼吸がよくない患者さんを見たときの対応を考えてみましょう（図5）．

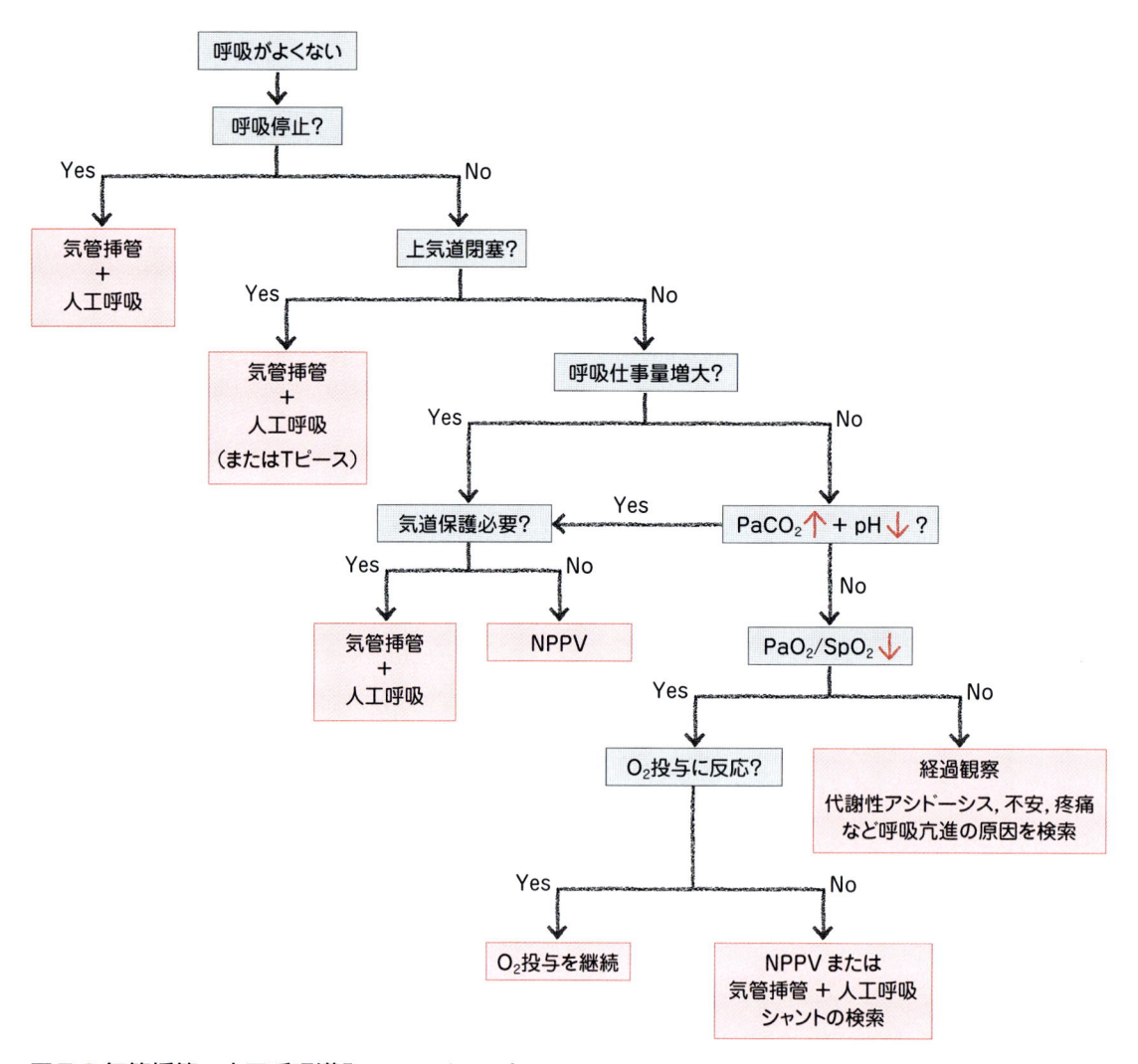

```
呼吸がよくない
    ↓
呼吸停止？
 ├─ Yes → 気管挿管 + 人工呼吸
 └─ No ↓
    上気道閉塞？
     ├─ Yes → 気管挿管 + 人工呼吸（またはTピース）
     └─ No ↓
        呼吸仕事量増大？
         ├─ Yes → 気道保護必要？
         │        ├─ Yes → 気管挿管 + 人工呼吸
         │        └─ No → NPPV
         └─ No ↓
            $PaCO_2\uparrow$ + pH$\downarrow$？
             ├─ Yes → 気道保護必要？へ
             └─ No ↓
                $PaO_2$/$SpO_2\downarrow$
                 ├─ Yes → $O_2$投与に反応？
                 │        ├─ Yes → $O_2$投与を継続
                 │        └─ No → NPPV または 気管挿管 + 人工呼吸　シャントの検索
                 └─ No → 経過観察　代謝性アシドーシス, 不安, 疼痛など呼吸亢進の原因を検索
```

図5 ● 気管挿管・人工呼吸導入フローチャート

1 呼吸停止

目の前で患者さんが呼吸停止になっていたらどうでしょうか？ **気管挿管＋人工呼吸**ですね．悠長に「NPPVを試してみようかな」などと言っているヒマはありません．最も確実な方法で呼吸を助けます．

2 上気道閉塞

呼吸停止ではないのだけど，上気道閉塞がある場合はどうでしょうか？ **異物や腫瘍，急性喉頭蓋炎や扁桃周囲膿瘍などの感染症**などが原因になります．気道確保が必要な状況なので，気管挿管＋人工呼吸となります．なお，あくまでも大事なのは**気管挿管で気道閉塞を解除すること**です．気管挿管した後は，人工呼吸器を用いてもTピースを用いても構いません（p.43 Side Note参照）．

3 呼吸仕事量増大

気道は大丈夫だけど，呼吸仕事量が増大（あるいは呼吸筋力が低下）して，呼吸のバランスがとれていない場合はどうでしょうか？症状としては，**頻呼吸や努力呼吸，意識混濁**などがあります．呼吸仕事量を補うだけの呼吸筋力がないわけですから，人工呼吸器で手助けをする必要があります．意識障害があったり，喀痰が自分で出せなかったりと**気道保護の必要があれば，気管挿管＋人工呼吸**となり，**気道保護の必要がなければ**気管挿管を用いない**NPPV**を使います．

4 $PaCO_2 \uparrow + pH \downarrow$

$PaCO_2$上昇とpH低下がある場合はどうでしょうか？ **換気**の問題があるときですね．**COPD急性増悪や，肥満－低換気症候群**などが原因になります．酸素投与だけでは$PaCO_2$上昇は改善しないため，人工呼吸器で手助けする必要があります．気道保護が必要なら気管挿管＋人工呼吸を行い，気道の問題がなければNPPVを開始します．

正常$PaCO_2$は40 mmHg程度ですが，慢性的に$PaCO_2$が高い患者さん（COPDなど）もいるので，$PaCO_2$の値からだけでは急性に換気の問題が起こっているかどうかは判断できません．そこで，pHも合わせて使います．**pH＜7.35**であれば，慢性的な$PaCO_2$上昇だけでなく，急性の問題が合併していると判断します．

5 PaO₂/SpO₂ ↓

PaO_2またはSpO_2が低下していれば酸素を投与します．酸素を投与してもPaO_2/SpO_2が改善しなければ，**右→左シャント**の存在を考えます．シャントには心臓内にあるものと肺内にあるものがあるのでした（第1章 5 参照）．**胸部Ｘ線であまり肺野に所見がなければ，心内シャント**（PFO，ASD，VSD）または**肺動静脈奇形**を，**胸部Ｘ線で肺が白くなっていれば**ARDSのような**肺胞浸潤**を考えます．酸素投与で低酸素血症が改善しなければ，NPPVまたは気管挿管＋人工呼吸が必要になります．

5 人工呼吸に役立つ肺モデル

難易度 ★☆☆

> 人工呼吸器を装着したところ，吸気圧が高くアラームが鳴っている．考えられる原因は何か？

　人工呼吸器を下手に使うと**肺傷害**なんていうのを起こしたりして，「肺ってなんだかやっかいだな」と思っているかもしれません．そんな苦手意識を取り払うために，ここでは人工呼吸に役立つ簡単な肺モデルを紹介します．

　呼吸仕事量のところで，気道抵抗とコンプライアンスが呼吸仕事量に影響するという話をしました．そこで，肺を管に相当する気道の部分と，風船に相当する肺胞に分けて考えてみます．ストローの一端にゴム風船を付けたようなイメージです（図6）．吸気ではストローの端に圧をかけて，ストローを通して風船に空気を入れます．ストローが細い（気道抵抗が高い）ほど，または風船のゴムが厚い（コンプライアンスが低い）ほど，より高い圧が必要になります．**人工呼吸器による陽圧は，「ストローに空気を通す圧」と「風船に空**

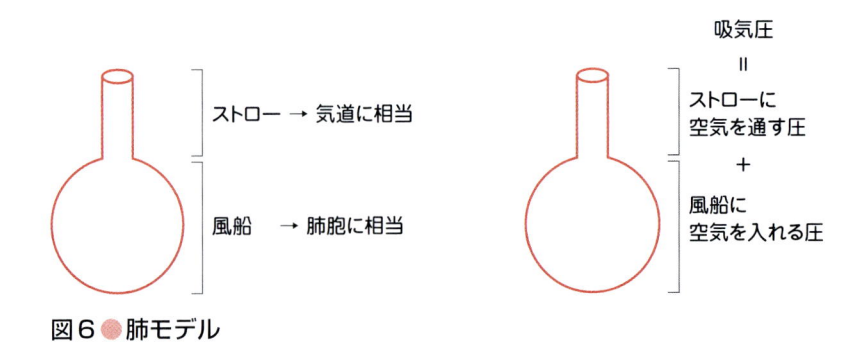

ストロー → 気道に相当
風船 → 肺胞に相当

吸気圧
＝
ストローに空気を通す圧
＋
風船に空気を入れる圧

図6 ● 肺モデル

気を入れる圧」の2種類に分けられるわけです．どちらかの成分か，あるいはどちらもが高くなれば人工呼吸に必要な陽圧は高くなります．

このように気道抵抗やコンプライアンスで表される肺の特性のことを**肺メカニクス**と呼びます．

1 肺モデルで考える病態

1）厚い風船＝コンプライアンス低下

肺モデルを思い浮かべながら疾患/症候群を考えてみましょう．人工呼吸が必要になる代表例のARDSはどうでしょうか？ 胸部X線では肺が白くなっていて，いかにも「固い肺」という感じです．すなわち**コンプライアンスが低下**しているわけです．痰詰まりなどが同時に起きていない限り気道抵抗は正常かむしろ低下しています．肺の中で気道は肺胞に囲まれているので，肺胞の縮む力が強くなると気道の壁が引っ張られてむしろ広がるのです．コンプライアンスが低下した肺はゴムの厚い風船みたいなものですから，同じ量の空気を入れるには，ゴムの薄い風船の場合と比べてより高い圧が必要です（図7a）．重症肺炎や心原性肺水腫もこのパターンに当てはまります．

2）細いストロー＝気道抵抗上昇

気管支喘息重積発作やCOPD急性増悪の場合を考えてみます．胸部X線で**肺は正常か過膨張のために黒く見えます**．気道粘膜の浮腫や平滑筋収縮，気道分泌物のために気道が細くなって気道抵抗が上昇しています．肺モデルでは細いストローに相当します．細いストローには空気が通りにくいので，ふつうのストローの場合に比べて空気を通すのにより高い圧が必要です．（図7b）

a）コンプライアンスの低下した肺　　正常の肺　　b）気道抵抗の上昇した肺

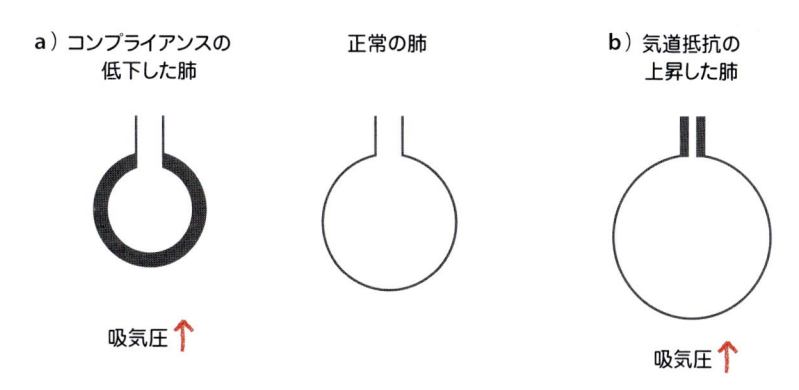

吸気圧↑　　　　　　　　　　　　　　　　　　　吸気圧↑

図7 ● 病態別　肺モデル

2 気道内圧が上昇する原因は？

　人工呼吸器で高い吸気圧が必要になるのは，コンプライアンスが低いか，気道抵抗が高いかがある場合です．高い気道内圧を見たときに「コンプライアンスか気道抵抗のどちらか（あるいはどちらも）が悪いのだな」と考えるようにしてください．どちらの問題か区別する方法はまたあとでじっくりお話しします．

3 気道抵抗もコンプライアンスも正常なら？

　気道抵抗もコンプライアンスも正常の場合はどうでしょうか？「そんな普通の肺の人に人工呼吸器を付けるわけがないでしょ！」と考えるかもしれませんが，そうでもありません．例えば，「❸ 気管挿管の適応」でみたような，**上気道閉塞**の患者さんではどうでしょうか？蜂に刺されてアナフィラキシーから上気道閉塞を起こした患者さんでは，いったん気管挿管をして上気道閉塞を解除してしまえばあとは正常の肺と変わりませんから，気道抵抗もコンプライアンスも正常になります．このような患者さんでは，それほど高い陽圧をかけなくてもよいことになります．**神経筋疾患で呼吸筋力が低下**しているために人工呼吸導入となった場合も，肺自体には問題はありませんのでやはりそれほど高い圧は必要となりません．

　このように肺を「気道＋肺胞」というモデルで考えることは，肺に起こっている疾患の分類と治療に役立ちます．もちろん，肺はすべて均質ではありませんので，気道抵抗にしてもコンプライアンスにしても肺の部位によって異なります．ストロー1本＋風船1個のモデルはその平均を考えているわけです．人工呼吸の教育に使われる肺シミュレーターもこのモデルに基づいて作られています．

> **POINT**
> - 肺は気道と肺胞に分けて考える
> - 肺の状態は気道抵抗とコンプライアンスの2つの指標で表される

6 胸壁コンプライアンスとは

難易度 ★★★

　コンプライアンスが低下すると，肺に空気を入れるためにより高い圧が必要になることを説明しました．ここまでは話を簡単にするため肺だけを考えていましたが，肺の外側に

陽圧

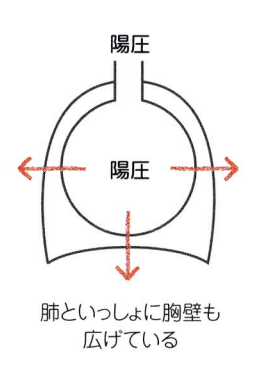

陽圧

肺といっしょに胸壁も
広げている

図8 ● 胸壁コンプライアンスという
考え方

は胸壁もあります．本当は**人工呼吸器で広げなければならないのは肺と胸壁の両方**なのですが，両者のコンプライアンスを区別して考えることは難しいので，通常は両者をまとめて考えます（図8）．

それでは，胸壁のコンプライアンスをあえて意識しなければならないことはあるのでしょうか？胸壁が広がりにくい状態では，いくら肺のコンプライアンスがよくても肺に空気が入りにくくなります．そのような例として，**後側弯症のような胸郭異常**や**重度の肥満**があります．胸部に**広範囲熱傷**がある場合も皮膚が伸びなくなるために，胸壁のコンプライアンスが低下します．急性膵炎や腹部外傷，大量輸液によって起こる**腹部コンパートメント症候群**では，著明に上昇した腹腔内圧のために横隔膜が腹側に下がらなくなるためコンプライアンスは低下します．

胸壁コンプライアンスが低下している場合では，肺のコンプライアンスが低下していなくても人工呼吸器で高い圧が必要になります．

> **POINT** 胸壁コンプライアンスが低下しても，人工呼吸に高い圧が必要になる

7 人工呼吸器の呼気

難易度 ★☆☆

人工呼吸器が吸気に陽圧をかける器械であることはわかったが，呼気はどのように助けているのか？

1 呼気のしくみ

　人工呼吸器は吸気に陽圧をかけます．それによって気道の入り口と肺の中の間に圧較差ができるので，圧の高い方（気道入り口）から低い方（肺の中）に向かって空気が流れるのでした．それでは呼気はどのように助けているのでしょうか？ 肺→気道の入り口の流れができるように，陰圧をかけるのでしょうか？

　「人工呼吸器は呼気を助けない」 というのが答えです．呼気に陽圧をかけるPEEPという設定がありますが（後述），呼気を助けるための設定ではありません．**人工呼吸器を装着していてもしていなくても，呼気は肺の弾性によって受動的に行われます**．引き伸ばされたゴム風船が縮むのと同じ要領です．

2 肺モデルで考える呼気

　肺モデルのところで，肺をストローについた風船のイメージで考えるという話をしました．それでは，このモデルの肺（風船）がふくらんでいる状態から，風船が縮むのに任せて空気を外に出したとします．どれくらい早く息を吐き出せるかは何で決まるでしょうか？まず1つにストローの細さがありますね．通り道が細ければ空気が出るのにも時間がかかります．したがって，**気道抵抗が呼気に影響する**ことになります．

　次に，風船の縮みやすさがあります．分厚いゴムでできた風船は縮もうとする力が強いため，より早く空気が出て行きますね．縮みやすさのことをエラスタンスと呼びますが，要するにコンプライアンスの逆なので，**コンプライアンスが呼気に影響する**と覚えておけばよいです．吸気のための呼吸仕事量には気道抵抗とコンプライアンスが影響するという話をしましたが，同じく**呼気を決めるのも気道抵抗とコンプライアンス**なのです．

3 気道抵抗による呼気への影響

　気道抵抗が高い疾患と言えば何を考えるのでしたか？ **気管支喘息やCOPD**のような**閉塞性肺疾患**でしたね．これらの状態では息を吐くのに時間がかかるようになります．気道分泌物のために気道が細くなった場合も，やはり呼気に時間がかかるようになります．閉塞性肺疾患の既往のない患者さんで，人工呼吸管理中に急に呼気時間が延びた場合には気道分泌物を疑います．

　また，気管挿管している場合は，患者さん自身の気道だけでなく，気管チューブも気道の一部となります．そのため**細い気管チューブを使うと気道抵抗が上昇します**．気道抵抗は内径の4乗に反比例しますので，長さが同じだとすると，内径6mmの気管チューブでは8mmのチューブに比べて気道抵抗がおよそ3倍になります．

4 コンプライアンスによる呼気への影響

コンプライアンスが**低下**する疾患/症候群としては，胸部X線で肺が白くなるものを考えます．例としては，**重症肺炎**や**心原性肺水腫**，**ARDS**などがあります．肺が固くなるので呼吸仕事量を増やすのでしたね．これらの場合，肺が伸びにくくなると同時に縮みやすくなるので，**息を吐くのにかかる時間は短縮**します．

逆に，**コンプライアンスが上昇**する疾患として**肺気腫**があります．肺胞構造が気腫化して支持組織が減るために伸びやすく縮みにくいのです．したがって，**呼気にかかる時間が長くなります**．肺気腫では同時に気道抵抗が上昇しているので，さらに呼気時間が延長します．

> **POINT**
> - 人工呼吸器は呼気を助けない
> - 呼気を決めるのは気道抵抗とコンプライアンス

8 時定数という考えかた

難易度 ★★★

1 時定数という考え方

気道抵抗とコンプライアンスの2つが人工呼吸での呼気に影響するのがわかったところで，この2つを一緒にまとめた**時定数（time constant）** という考え方を紹介します．絶対に知っておかなければならない用語ではありませんので，これまでの話でおなかがいっぱいの方は読み飛ばして構いません．より数学的に呼気に迫りたい方は続けて読んでください．

用語からは内容を想像しにくいかもしれませんが，時定数とは

　時定数＝気道抵抗×コンプライアンス

で表されるもので，気道抵抗とコンプライアンスの2つを掛け合わせたものです．気道抵抗とコンプライアンスの単位がうまい具合に消えて，最終的には「時」定数という名前の通り単位は「秒」になります．

例えば，気道抵抗 5 cmH_2O/L/秒で，コンプライアンス 80 mL/cmH_2O であれば，

$$時定数 = 5\ cmH_2O/L/秒 \times 80\ mL/cmH_2O$$
$$= 5 \times 80 \div 1000\ 秒$$
$$= 0.4\ 秒$$

です．

　時定数というのは元の63％の空気が出て行く（37％が残る）のにかかる時間で，息を吐き終わるまでにはおよそ**時定数の5倍**の時間がかかります．上の例では0.4秒×5＝2秒の時間がかかることになります．時定数からわかるとおり，気道抵抗が2倍になれば呼気時間は2倍，コンプライアンスが1/2倍になれば呼気時間は1/2倍になります．閉塞性肺疾患のように気道抵抗が上昇する状態では，呼気時間を長く確保しなければ息を吐ききれないのに対して，ARDSのようにコンプライアンスが低下する状態では，呼気時間は短くてもよい（呼吸回数が多くてもよい）ことが数字でわかります．

> **POINT**　時定数＝気道抵抗×コンプライアンス

第3章

人工呼吸器のモード
～基本のA/C，SIMV，CPAPをおさえよう

1 モードの選び方

難易度 ★☆☆

　人工呼吸器のモードといえば，よくわからないアルファベットの羅列を思い浮かべてすでに気が重くなっている人もいるかもしれません．新しい人工呼吸器が世に出るたびに略語が増えたり，同じ機能なのに人工呼吸器の会社によって違う名前が付いていたりと，モードが初学者の理解と学習意欲を著しく阻害している可能性は否定できません．というより，もっと積極的に諸悪の根源なのではないかとまで思ってしまいます．というわけで，**モードの理解が人工呼吸器学習の一番の山場**かもしれません．しっかりついてきてください．ここで説明するのは，世の中にあまたあるややこしいモードではなく，ごく一般的な**A/C，SIMV，CPAP**です．この3つを理解してからそれを軸に新たなモードにチャレンジしてみるのがよいでしょう．

1 呼吸を自発呼吸と器械呼吸に分けて考える

　モードを説明するために，呼吸を**自発呼吸**と**器械呼吸**の2種類にばっさり分けることにします．自発呼吸は必ずしも人工呼吸器の手助けなしに自力でする呼吸という意味ではなく，「吸い始めも吸い終わりも患者さんが決める呼吸」であるとします．一方，器械呼吸は「吸い始めは患者さんでも人工呼吸器でもよいのだけど，いったん始まったらきっちり人工呼吸器が吸い終わりを決める呼吸」とします．正確な医学用語ではありませんが，呼吸をこのように2種類に分けるとモードがわかりやすくなります．それではさっそく各モードを見てみましょう（図1）．

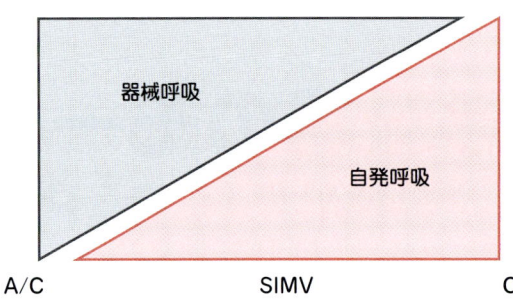

図1● 基本の3つのモードと呼吸の種類
モードによって器械呼吸と自発呼吸の割合が異なる

2 A/Cとは

難易度 ★☆☆

> 心肺停止の患者が救急室に運ばれてきた．自発呼吸はない．気管挿管のあとの人工呼吸器設定を頼まれたが，モードは何にすべきか？

「A/C」ですよね．なぜって，本項のタイトルがそうなっているのでそれ以外考えられません．という冗談はさておき，先ほど決めた「自発呼吸」と「器械呼吸」という2種類の呼吸から考えてみたいと思います．

1 調節呼吸とは（A/CのC）

この患者さんは呼吸をしているでしょうか？ 心肺停止なのですから自分では呼吸していないですよね．というわけで，自分で吸い始める自発呼吸はありません．そのため100％人工呼吸器に頼った呼吸，すなわち器械呼吸にする必要があります．そこで，1回換気量500 mL，呼吸回数15回/分というようにキッチリ呼吸を決めてしまいます．そうすると，患者さんは何もしなくても500 mLの空気が4秒おき（60秒÷15回）に送られてくることになります．これを**調節呼吸**といいます．「調節」と日本語で言われてもピンと来ないかもしれませんが，英語の「コントロール（control）」を訳した用語です．人工呼吸器が呼吸をコントロールしているわけですから，調節呼吸では呼吸は**完全に人工呼吸器の言いなり**になります．

2 補助呼吸とは（A/CのA）

次に重症筋無力症の患者さんが重症筋無力症クリーゼから呼吸不全になって来ました．呼吸不全というのは必ずしも肺が悪くて起こるわけではなく，呼吸筋力と呼吸仕事量のバランスが悪くても起こるのでした．この患者さんは完全に呼吸をしていないわけではなく，

呼吸をしようと努力はします．しかし，筋力が弱く十分に息を吸えないので，人工呼吸器による手助けが必要です．ここでも先ほどの心肺停止の患者さんと同様に調節呼吸にすることはできます．しかし，意識があって自力で呼吸努力もしているので，患者さん自身の呼吸と関係なく決まった時間（呼吸回数15回/分では4秒おき）に空気を送ると不快そうですね．そこで，この患者さんには**補助呼吸**を行ってみます．

「補助」は英語の「アシスト（assist）」を訳した用語です．調節呼吸の押しつけがましい「コントロール」に比べると，「アシスト」は「お手伝いします」と一歩引いたイメージです．そのイメージ通り，補助呼吸では患者さんの呼吸を人工呼吸器の言いなりにはしません．**患者さんの呼吸努力に合わせて吸気を送ります**．しかし，**いったん吸気が始まれば，最後まで人工呼吸器が責任をもって吸気を行う**器械呼吸です．1回換気量500 mLと設定していれば，いったん吸気が始まると500 mLの空気が肺へ送られるまできっちり吸気を行うのです．患者さんにとっては，呼吸仕事量を人工呼吸器に肩代わりしてもらえるうえに，自分が息を吸いたいときに人工呼吸器が合わせてくれるのでラクですね．

3 補助・調節呼吸とは（A/C）

さらに，術後の患者さんを考えてみます．この患者さんは肺は悪くないのだけど，術後の覚醒が悪くてまだ気管挿管されて人工呼吸器を装着しています．本人の呼吸回数は8回/分しかありません．この患者さんを先ほどの補助換気で人工呼吸するとどうでしょうか？1回換気量を500 mLとすると，1回の呼吸ごとに500 mLの空気が肺へ送られますが，呼吸回数が少ないので，

$$
\begin{aligned}
分時換気量 &= 500 \text{ mL} \times 8 \text{回}/分 \\
&= 4{,}000 \text{ mL}/分 \\
&= 4 \text{ L}/分
\end{aligned}
$$

となります．ちょっと少ないですね．しかし，調節呼吸にして決まった時間ごとに空気を送ると，本人の呼吸努力とぶつかってうまく合わない可能性があります．そこで，アシストとコントロールのイイところを合わせた**補助・調節呼吸**を使います．英語のAssist/Controlの頭文字を取って**A/C**と表現します．

1）本人の呼吸回数が設定よりも少ない場合

A/Cでは，**患者さんの呼吸努力があるところではそれに合わせて補助（アシスト）呼吸を行い，呼吸努力がなければ調節（コントロール）呼吸を行います**（図2）．この術後の患者さんで，設定を1回換気量500 mL，15回/分にしたとします．すると，人工呼吸器は患者さんの呼吸努力8回/分に合わせて500 mLの空気を送ります．人工呼吸器が吸気の終わりを決めているので器械呼吸です．設定の15回/分に足りない7回/分は，患者さんが呼

吸努力をしていないところで人工呼吸器が呼吸を始めて 500 mL の空気を送ります（図2b）．こちらも器械呼吸です．結果として，この患者さんは

$$
\begin{aligned}
分時換気量 &= 500 \text{ mL} \times 15\text{回}/\text{分} \\
&= 7.5 \text{ L}/\text{分}
\end{aligned}
$$

の換気を受けることになります．このようにA/Cは補助呼吸と調節呼吸の両方を併せ持ったモードです．現在の人工呼吸器では，調節呼吸だけを行うモードはありませんので，**「100％器械呼吸のモード＝A/C」**と考えて構いません．

2）呼吸回数が設定を超えた場合

さて，100％器械呼吸のモードであるA/Cのまま，患者さん本人の呼吸回数が設定回数を超える20回になったとします．分時換気量はどのようになるでしょうか？ A/Cでは患者さんの**呼吸回数にかかわらず，すべての呼吸が器械呼吸**になります．したがって，20回の呼吸すべてで 500 mL の空気が送られることになり，分時換気量は

$$
\begin{aligned}
分時換気量 &= 500 \text{ mL} \times 20\text{回}/\text{分} \\
&= 10 \text{ L}/\text{分}
\end{aligned}
$$

です（図2c）．

A/Cでは最低限の換気量を保証しつつ，患者さんの呼吸回数が増えれば増えた分もすべて器械呼吸を行うため，患者さんの呼吸仕事量は最も小さくなります（あくまでも適切に設定されていればという制限が付きますが）．そのため，**急性呼吸不全の治療に適したモード**であると言えます．

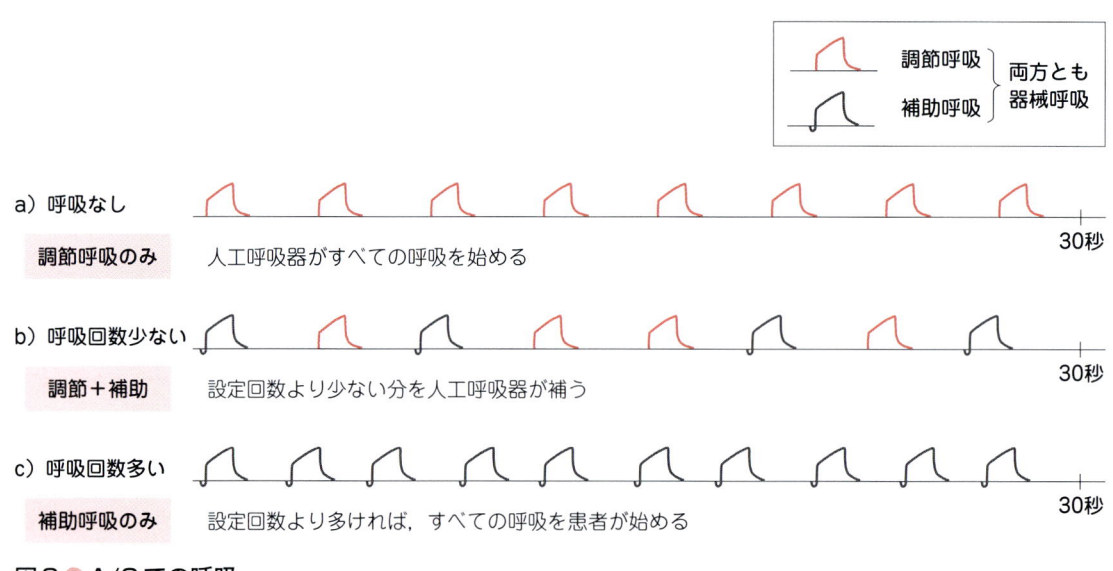

図2 ● A/Cでの呼吸

> **POINT**
> - A/Cではすべての呼吸が器械呼吸
> - A/Cは急性呼吸不全の治療に適する

Side Note　A/Cに関する誤解

「A/Cでは，患者さんの呼吸に関係なく人工呼吸器が勝手に吸気を送る」と勘違いされることがありますが，これは正しくありません．患者さんの自発呼吸に関係なく吸気を送るのは調節（コントロール）呼吸です．

実は，きわめて初期の人工呼吸器には「患者さんの吸気を感知する」というような機能はなかったため，決まった時間の間隔で吸気を送る調節呼吸が用いられていました．例えば，呼吸回数12回/分と設定すると，患者さんの呼吸パターンに関係なく5秒に1回の間隔で吸気が肺に送られていたわけです．ちょうど患者さんが息を吐こうとしているタイミングで吸気が入ってくることもあり，たいへん不快な呼吸になるばかりでなく，肺の過膨張や肺の中の圧上昇といった問題も起こりえます．このような欠点を補うのがA/Cというモードなのです．A/Cでは，患者さんの呼吸に合わせて吸気を送り，足りない分だけ人工呼吸器が器械呼吸を行うので，患者さんと人工呼吸器で呼吸のタイミングが合わなくなることが少なくなります．

昔の人工呼吸器をご存じの方のなかには，調節呼吸のイメージが強いのか「A/Cは苦しい」と考えておられる方もいらっしゃいますが，**現在の人工呼吸器で調節呼吸のみを行うものはありません**ので，必ず患者さんの呼吸に人工呼吸器が合わせます．

3　SIMVとは

難易度 ★☆☆

> 先ほどの術後の患者さんをA/Cではなく，SIMV（呼吸回数15回/分，1回換気量500 mL）で呼吸管理することにした．本人の呼吸回数が8回/分のときにはA/Cとどのように異なるか？本人の呼吸回数が20回/分に上がったときはどうか？

SIMVの最大の特徴は，**器械呼吸と自発呼吸が混じっている**ことです．すべての呼吸が器械呼吸であるA/Cとはこの点が異なります．本項ではSIMVについて見てみましょう．

SIMVは正式には **synchronized intermittent mandatory ventilation** と言います．日本語では**同期式間欠的強制換気**と訳します．英語でも日本語でも名前が長すぎて，

何をしてくれるモードなのかいまひとつピンと来ません．なお，synchronizedを抜いてintermittent mandatory ventilation（IMV）と呼ぶこともありますが，現在の人工呼吸器が患者さんの呼吸に同期しないことはありませんので，同じものだと考えて差し支えないです．

1 本人の呼吸回数が設定よりも少ない場合

　SIMVを使って人工呼吸を行ってみます．患者さんは前項のA/Cにも出てきた術後の患者さんです．まだ麻酔から覚めきっておらず呼吸回数が8回/分なのでした．SIMVでA/Cのときと同じ呼吸回数15回/分，1回換気量500 mLに設定したとします．8回分の呼吸は患者さんの呼吸努力に合わせて人工呼吸器が器械呼吸を行います．設定の15回/分に足りない7回分については，患者さんの呼吸がないところで人工呼吸器が器械呼吸で500 mLの空気を肺に送ります．ですから，分時換気量は

> 分時換気量＝500 mL×15回/分
> 　　　　　＝7.5 L/分

となります．

　これって，先ほどのA/Cと同じですよね．そうなのです．**本人の呼吸回数が設定回数よりも少ないときには，A/CとSIMVは同じことをする**わけです．したがって，SIMVもA/Cと同じく100％器械呼吸になります．ここまでは簡単ですが，全く同じだとA/CとSIMVを分ける意味がないですよね．というわけで，次に違いを述べます．

2 本人の呼吸回数が設定を超えた場合

　患者さんが麻酔から覚めてきて呼吸回数が20回/分まで上昇しました．SIMVでは分時換気量はどのように変わるでしょうか？SIMVもA/Cと同様に，設定回数分は最低限保証しますので，1分あたり15回は500 mLの空気を送ります．しかし，SIMVがA/Cと異なるのはここからです．**本人の呼吸が設定回数を上回る5回分については，人工呼吸器は器械呼吸を行いません．患者さんが自分で吸い始めと吸い終わりを決める自発呼吸になるのです**．1分間あたり15回の器械呼吸と5回の自発呼吸が混じっています．したがって，この場合の分時換気量は

> 分時換気量＝7.5 L/分＋自発呼吸5回分

となります（図3）．

A/Cの場合　すべての呼吸が器械呼吸　　　　　　　　　　　　30秒

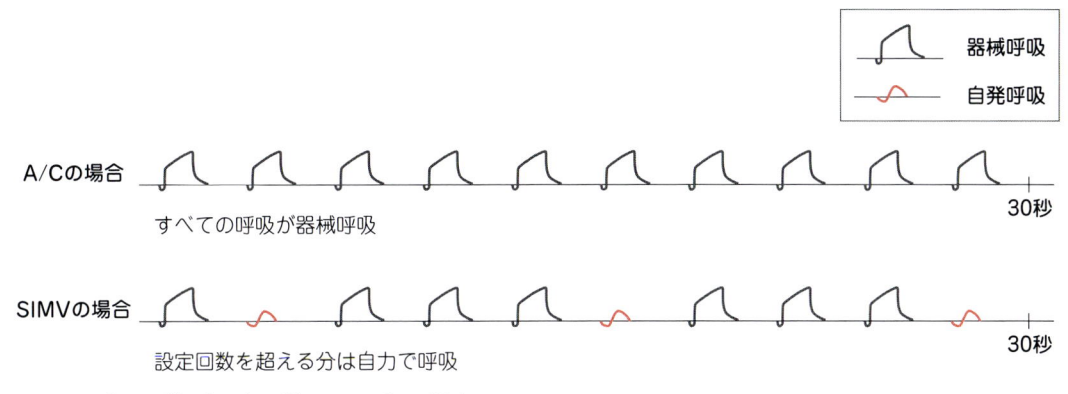

SIMVの場合　設定回数を超える分は自力で呼吸　　　　　　　30秒

図3● 呼吸回数が設定回数よりも多い場合

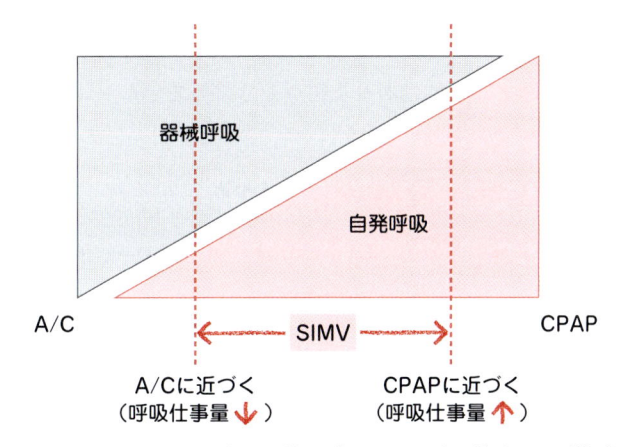

図4● SIMVでの呼吸回数設定による呼吸仕事量の増減

3　SIMVでは呼吸回数の設定に注意

　　SIMVでは患者さんの呼吸仕事量は人工呼吸器での呼吸回数設定次第となります．設定回数が本人の呼吸回数より多ければ，A/Cと同じになるので100％器械呼吸となり呼吸仕事量は少なくなります．それに対して，呼吸回数の設定が少なければ多くの呼吸を患者さん自身が行うことになり，呼吸仕事量は増えます（図4）．急性期にSIMVを使うときには，呼吸回数の設定が少なくなりすぎないようにしなければなりません．**通常は全呼吸回数の80％以上が器械呼吸となるように設定します．**

> **POINT**
> - SIMVは器械呼吸と自発呼吸が混じったモード
> - 設定回数が患者の呼吸回数を上回るときには，A/CとSIMVは同じ働きをする

4 SIMVでの注意点

難易度 ★★☆

人工呼吸器モード界でのSIMVの人気は根強いですね．人工呼吸器を装着すると，「とりあえずSIMV！」と居酒屋で生ビールを頼むような調子でオーダーする方も多いようです．

1 SIMVは同調性がよい？

ところでSIMVの利点って何だと思いますか？ 以前の人工呼吸器は患者—人工呼吸器の同調性が非常に悪かったため，SIMVのように患者さんが途中で自分で好きなように自発呼吸をできるメカニズムは重宝されたのですが，現在の人工呼吸器のA/Cモードは同調性がよいので，今となってはあまり利点とは言えません．

2 SIMVは人工呼吸器離脱によい？

SIMVは，設定した回数分は人工呼吸器が陽圧で器械呼吸を行い，それ以外は患者さんが自発呼吸を行うので，呼吸仕事量を部分的に肩代わりする「部分的換気補助」です．急性期の呼吸仕事量の大きいときには，呼吸回数設定を多くしておき，呼吸状態がよくなるにつれて設定回数を減らしていけば，だんだんと患者さんの負担が増えていき最終的には呼吸器離脱まで持って行ける便利なモードのようにも見えます．

しかしながら，あいにくそうカンタンではありません．設定回数を減らしていくと，患者さんが行う呼吸仕事量が増えるのは確かなのですが，呼吸回数から予測できるようには増えません．なぜなのでしょうか？ SIMVでは器械呼吸と自発呼吸が混じっているため，患者さんには次に器械呼吸が来るのか，自発呼吸をしなければならないのかわかりません．そこで，設定回数が減って自発呼吸の割合が増えてくると，どの呼吸も自力でやらなければならないと考えて（実際は考えるわけではなく，呼吸中枢が調節するのですが），すべての呼吸において一生懸命吸気努力をするようになるのが原因です．そのため**呼吸仕事量は回数から予測されるよりは大きくなります**．器械呼吸50％，自発呼吸50％だからといって，呼吸仕事量が半分になるわけではないのです．一般に，**設定回数が全呼吸回数の80％を下回ると急激に患者さんの呼吸仕事量が増えます**．

人工呼吸器導入から離脱まですべてをカバーできる便利なモードというのは，エビデンスからも正しくはありません．SIMVを使って人工呼吸器離脱を行うと，離脱できるまでの時間は延長することが複数の無作為化比較試験で示されています[1, 2]．そのため，現在では**SIMVを人工呼吸器離脱目的で使うことは推奨されていません**．

> **POINT**
> ●「SIMV＝人工呼吸器導入から離脱までをカバーできる万能モード」ではない

5 SIMV＋PS

難易度 ★★☆

　もともとのSIMVでは自発呼吸は患者さんが完全に自力で行っていましたが，最近ではどの人工呼吸器でも自発呼吸に**プレッシャーサポート（PS）**をつけることができます．SIMVを使う方はほとんどこのように使っているのではないかと思います．

1 設定項目が多い

　PSについて詳しくは後で述べますが（第5章参照），**自発呼吸に対して一定の圧で手助けをする**という設定です．例えば，PS 10 cmH₂Oと設定すると吸気ごとに10 cmH₂Oの圧がかかり，その分患者さんはラクに息をできるようになります．SIMVの自発呼吸にPSが加わると自分の努力だけで呼吸をせずにすむので呼吸仕事量が減りますね．確かにそれはそれで理にかなっているのですが，その代わりにSIMV＋PSにするとA/Cの場合と比べて，**PSに関する設定（PS圧，ターミネーションクライテリア）の分だけ設定項目が増えてしまいます**．後から述べますが，A/Cの主な設定項目は6項目ありますので，SIMV＋PSでは8項目になります．SIMV＋PSで呼吸管理をする場合にはこれらの項目をうまく調節する必要があります．

2 呼吸仕事量を減らすのだったら…

　SIMV＋PSではPSをうまく調節して，器械呼吸と同じくらい呼吸仕事量を助けるようにする，という方法をとられている方もいます．確かにそれであれば患者さんの呼吸仕事量がやたらと増えることはなく，患者さんも器械呼吸と自発呼吸で呼吸仕事量が変わることに戸惑わなくてもすむのですが，「それだったら初めからA/Cにすればいいのでは？」という素朴な疑問も浮かびますね．というわけで，SIMVは使い道も使い方も難しいというのがここでの結論にならない結論です．

　筆者はあまり余分な設定を増やすのが面倒なので，きわめて単純に，**急性期にはA/C，回復してくればCPAP＋PS**を使うようにしています．

　　A/C→CPAP＋PS→離脱

といった流れです．

> **POINT**
> ● SIMV＋PSでは設定項目が増える

6　トリガーウィンドとは

難易度 ★★★

SIMVではどのように器械呼吸と自発呼吸を混ぜているのか？

　A/Cでは患者さんが自分で吸気を始めても，人工呼吸器が始めても，同じように人工呼吸器が器械呼吸を行うのでした．一方，SIMVでは設定回数までは器械呼吸で，それ以外は自発呼吸というように，両者が混じっています．この混じり方はどのように決まっているのでしょうか？

　ここで出てくるのが**トリガーウィンド（trigger window）**という考えかたなのですが，人工呼吸の大筋的にはさほど重要ではないので，どうしても知りたい方以外はあっさり飛ばしてください．詳細な仕組みは人工呼吸器の機種によっても違いますので，ここでは概略だけを説明します．

　呼吸回数を10回/分に設定した場合を考えてみます．6秒に1回器械呼吸することになりますね．SIMVではこの6秒間のサイクルのなかに「トリガーウィンド」と呼ばれる時間があります．ここで患者さんが吸気努力をすると，そのうちの1回目の吸気によって人工呼吸器がトリガーされて器械呼吸が送られます．同じトリガーウィンドの中の2回目以降の吸気は自発呼吸になり，トリガーウィンドの外での吸気努力も自発呼吸になります．トリガーウィンドの中に1回も吸気努力がなければ，トリガーウィンドの終わりに人工呼吸が器械換気を送ります．このようにして，SIMVは設定した呼吸回数を保証しつつ，設定回数を上回る呼吸に関しては自発呼吸を行えるようにするのです（図5）．

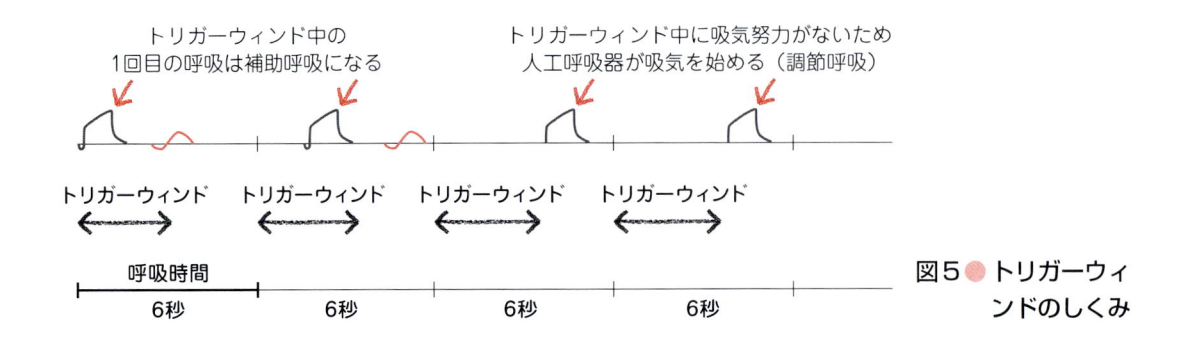

図5 ● トリガーウィンドのしくみ

7 CPAPとは

難易度 ★☆☆

> 急性喉頭蓋炎による上気道閉塞の患者を気道保護目的にて気管挿管した．肺炎などの肺疾患は合併していない．人工呼吸を開始したがモードには何を選択すべきか？

人工呼吸の適応と気管挿管の適応は違うという話をしました．この患者さんは上気道閉塞があるので，SpO_2 がどうであろうと血液ガスがどうであろうと気道保護のために気管挿管が必要になります．気道保護だけが目的であれば，挿管後にはTピースのような吹き流しの空気だけ流しておくこともできますが，1回換気量や分時換気量をモニターするために人工呼吸器を装着することが少なくありません．さて，このような患者さんに人工呼吸器を装着する場合には，モードをどのようにすべきでしょうか？

1 CPAP＝自発呼吸だけのモード

これまでに紹介したA/CやSIMVでも，本人の吸気努力に合わせてくれるのでよさそうな気もします．しかし，この患者さんの肺は正常なので，あまり手助けがなくてもよさそうです．鎮静薬などで呼吸が抑制されているのでなければ，呼吸回数も十分ありそうですね．そこで，毎回決まった吸気を送ってくれる器械呼吸が必要ない場合は，自発呼吸だけのモードにします．それが **CPAP** です．CPAPは continuous positive airway pressure の略で，日本語では**持続性陽圧呼吸**といいます．決まった圧が吸気・呼気を問わず常に気道にかかっている以外，特に吸気を助けてくれるわけではありません（図6）．患者さんは自発呼吸で吸気を行いますので，息の吸い始めと吸い終わりは患者さん次第です．CPAP 0 cmH_2O にすると，人工呼吸器から全く陽圧がかからないので普段の呼吸と同じになりますが（図6a），最低でも **3〜5 cmH_2O** 程度の陽圧をかけることが多いです（図6b）．

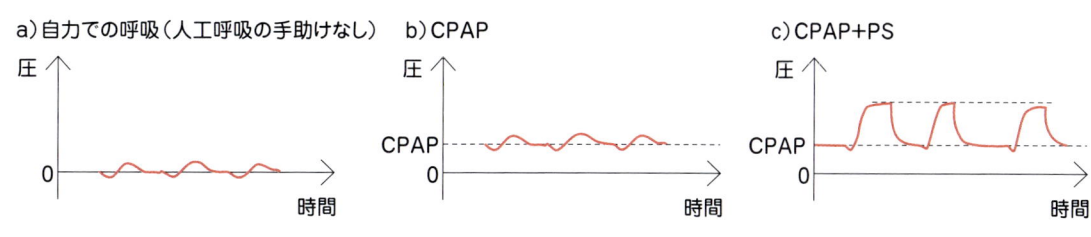

a）自力での呼吸（人工呼吸の手助けなし）　　b）CPAP　　c）CPAP＋PS

図6 ● CPAP，CPAP＋PSの圧波形

2 CPAP + PS

　CPAPでもSIMV同様に自発呼吸にプレッシャーサポート（PS）を加えることができます．PSは自発呼吸に合わせて，本人が息を吸っている間だけ圧をかけて吸気を助けます（図6c）．あくまでも自発呼吸なので，本人が息の吸い始めと吸い終わりを決めることができ，患者さんにとっては人工呼吸器とうまく合いやすい設定だと言えます．

3 CPAPの適応

　呼吸仕事量が増大していない患者さんはCPAPのよい適応になります．呼吸不全から回復して自力で呼吸できるかどうかを試すときにもこのモードを使います．人工呼吸器の設定を最低限にしても十分に呼吸できるかどうかを見るわけです．これを**自発呼吸トライアル**（spontaneous breathing trial：SBT）と呼びます．SBTに耐えられるのであれば，人工呼吸器による手助けは必要ないと判断できます．

　CPAPはあくまでも自発呼吸だけのモードなので，A/CやSIMVのように**最低限の呼吸回数が保証されているわけではありません**．そのため，**自発呼吸が安定していない患者さんには使えません**．CPAPで順調にいっていても，手技などのための鎮静で呼吸が抑制される場合には，一時的にモードをA/Cに変更して換気量を保つ必要があります．

POINT
- CPAPは自発呼吸だけのモードなので，自発呼吸が安定している人にだけ使える
- 吸気を助けるためにPSを加えることもできる

8 モードのまとめ

　ここまでA/C，SIMV，CPAPという代表的なモードを見てきましたが，違いはわかりましたか？（図7）　**モードの違いは器械呼吸と自発呼吸の混ざり方の違いとも言えます**．A/Cでは，患者さんが吸気を始めようと人工呼吸器が吸気を始めようと，100％の呼吸が器械呼吸になります．一方で，CPAPではすべての吸気が自発呼吸なので，患者さんが吸気を始めなければいけません．SIMVは両者の中間で，器械呼吸と自発呼吸が混じっています．呼吸回数設定を増やせばA/Cに近づき，呼吸回数設定を減らせばCPAPに近づきます．呼吸回数設定を減らせば呼吸仕事量が増えますが，その増え方は回数から簡単に予測

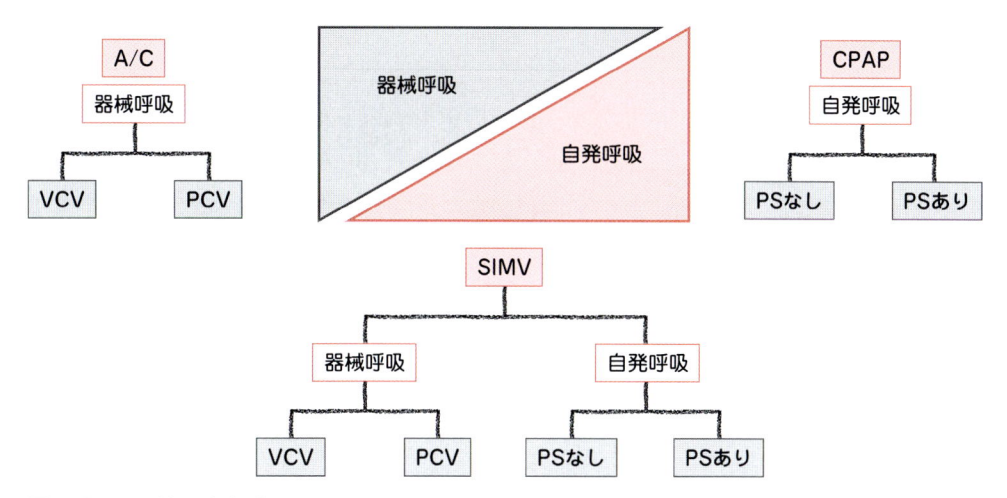

図7 ● モードのまとめ

できるわけではないことも話しましたね．

モードについての説明が終わったところで，次からはそれぞれのモードでの設定について説明します．まずはVCVからです．

文献

1) Esteban A, et al：A comparison of four methods of weaning patients from mechanical ventilation. Spanish Lung Failure Collaborative Group. N Engl J Med, 332：345-350, 1995
2) Brochard L, et al：Comparison of three methods of gradual withdrawal from ventilatory support during weaning from mechanical ventilation. Am J Respir Crit Care Med, 150：896-903, 1994

Side Note : CPAPとPEEPの違い

気道に常にかかっているCPAPですが，「PEEPとどこが違うの？」の疑問に思った方もいるかもしれません．PEEPの作用については後ほど説明しますが（第4章 7 ， 8 」参照），CPAPの作用もPEEPと同じです．同じ作用をするのに別の名前が付いていて面倒なのですが，慣習的なものと思って我慢してください．

使い分けは，「**自発呼吸ではCPAP，器械呼吸があるときにはPEEPと呼ぶ**」と考えてもらえれば結構です．A/CやSIMVでは同じものをPEEPと呼ぶわけです．NPPVを含めて，自発呼吸だけの場合にはCPAPと呼びます．

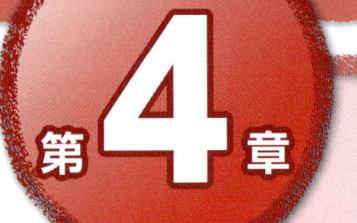

第4章 人工呼吸器設定①
～まずは従量式(VCV)の設定を理解しよう

1 VCV設定の考えかた

難易度 ★☆☆

> 糖尿病の既往のある60歳女性が呼吸苦を主訴に救急室を受診した．3日前から発熱と黄色い喀痰を伴う咳嗽が出現し，本日になって呼吸苦が急速に増悪している．血圧90/50 mmHg，心拍数120回/分，呼吸回数34回/分，体温39.3℃．リザーバーマスクで酸素投与してもSpO_2は80％台で，意識レベルが低下している．胸部X線では多葉性肺炎に合致する陰影がみられる．肺炎による急性呼吸不全の治療のため，気管挿管をして人工呼吸を開始した．どのように設定するべきか？

1 設定項目を分けて考える

　人工呼吸器をどのように設定するのか見てみましょう．まずは従量式A/C (VCV) の場合を見てみます．VCVを知ることは人工呼吸器設定を理解するのに非常に有用ですので，**普段PCVを使っている方も一通り読むようにしてください**．

　VCVの主な設定項目には**1回換気量，呼吸回数，吸入酸素濃度（F_IO_2），PEEP，トリガー感度，吸気流量の6つ**があります．6つを別々に設定すると考えるとあれこれあってややこしそうに見えるので，目的ごとに分類してみます．ガス交換には**換気**と**酸素化**があるという話をしましたが，人工呼吸器設定を**換気に関する設定，酸素化に関する設定，それ以外の設定**の3つに分けて考えてみましょう．

2 換気に関する設定

　換気というのは肺への空気の出入りのことでした．呼吸の仕組みでいうと，呼吸を調節するコントロール系と，呼吸のための仕事を行う駆動系がかかわっていましたね．人工呼吸では，患者さんが自分で仕事をして肺へ空気を出し入れする代わりに，人工呼吸器が陽圧をかけて肺へ空気を送り込みます．**換気に関する設定は1回換気量と呼吸回数**です．

3 酸素化に関する設定

　酸素化というのは，肺胞に到達した酸素が，肺胞・間質・肺毛細血管壁を越えて血液に拡散していくことでした．したがって，酸素化に関する設定としてまずは吸入酸素濃度（F_IO_2）があります．吸入する空気の中の酸素濃度が上がれば，肺胞まで到達する酸素が増えますので酸素化が改善します．

　しかし，疾患/症候群によっては酸素投与だけでは酸素化が改善しないことがあります．低酸素血症のメカニズムで見たように**シャント**がある場合ですね．シャントには心臓内シャントと肺内シャントがありますが，人工呼吸管理の対象になるのは主にARDSのような肺内シャントです．シャントがあると酸素投与に反応が悪くなるので，それ以外の方法で酸素化をよくする必要があります．これがPEEPの役割です．**酸素化に関する設定はF_IO_2とPEEP**です．

4 それ以外の設定

　ここまでの4項目（換気に関する2項目，酸素化に関する2項目）を設定し終わったところで，「設定終了！　次は血液ガス！」と思ってしまうかもしれません．呼吸停止や全身麻酔下による手術中のように，患者さんが全く呼吸努力をしていない場合は確かにそれで構いません．しかし，患者さんも呼吸をしていて，人工呼吸器が呼吸の手助けをしている状況では，両者をうまく合わせる必要があります．そこで出てくるのが，**トリガー感度**と**吸気流量**という設定です．これらは**患者―人工呼吸器同調性**に影響します．患者さんの努力と人工呼吸器による呼吸が合っていないときには，**患者―人工呼吸器非同調**が起こります．

> **POINT**　VCVの設定の考えかた
> ①**換気に関する設定：1回換気量，呼吸回数**
> ②**酸素化に関する設定：F_IO_2，PEEP**
> ③**それ以外の設定：トリガー感度，吸気流量**

2 換気に関する設定①：1回換気量

難易度 ★☆☆

> 糖尿病の既往のある60歳女性が，多葉性肺炎による急性呼吸不全のために気管挿管，人工呼吸開始となった．換気に関する設定をどのように決めるか？

1 換気とは

　肺は人間の体の中で唯一空気と血流が接触する場所なのでした（第1章 2 参照）．体内を巡ってきた血液が，右房・右室を通過して肺血管に入り，肺毛細血管において肺胞にある空気と接触するわけです．二酸化炭素（CO_2）は非常に拡散しやすい気体なので，血管壁と間質，肺胞膜をたやすく通過して肺胞に達します．肺へ空気を出入りさせて，肺胞に到達したCO_2を排出するのが換気の役割ですので，換気が少ないとCO_2は肺胞から出ていかず，血液中にも溜まってしまいます［第1章図2（p.17）］．肺胞へCO_2を放出した血液は肺静脈から左房・左室を経由して，動脈血として体循環に入ります．

2 換気の指標

　人工呼吸では，どれくらい換気が行われているか表す指標として**分時換気量**を用います．文字通り1分間で肺に出入りする空気の量のことで，式で表すと

　　分時換気量＝1回換気量×呼吸回数

となります．例えば，1回換気量を500 mL，呼吸回数を12回/分とすると

　　分時換気量＝500 mL×12回/分
　　　　　　　＝6,000 mL/分
　　　　　　　＝6 L/分

です．

　分時換気量が増えればそれだけ肺に出入りする空気が増えるので，より多くのCO_2が肺から出ていき，肺胞気二酸化炭素分圧（P_ACO_2）は低下します．CO_2は非常に拡散しやすく，肺胞におけるガス交換で$P_ACO_2 = PaCO_2$となるのでした．したがって，**換気が増えれば血液ガスでの$PaCO_2$が低下**します．逆に，**分時換気量が減れば肺胞にCO_2が貯まるので，$PaCO_2$が上昇**します．

3　1回換気量の設定

　1回換気量は「500 mL」のようにmLで表記します．前述の理屈で言うと，1回換気量が大きければ大きいほどCO_2が肺から出ていくので，$PaCO_2$は下がります．$PaCO_2$が高いときにはなんとなく大きく設定しがちですが，実は**1回換気量の設定ではそれほど自由度は高くありません**．

1）1回換気量の目安は？

　人工呼吸器での1回換気量設定の前に，そもそも私たちの普段の1回換気量はどれくらいなのでしょうか？　人工呼吸器を使うからといって，普段の量からあまりかけ離れた設定にするのは肺に悪そうですよね．私たちの安静時の1回換気量はおよそ体重あたり6 mL/kgです．この量は人間だけでなく，ネズミでもクジラでも哺乳類に共通していることがわかっています．

　人工呼吸器の設定では，1回換気量を体重あたり6〜10 mL/kgにすると習うことが多いですが，最近の研究によると，もともと急性肺傷害（ALI）のない肺であっても，9 mL/kgを超える1回換気量に設定するとその後にALIを起こす頻度が高くなることが示されています[1]．そのため，筆者は1回換気量を**6〜8 mL/kg**にしており，本書でもこれで統一します．ARDSでは小さめの**6 mL/kg**に設定します．

2）理想体重とは？

　さて，体重100 kgの患者さんに人工呼吸を開始したとします．1回換気量は600〜800 mLに設定してよいでしょうか？　6〜8 mL/kgだとそうなりますね．ここで気をつけてもらいたいのは，1回換気量設定で用いる体重は理想体重であることです．**理想体重**というのは，「夏までにあと2 kgやせれば，いい感じに水着が着られるのだけど」というような個人的な目標で決まるわけではなく，身長から計算します．理想体重の求め方は男女で異なり，次のようになります．

〈理想体重の求め方〉
男性：50＋0.91×｛身長（cm）−152.4｝
女性：45＋0.91×｛身長（cm）−152.4｝

　理想体重が身長だけで決まっていること，男女の違いは最初の数字が50なのか45なのかで5 kg分異なることがわかりますね．例えば，先ほどの体重100 kgの患者さんが身長172.4 cmの男性であったとすると，計算式から理想体重は68.2 kgとなるので，6〜8 mL/kgとすると1回換気量は410〜550 mL程度になります．800 mLだとかなり大きすぎです．体重を100 kgとして人工呼吸器を設定してよいのは，男性では身長が207 cmのときです．計算式を覚えておくのは面倒でしょうから，スマホにでも計算式を記憶させておけ

ばよいでしょう．医学系の計算アプリなどにも入っていることが多いので，活用すれば計算の手間も省けます．

理想体重は身長に基づいて計算しますので，結局のところ**1回換気量は身長に基づいて決めている**ことになります．同じ身長であれば肺の大きさは同じという前提です．昇圧薬などの薬剤投与量の計算に使うのは実体重なので，重症な患者さんの治療では身長と体重の両方を測定します．

4 大きな1回換気量の弊害

1回換気量は6〜8 mL/kgにすると言いましたが，それより大きくするとどんな弊害があるのでしょうか？　その昔の人工呼吸管理では，例えばARDSのような肺が虚脱してしまう状態に対して12〜15 mL/kgといった大きな1回換気量を使うことがありました．大きな1回換気量で肺を広げるのを目的にしていたわけです．

確かに1回換気量を大きく設定すれば，短期的にはガス交換はよくなります（本章 4 参照）．しかし，あまり1回換気量を大きくすると肺を大きく広げすぎて，**容量傷害（volutrauma）**とよばれる肺傷害を起こしてしまいます．1回換気量を大きくするということはそれだけ高い圧をかけることになるので，同時に高圧による**圧傷害（barotrauma）**のリスクも高くなります．短期的には血液ガスをよくしても，容量傷害や圧傷害といった人工呼吸器関連肺傷害（ventilator-associated lung injury：VALI）は長期的には患者さんの生存予後を悪化させます．人工呼吸によるこのような合併症を避けるために，1回換気量は私たちの普段の量に近い6〜8 mL/kgを選択するのです．

POINT
- 換気に影響する設定は1回換気量と呼吸回数
- 1回換気量は理想体重に基づいて設定する（6〜8 mL/kg）

3 換気に関する設定②：呼吸回数

1 呼吸回数の設定

1回換気量と並んで分時換気量を決めるのが呼吸回数です．単位はバイタルサインを測るときと同じ「回/分」です．「20回/分」というふうに書きます．1回換気量は調節の幅が比較的狭いので（6〜8 mL/kg），**分時換気量の調節は呼吸回数が中心になります**．なお，

呼吸回数を設定するのは人工呼吸器のモードにA/CまたはSIMVを選択したときです．**自発呼吸のみのモードのCPAPでは呼吸回数を設定しません**．

呼吸回数は換気のための設定ですから，血液ガスのpHと$PaCO_2$を指標にして決めます．**pHが低く$PaCO_2$が高ければ呼吸回数を上げ，pHが高く$PaCO_2$が低ければ呼吸回数を下げる**，というのが基本的な考え方です．

2 高い呼吸回数の注意点

呼吸回数設定で1つ注意すべきなのは，**呼吸回数が1回あたりの呼吸時間に影響すること**です．呼吸回数が15回/分であれば1回あたりの呼吸時間は4秒，20回/分であれば3秒になります．あまり呼吸回数を高くしすぎると，1回あたりの呼吸時間が短くなります．

人工呼吸器では吸気を調節できますが，**呼気は患者さん任せ**なのでした（第2章 7 参照）．したがって，1回あたりの呼吸時間が短くなると，特に閉塞性肺疾患のような気道抵抗の上昇した肺では息を吐ききれなくなるおそれがあります．一方，ARDSのようなコンプライアンスの低下した肺では呼気時間が短縮するので，30回/分を超えるような高い呼吸回数に設定することができます．

3 一般的な1回換気量と呼吸回数の設定

換気については，1回換気量は6～8 mL/kgとそれほど調節の余地はなく，そのぶん呼吸回数の設定で調整するというイメージはわかったでしょうか？　呼吸回数の設定は疾患ごとに異なります（表1）．

①**気道確保**目的で気管挿管した場合や，**神経筋疾患**で呼吸筋力を肩代わりするために人工呼吸器を使う場合には，基本的には肺は正常なので，**呼吸回数も1回換気量も正常に近くします**．

②**肺炎**や**肺水腫**などのような肺疾患がある場合には，**CO_2産生量が増え，また$\dot{V}/\dot{Q}$ミスマッチが起こる**ので分時肺胞換気量を維持するために**呼吸回数を上げます**．

③**気管支喘息重積発作**や**COPD急性増悪**のような閉塞性肺疾患がある場合には，**呼気に要**

表1 ● 病態・疾患別の1回換気量と呼吸回数の目安

病態・疾患	1回換気量（mL/kg）	呼吸回数（回/分）
①気道確保，神経筋疾患	6～8	10～16
②肺炎，肺水腫		16～24
③喘息・COPD急性増悪		8～12
④ALI，ARDS	6	～35

ALI：acute lung injury（急性肺傷害）

する時間が延長するので，呼吸回数を低くして1回あたりの呼吸時間を長くします．
④ ARDSでは肺保護のために1回換気量を6 mL/kgに設定し，呼吸回数を増やすことで分時換気量を保ちます．

4 換気設定の目標

換気は$PaCO_2$を目安に調節するのですが，**$PaCO_2$を正常値にするのが目標ではありません**．ARDSや閉塞性肺疾患の人工呼吸では，肺傷害を避けるため換気量を制限せざるを得ないことがよくあります．このような場合には，**$PaCO_2$だけでなくpHも見て換気量を調節します**．pHが保たれている限り人工呼吸器設定で無理に換気量を増やそうとせず，$PaCO_2$上昇を許容することがあり，このような考えかたを**高二酸化炭素許容人工換気法（permissive hypercapnia）**と呼びます．気管挿管されている患者では，pHが**7.15～7.2**を下回らなければあまり危険ではありません．

POINT
- A/CやSIMVでは，呼吸回数を$PaCO_2$に応じて調節する
- $PaCO_2$は無理に正常にしない

4 ARDSで1回換気量を6 mL/kgにする根拠

難易度 ★★☆

他の疾患では1回換気量の設定は6～8 mL/kgというように幅をもっているのに対して，**ARDSではキッパリと6 mL/kgとなっています**．なぜ5 mL/kgや7 mL/kgではなく，6 mL/kgに決まっているのでしょうか？ その根拠は2000年に発表されたARDSの人工呼吸管理に関する代表的な無作為化比較試験です[2]．

この臨床試験では，人工呼吸器を要する急性肺傷害（ALI）患者に対して，1回換気量6 mL/kgと，その当時の標準的な設定であった12 mL/kgを比較しました．12 mL/kgというのは今の基準では明らかに大きすぎるのですが，以前には虚脱した肺を広げるために用いられていたのです．この臨床試験ではさらに，6 mL/kg群ではプラトー圧（本章 16 参照）を30 cmH_2Oに保つように制限しました．容量傷害だけでなく圧傷害にも気を配った設定にしたわけですね．一方で，12 mL/kg群ではプラトー圧を50 cmH_2Oまで許容しました．

興味深いことに，途中経過のガス交換は酸素化・換気ともに12 mL/kg群の方がよいという結果になりましたが，最も重要な結果である死亡率を見ると6 mL/kg群で有意に低下しました（28日死亡率 31.0 % vs. 39.8 %，$p = 0.007$）．この結果から現在では6 mL/kgが標準的な設定になっているのです．しかし，この研究からわかるのはあくまでも12 mL/kgよりも6 mL/kgがよいということで，5 mL/kgや7 mL/kgに比べて6 mL/kgの方がよいのかまではわかっていません．

この研究からもう1つ非常に重要なことがわかります．それは，**ガス交換をよくする人工呼吸器設定が必ずしもよいわけではないということです**．血液ガスを「正常」にするのにこだわって無理な設定にすると，かえって害になることがあります．

POINT
- ARDSでは1回換気量を6 mL/kgに設定する
- 血液ガスをよくする設定がよいとは限らない

5 換気に関する設定と$PaCO_2$の関係

難易度 ★★☆

> 呼吸回数20回/分，1回換気量を500 mLの人工呼吸器設定から，1回換気量を半分の250 mLに変更すると$PaCO_2$はどのように変化するか？また，呼吸回数を半分の10回/分に変更した場合は？

1 分時換気量と$PaCO_2$の関係

CO_2は肺へ出入りする空気によって肺胞から外気へと運び出されます．したがって，$PaCO_2$は分時換気量と反比例して，

$$PaCO_2 \propto \frac{CO_2産生量}{分時換気量}$$

という式で表されます（p.79のSide Note参照）．「$\propto$」は「比例する」という意味の記号です．では，1回換気量を半分にして分時換気量が半分になれば$PaCO_2$が2倍になるかというと，そうではないのです．ここで1回換気量をさらに詳しく見てみます．

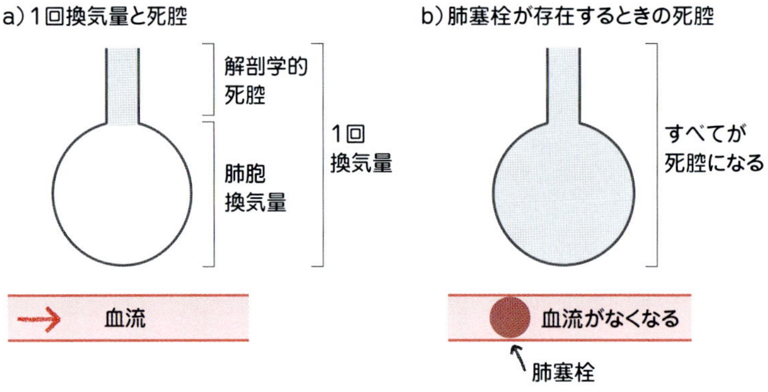

a) 1回換気量と死腔　　　　b) 肺塞栓が存在するときの死腔

図1 ● 1回換気量と死腔

2 死腔とは

　1回換気量として肺へ送られる空気は，肺胞まで到達する空気と，途中の気道までしか到達しない空気に分けられます（図1a）．CO_2 があるのは肺胞なので，気道にまでしか到達しない空気は換気には参加しないことになります．この部分の空気の量のことを**解剖学的死腔**と呼びます．正常の肺であっても，1回換気量を500 mLとすると肺胞まで到達するのは350 mL程度で，残りの150 mLは気道までにしか到達せず死腔になります．

　肺胞に空気を送りさえすれば有効に換気が行われるわけではなく，そこに CO_2 を運んでくる血流がなければなりません．肺疾患により換気/血流比（$\dot{V}/\dot{Q}$）ミスマッチがあれば，肺胞に到達した空気も換気に参加しない死腔になります．例えば，肺塞栓で肺血流が閉ざされた場合がこれに相当します（図1b）．このように疾患によって起こるものも含めて**（機能的）死腔**と呼びます．

　以上から，先の式は

$$PaCO_2 \propto \frac{CO_2 産生量}{分時肺胞換気量}$$

としたほうがより正確になります．

　分時肺胞換気量とは

$$分時肺胞換気量 = 呼吸回数 \times 肺胞換気量$$
$$= 呼吸回数 \times （1回換気量 - 死腔換気量）$$

です．

3　1回換気量を半分にすると？

さて，最初の質問ですが，1回換気量が500 mLで呼吸回数を20回/分とすると，

$$\begin{aligned}\text{分時換気量} &= 20\text{回}/\text{分} \times 500\text{ mL} \\ &= 10{,}000\text{ mL}/\text{分} \\ &= 10\text{ L}/\text{分}\end{aligned}$$

となります．
　1回換気量を250 mLにすると，

$$\begin{aligned}\text{分時換気量} &= 20\text{回}/\text{分} \times 250\text{ mL} \\ &= 5{,}000\text{ mL}/\text{分} \\ &= 5\text{ L}/\text{分}\end{aligned}$$

となるので，換気はちょうど半分になるように見えます．それでは$PaCO_2$はちょうど2倍になるでしょうか？
　仮に死腔換気量を150 mLとするとそれぞれの分時肺胞換気量は，

〈1回換気量＝500 mLの場合〉
$$\begin{aligned}\text{分時肺胞換気量} &= 20\text{回}/\text{分} \times (500-150)\text{ mL} \\ &= 7{,}000\text{ mL}/\text{分} \\ &= 7\text{ L}/\text{分}\end{aligned}$$

〈1回換気量＝250 mLの場合〉
$$\begin{aligned}\text{分時肺胞換気量} &= 20\text{回}/\text{分} \times (250-150)\text{ mL} \\ &= 2{,}000\text{ mL}/\text{分} \\ &= 2\text{ L}/\text{分}\end{aligned}$$

となるので，分時肺胞換気量は半分より低くなり，結果として$PaCO_2$は2倍より高くなります．
　ここでは仮に死腔換気量＝150 mLとして話をしましたが，実際の患者さんでは死腔換気量が正確にわからないため，**計算で正確に分時肺胞換気量を求めることはできません**．そのため，1回換気量を変更したときの$PaCO_2$の変化は大まかにしか予測できないことになります．
　呼吸不全の患者さんは浅くて早い呼吸をしますが，この呼吸パターンの効率が悪いことも死腔の考え方からわかりますね．

第4章　人工呼吸器設定①

4 呼吸回数を半分にすると？

今度は呼吸回数を変更した場合はどうでしょうか？ もともとの分時肺胞換気量が7 L/分だったのに対して，呼吸回数を10回/分に変更したあとの分時肺胞換気量は（患者の呼吸回数が10回/分以下であれば）

$$\text{分時肺胞換気量} = 10\,\text{回/分} \times (500 - 150)\,\text{mL}$$
$$= 3{,}500\,\text{mL}$$
$$= 3.5\,\text{L/分}$$

と，ちょうど半分になっています．したがって，$PaCO_2$は2倍になります．1回換気量を変更した場合と異なり，呼吸回数を変更した場合は$PaCO_2$の変化を予測しやすいわけです．

POINT
- $PaCO_2$は分時換気量ではなく，分時肺胞換気量に影響される
- 1回換気量を変更したときの$PaCO_2$の変化は正確には予測できない

6 $PaCO_2$に影響する要因とは

難易度 ★★☆

人工呼吸管理中の患者の$PaCO_2$が上昇した．考えられる原因は何か？

1 $PaCO_2$が上昇する原因

死腔の話が出ましたので，ついでに$PaCO_2$に影響する要因について考えてみましょう．第1章 3 では，$PaCO_2$が上昇するのは呼吸のコントロール系，駆動系，ガス交換系のうち，コントロール系か駆動系に問題がある場合だと言いました．確かに自分で呼吸をしている患者さんについてはこれでよいのですが，人工呼吸器を要する患者さんでは少し異なる点があります．

前項「 5 換気に関する設定と$PaCO_2$の関係」で，

$$PaCO_2 \propto \frac{CO_2\text{産生量}}{\text{分時肺胞換気量}}$$

という関係が出ましたが，分時肺胞換気量は

$$\begin{aligned}分時肺胞換気量 &= 呼吸回数 \times 肺胞換気量 \\ &= 呼吸回数 \times (1回換気量 - 死腔換気量) \\ &= 呼吸回数 \times 1回換気量 \times \left(1 - \frac{死腔換気量}{1回換気量}\right) \\ &= 分時換気量 \times \left(1 - \frac{死腔換気量}{1回換気量}\right)\end{aligned}$$

と表せるため，2つの式を合わせると呼吸生理の教科書などに出てくる

$$PaCO_2 \propto \frac{CO_2産生量}{分時換気量 \times \left(1 - \frac{死腔換気量}{1回換気量}\right)}$$

となります．この式から，**分時換気量**（＝呼吸回数×1回換気量）が低下すると$PaCO_2$は上昇することがわかります．分時換気量低下以外に，体内での**CO_2産生量**が増加したり，**死腔換気量/1回換気量**（死腔率と呼びます）が上昇しても$PaCO_2$は上昇することになります．

　自分で呼吸している患者さんでは，CO_2産生量の増加や死腔率の上昇があると，分時換気量を増やして補うので，$PaCO_2$が上昇することはありません．したがって，第1章 **3** で見たように$PaCO_2$の上昇は分時換気量の減少によって起こると考えて構いません．しかし，人工呼吸器を装着している患者さんでは，分時換気量が設定で決まっていたり（患者さん自身は調節できない），重度の肺の障害があって分時換気量を有効に増やせないために，CO_2産生量の増加や死腔率の上昇によって$PaCO_2$が上昇することがあります．

2 分時換気量と$PaCO_2$

　自分で呼吸をしているときには分時換気量（＝呼吸回数×1回換気量）を決めるのは**コントロール系**と**駆動系**です．呼吸中枢が抑制されたり，神経筋疾患により駆動系が障害されると$PaCO_2$が上昇するのでした（第1章 **3** 参照）．
　A/Cモードで人工呼吸しているときには，呼吸回数・1回換気量ともにみなさんが設定しますので，設定次第で$PaCO_2$が変化します．

3 CO_2産生量と$PaCO_2$

　自分で呼吸しているときには，CO_2産生量が増加しても分時換気量を増やして補うので，$PaCO_2$が上昇することはまずありません．一生懸命運動してCO_2産生量が増えたからと

いって，CO_2ナルコーシスになったりしませんよね？

　人工呼吸器を装着している場合，患者さんの状態に合わせて分時換気量を調節しなければ，CO_2産生量が増えて$PaCO_2$が上昇します．CO_2産生量が増える原因として**発熱**や**敗血症**などがあります．**過剰な栄養投与**もCO_2産生量を増加させるので，COPDのように高二酸化炭素血症が問題になる場合には避けなければなりません．

4 死腔と$PaCO_2$

　死腔率が上昇すると，1回換気量に占める死腔の割合が増えて肺胞換気量が減るため，同じ分時換気量でも$PaCO_2$は上昇することになります．しかし，人工呼吸器をつけずに自分で呼吸している患者さんでは，死腔が増えた分を補うだけ換気量を増やすので，それだけで$PaCO_2$が上昇することはありません．例えば，肺塞栓の患者さんで血液ガスを測ると，死腔が増えているのに$PaCO_2$は上昇していなくて，かえって低めですね．

　人工呼吸管理中に分時換気量が一定になっていると，死腔が増えれば肺胞換気量が低下して$PaCO_2$は上昇します．また，人工呼吸器を要するような重度の肺疾患では死腔率があまりに高く，人工呼吸器設定で分時換気量を増やしても補いきれずに，$PaCO_2$が上昇することがあります．死腔が増える状態として，ARDSや過膨張した肺（過剰なPEEPまたはオートPEEPによる）があります．

> **POINT** 人工呼吸器装着時の$PaCO_2$上昇の原因
> ①分時換気量↓
> ②CO_2産生量↑
> ③死腔↑
> （人工呼吸器を使っていないときには主に①が原因となる）

Side Note: $PaCO_2$ と分時換気量が反比例するわけ

CO_2 が体から外に出るための唯一の出口が肺なので，一定時間に体内で産生される CO_2 の量と，肺から外へ排出される CO_2 の量は等しくなります．

CO_2 産生量＝CO_2 排出量

呼気に含まれる CO_2 の割合は $PaCO_2$（＝P_ACO_2）に比例するので，CO_2 排出量は分時換気量と $PaCO_2$ から

CO_2 排出量＝k×分時換気量×$PaCO_2$（k は定数）

となります．したがって，

CO_2 産生量＝k×分時換気量×$PaCO_2$

となり，この式は

$$PaCO_2 = \frac{1}{k} \times \frac{CO_2 産生量}{分時換気量}$$

と書き換えられます．定数である 1/k を取っ払ってしまうと，

$$PaCO_2 \propto \frac{CO_2 産生量}{分時換気量}$$

という式で表されます．

7 酸素化に関する設定①：F_IO_2

難易度 ★☆☆

> 糖尿病の既往のある60歳女性が，多葉性肺炎による急性呼吸不全のために気管挿管，人工呼吸開始となった．人工呼吸開始前には，リザーバーマスクで酸素投与してもSpO_2は80％台であった．酸素化に関する設定をどのように決めるか？

1 酸素化とは

　前項までで換気に関する設定を見てきました．次に，酸素化に関する設定を見てみます．換気と同様に，酸素化も肺胞と血流の間で行われます．**換気の異常**があると肺胞での二酸化炭素分圧（P_ACO_2）が増えるため酸素分圧（P_AO_2）が低下して，動脈血酸素分圧（PaO_2）の低下につながるのでした（第1章 ③ 参照）．一方，P_ACO_2の上昇がなくても，**肺胞と血流の関係に異常**があれば肺胞から血流へのO_2の拡散が上手くいかなくなりPaO_2は低下します．後者はガス交換系である肺が悪いパターンでしたね（第1章 ④ 参照）．

　重症肺炎やARDSなどでは，ガス交換系の異常のために人工呼吸導入時点でかなりの低酸素血症になっていることも多く，人工呼吸器を使ってすぐさま低酸素血症を改善したくなります．どの設定を調節すれば酸素化がよくなるでしょうか？

2 F_IO_2の設定

　まずわかりやすいものとして**吸入酸素濃度（F_IO_2）**があります．F_IO_2が高くなればそれだけ肺胞に到達する酸素が増えるので，低酸素血症の改善につながります．ここで仮に$PaCO_2$（＝P_ACO_2）が40 mmHgだとすると，F_IO_2＝21％だと肺胞気酸素分圧（P_AO_2）は

$$P_AO_2 = (760 - 47) \times 0.21 - 40/0.8 \fallingdotseq 100 \text{ mmHg}$$

になります（第1章 ④ 参照）．F_IO_2を60％，100％に上げた場合のP_AO_2は，$PaCO_2$が同じままだとすると，それぞれ

〈F_IO_2＝60の場合〉
$P_AO_2 = (760 - 47) \times 0.6 - 40/0.8 \fallingdotseq 378 \text{ mmHg}$
〈F_IO_2＝100の場合〉
$P_AO_2 = (760 - 47) \times 1.0 - 40/0.8 \fallingdotseq 663 \text{ mmHg}$

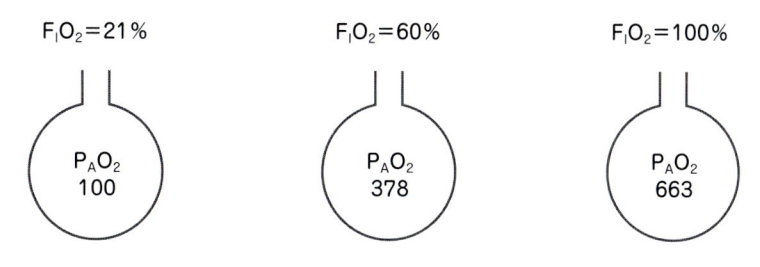

$F_IO_2 = 21\%$ 　　　　$F_IO_2 = 60\%$ 　　　　$F_IO_2 = 100\%$

P_AO_2 100 　　　　P_AO_2 378 　　　　P_AO_2 663

（いずれも$PaCO_2 = 40$ mmHgの場合）

図2 ● F_IO_2とP_AO_2の関係

となり，かなり高くなるのがわかります（図2）．

3 酸素化設定の目標

換気の設定では$PaCO_2$上昇を許容することがあるといいましたが，**酸素化の設定でも正常値を目標にするのではなく，最低限の酸素化を保つようにします**．最低限というのはPaO_2 60〜80 mmHg程度で，SpO_2だと90％台前半です．ARDSのように低酸素血症の程度が強いときには，PaO_2 55 mmHg，SpO_2 88％まで許容することがあります．酸素投与は必ずしも無害な治療ではなく，高濃度酸素は酸素毒性や吸収性無気肺（次ページSide Note参照）を起こす危険性があるため，F_IO_2はできるだけ速やかに下げて必要最低限の投与にします．

> **POINT**
> - 酸素化に影響する設定はF_IO_2とPEEP
> - F_IO_2は必要最低限の設定にする

Side Note   高濃度酸素で無気肺が起こるメカニズム

　めったやたらと高い酸素濃度を使い続けると，酸素毒性のような弊害が起こります．どれくらいの酸素濃度なら安全かは明確にわかっていませんが，50〜60％以下を目標にすることが多いです．

　高濃度酸素のもう1つの弊害に**吸収性無気肺**があります．「吸収性」とありますが，何が吸収されるのでしょうか？私たちが吸入する空気は主に窒素と酸素で構成されています．第1章 ❷ で見たように，酸素は肺胞から拡散によって血液中に取り込まれます．一方で，窒素は血液には吸収されず，肺胞に達した後にそのまま換気によって体から出ていきます．

　ここで，気道分泌物などのためにあまり空気の通りのよくない肺胞があったと想定します．ここに高濃度酸素を送ります．窒素が少ない空気です．酸素は肺胞から血液に吸収されていくので残るのは窒素ですが，高濃度酸素にはもともと窒素は多くありません．本来なら換気によって新しい空気が次々と運ばれてくるはずなのですが，空気の通りが悪いとそれもままなりません．というわけで，酸素が吸収されるにつれて肺胞は虚脱して無気肺になります．これが吸収性無気肺の起こるメカニズムです（図Ⅰ）．

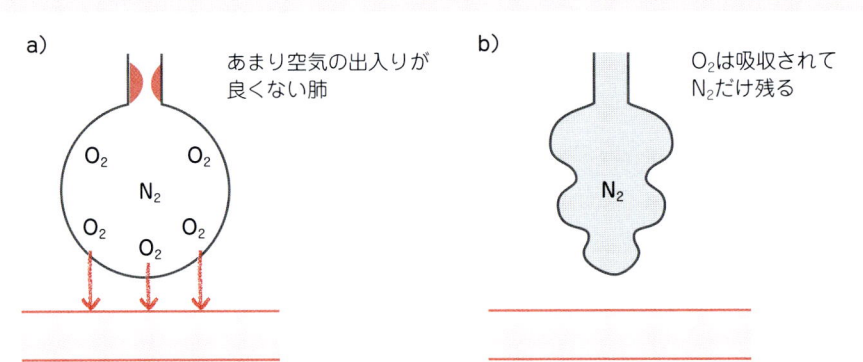

図Ⅰ ● 吸収性無気肺が起こるメカニズム

Side Note — SpO₂ を 100％にしておかない理由

モニターで SpO₂ が 100％なのを見て，なんとなく安心してしまっていませんか？「100 点満点も 100％も一番高いのだからいいに決まっている」と思われるかも知れませんが，実はそうではないのです．

ヘモグロビンの酸素解離曲線をご存じでしょうか？ヘモグロビンの酸素とのくっつきやすさを示した曲線ですね（図Ⅱ）．酸素分圧が上がるにつれて SpO₂ も上昇しますが，SpO₂ は 100％が最高ですのでそれ以上はいくら PaO₂ が上がっても上昇しません．ということは，SpO₂ が 100％を表示している間に，PaO₂ は 300 mmHg から 150 mmHg に急激に下がっている可能性もあるのです．

モニターは患者さんの変化を見つけるために使うもので，変化を見つけやすいようにしておかないといけませんね．SpO₂ が 90％台になるように F_IO_2 を調節しておけば，よくなって必要な酸素が減ったときにも，悪くなって必要な酸素が増えたときにもすぐにわかります．

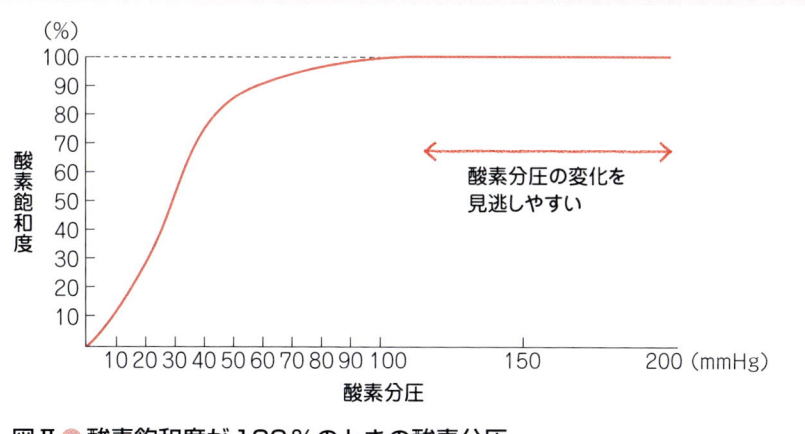

図Ⅱ ● 酸素飽和度が 100％のときの酸素分圧

8 酸素化に関する設定②：PEEP

難易度 ★☆☆

1 PEEPとは

　F_IO_2を上げれば確かにP_AO_2は上がるのですが，肺胞と血流の関係がうまくいっていなければPaO_2は上がりません．特に酸素投与への反応が悪くなる原因としてシャントがありました．人工呼吸器を使わなくても高濃度酸素を投与することはできるのに，酸素化が著しく悪いときは人工呼吸器を導入するのですから，何か奥の手がありそうですよね？それが**PEEP**です．PEEPとは**positive end-expiratory pressure**の略で，日本語では**呼気終末陽圧**と言いますが，PEEP（「ピープ」と読みます）という方が呼びやすいので日本語はあまり使いません．

　日本語表記が示すように，PEEPとは呼気の終わりにかかる陽圧です．ちょっと想像してみて下さい．息を吐こうとしているのに人工呼吸器が陽圧をかけてくるのです．息を吐きづらくなりそうですね．それではPEEPはどのように酸素化をよくするのでしょうか？

2 PEEPが必要な状態

　私たちの肺は息を吐き終わったあとでもぺっちゃんこになってしまうわけではないことは話しました．肺が縮もうとする力と反対に，胸壁が広がろうとしているため，ちょうど釣り合うところで呼気が終わるのでしたね．このときの肺に残っている空気の量を**機能的残気量（FRC）**と呼びます．肺の血流は吸気・呼気問わずに流れているので，呼気の際にも肺胞の中に空気があってガス交換できることが重要なのです（第1章 **6** 参照）．

　肺が固くて縮みやすくなったとします．ARDSのように胸部X線で**肺が白くなる**状態です．縮もうとする内向きの力が強くなるので，内向きの力と外向きの力が釣り合うところでは肺はふだんよりも小さくなり，**FRCが低下**します．FRCが低下するということは，呼気の終わりで肺に残っている空気が減るので，肺胞レベルで見ると空気がなく虚脱した肺胞が増えています．虚脱してしまった肺では，肺動脈から肺毛細血管へと流れてきた血液が，肺胞からまったく酸素を受け取ることなくそのまま肺静脈→左房→左室と流れていくので，結果として静脈血がそのまま体循環に混じるのと同じになります．これを**シャント**と呼ぶのでした［第1章図10（p.30）］．いくらF_IO_2を上げてP_AO_2を高くしても，FRCが低く肺胞が虚脱したままでは血液へ酸素が拡散しないので低酸素血症は改善しません．

　シャントでは**換気は酸素化ほど肺胞虚脱の影響を受けず**，高二酸化炭素血症よりも低酸素血症の方が大きな問題になります．

3 PEEPが効く仕組み

F_IO_2を上げるだけでは解決しないので他の方法を講じる必要があります．**酸素化をよくするためにはFRCを増やす**ことを考えます．息を吐いてもそれほど肺が小さくならないようにするのです．肺胞レベルで見ると，**肺胞の虚脱を防いでシャントを減らします**．

肺は風船同様に呼気では勝手に縮むのでしたね．ここで仮に，吸気の終わりで肺の中に15 cmH$_2$Oの圧がかかっているとします．PEEPを使わなければ，気道の入り口の圧は0 cmH$_2$Oですので，圧較差によって肺の中の圧が

$$15 \to 10 \to 5 \to 0 \text{ (cmH}_2\text{O)}$$

となるまで，空気が肺から出ていきます（図3上）．正常の場合は圧が0になっても肺は虚脱しないのでよいのですが，ARDSのように白い肺では呼気の最後で肺が虚脱してしまいます．肺胞と血流の関係で言うとシャントになるのです．

ここでPEEP＝5 cmH$_2$Oとしてみます．呼気で人工呼吸器が気道の入り口に5 cmH$_2$Oの圧をかけるのです．この場合，肺の中の圧が

$$15 \to 10 \to 5 \text{ (cmH}_2\text{O)}$$

となったところで呼気が止まります（図3下）．肺の中と気道の入り口の圧が等しくなるのでそれ以上は空気が出て行きませんね．呼気を途中で止める感じです．呼気を途中で止め

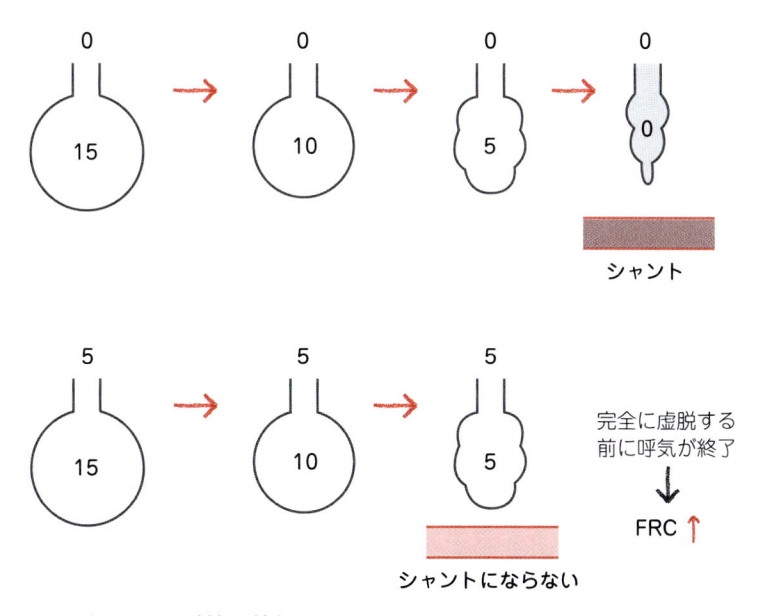

図3 ● PEEPが効く仕組み

るということは，最後まで息を吐くのに比べて肺に残っている空気が多くなる，すなわち**FRCが増大**します．FRCが増大して，呼気終末に開いている肺胞が増えると**シャントが減る**ので，血液は酸素を受け取りやすくなり酸素化が改善します．PEEPを10 cmH$_2$Oに上げれば，さらに多くの空気が残ることになります．というわけで，**縮みやすく虚脱しやすい肺にはPEEPを使う**のが理にかなっているのです．PEEPによって虚脱した肺を広げることを**リクルートメント（recruitment）**と呼びます．

4 最適なPEEPの決め方とは

　PEEPの利点・注意点がわかったところで，一番よいPEEPの決め方を知りたいですよね．残念ながら，最適なPEEPの決め方はまだ確立しておらず，専門家のなかでもまだ議論が続いているところです．とはいえ，何の目安もないのも不安なので，ここではARDSネットワークによるプロトコールをお示しします（表2）．ARDSネットワークというのは，NIHが運営するARDSの研究をしているグループで，数多くの発表をしています．

　この表では，酸素化の程度と必要なPEEPを関連づけています．F$_I$O$_2$が30％ならPEEPは5 cmH$_2$O，それでもだめならF$_I$O$_2$を40％に上げる，その次はPEEPを8 cmH$_2$Oまで上げる．それでも低酸素血症ならF$_I$O$_2$を50％にする，というふうに表を使います．

　上で説明したように，PEEPは肺胞の虚脱を開くために使います．このプロトコールは，**肺胞の虚脱具合が低酸素血症の程度と相関するのを前提としている**わけです．しかし，この前提には十分な根拠があるわけではなく，ARDSネットワークのプロトコールもエビデンスではなく専門家の意見を合わせて作られたものです．というわけで，EBM的とは言い切れないものの，臨床的にはこのプロトコール通りで上手くいくことが多いです．

　F$_I$O$_2$が100％のときにPEEP 24 cmH$_2$Oという極端な部分に目が行くと，「こんな設定は使いこなせません」と逃げ腰になってしまうかもしれませんが，ここまで必要なことはあ

表2● 酸素化の程度に対する PEEP設定の目安

(cmH$_2$O)

F$_I$O$_2$	PEEP
100％	18〜24
90％	14〜18
80％	14
70％	10〜14
60％	10
50％	8〜10
40％	5〜8
30％	5

まりありません．初期設定をして落ち着いたところでF_IO_2 60％，PEEP 10 cmH$_2$Oくらいになることが多いです．

5 PEEPの弊害

　　PEEPを使いたくても，合併症が起こらないか不安に感じることもあるのではないでしょうか？ ここでは最もよく取り沙汰される**血圧に対するPEEP**の影響を考えてみます．

　PEEPを使うと胸腔内圧が上昇しますので，胸腔内にある心臓へ血液が帰ってきにくくなります（図4）．心臓にとっては静脈還流（前負荷）が低下するので血圧が下がります．では，どのように治療すればよいでしょうか？ 呼吸のためにはPEEPは下げられない（PEEPを下げると酸素化を保てない）というのがほとんどでしょうから，「PEEPを下げる」というのは有効な選択肢ではありません．前負荷の低下が原因なので，治療には前負荷を増やすための**輸液**を行います．

　最近は中心静脈圧（central venous pressure：CVP）の有効性が疑問視されてきており，循環血液量の指標として使われることは少なくなってきていますが，CVPの値を指標に輸液をしている場合には注意が必要です．というのも，PEEPによって胸腔内圧が上がっているため，同じく胸腔内で測定している中心静脈の圧も高くなりがちなためです．**「CVPが高いから輸液はいらない」と考えるのは間違いです．**

> **POINT**
> ● 酸素投与に反応が悪い場合（シャント＝白い肺）にはPEEPを高くする

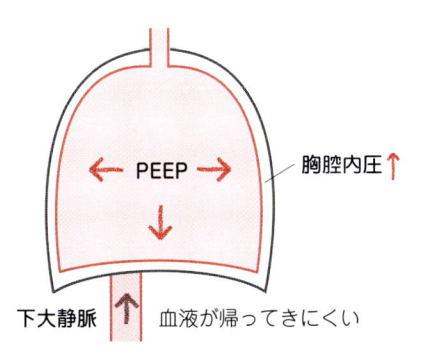

図4 ● PEEPと静脈還流

9 PEEPの肺メカニクスへの作用

難易度 ★★☆

前項ではPEEPを使うことによって，呼気での肺胞虚脱が減るために酸素化がよくなるという話をしました．PEEPはさらに肺メカニクスにも影響します．圧―換気量曲線を見ながら考えてみましょう．

1 圧―換気量曲線とは

圧―換気量曲線は，肺に圧をかけてふくらませたときの圧と，入っていった空気の量（換気量）の関係をグラフにしたものです．圧をかけていけばそれだけ肺はふくらみますので，右上がりの曲線になります（図5）．

2 ARDS肺の特徴

ARDS肺の圧―換気量曲線は，図のように圧と換気量の低いところではふくらみにくく，途中にふくらみやすいところがあって，圧と換気量の高いところではまたふくらみにくくなります．圧が低いところでは肺が虚脱しているためにふくらみにくく，圧が高いところでは過膨張のためにふくらみにくいわけです．**同じ肺でも大きさによってコンプライアンスが変わるのです**（図5）．

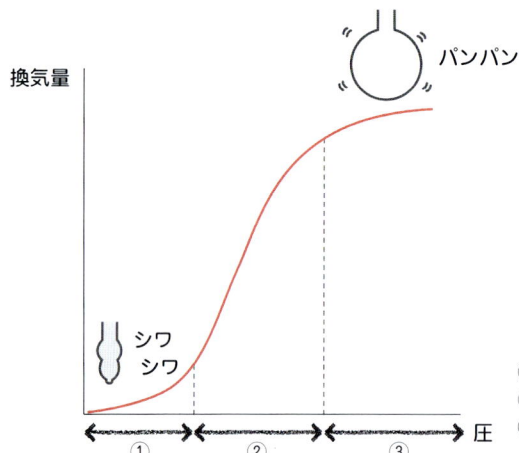

①肺が虚脱していてふくらみにくい部分
②最も肺がふくらみやすい部分
③肺が過膨張してふくらみにくい部分

図5 ● ARDS肺の圧―換気量曲線

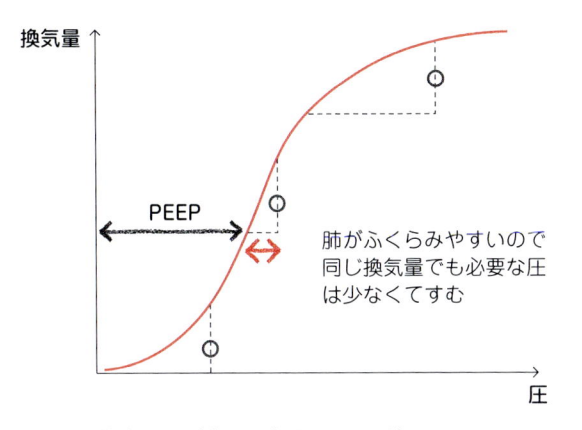

図6 ● 換気量に対する必要な圧の違い

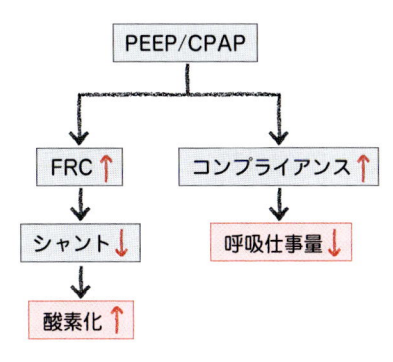

図7 ● PEEPの肺への作用

3 PEEPと肺メカニクスの関係

　肺のこのような特性のため，同じだけの換気量を得るために必要な圧は，肺が虚脱している部分や過膨張している部分では高く，コンプライアンスの高い中間部分では低くなります．**PEEPをかけて息を吐ききらないようにする（FRCを上げる）**と，中間のコンプライアンスが高いところを使えるため，**肺がふくらみやすくなります．**（図6）．
　PEEPによる肺への作用をまとめると図7のようになります．

10 PEEPの循環への作用

　酸素化や肺メカニクスなど呼吸に対するPEEPの効果について話をしてきましたが，PEEPは循環にも作用します．

1 前負荷への作用

　PEEPにより胸腔内圧が上昇して静脈還流が減るのはすでに述べた通りです．循環血液量が十分でなければ静脈還流の減少は低血圧を起こしますが，うっ血性心不全では静脈環流量（**前負荷**）が減少すれば心臓の負担は少なくなるので，心機能がよくなります．

2 後負荷への作用

　PEEPによる循環への影響にはもう1つ，**後負荷**の軽減があります．心臓の収縮能が低下しているときに特に顕著です．左室が収縮するときに打ち勝たなければならない圧は，左室の中の圧と外の圧（胸腔内圧）の差で，この圧の差を壁内外圧差（transmural pressure）と呼びます．

　人工呼吸器を使わずに呼吸しているときには胸腔内圧は陰圧です．例えば，左室の中の圧が100 mmHgで，胸腔内圧が吸気で－8 cmH$_2$O（≒6 mmHg）だとすると，左室は

$$100 - (-6) = 106 \text{ mmHg}$$

の壁内外圧差に打ち勝って収縮しなければなりません（図8）．

　ここで，PEEPをかけて胸腔内圧を10 cmH$_2$O（≒7 mmHg）にしてみます．壁内外圧差は

$$100 - 7 = 93 \text{ mmHg}$$

になるので，胸腔内圧が上昇したぶん左室が収縮するための負荷（後負荷）が減少します．

　PEEPの循環への作用をまとめると図9のようになります．

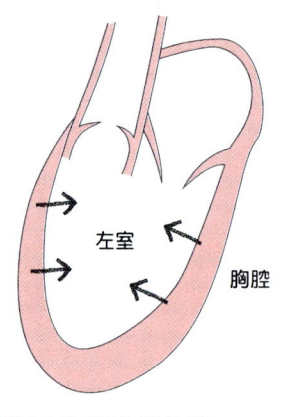

図8● 壁内外圧差と後負荷
左室は左室圧─胸腔内圧に抗して収縮する．CPAPで胸腔内圧を上げると，左室の負荷（後負荷）が低下する

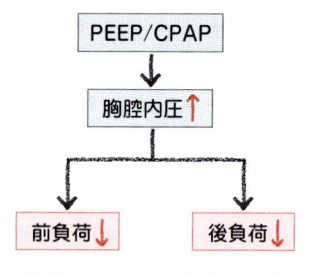

図9● PEEPの循環への作用

11 PEEPの決め方あれこれ

難易度 ★★★

　現在のところ最適PEEPの決め方には一致した意見はありません．すでに紹介したARDSネットワークのプロトコール以外に，PEEP設定方法として，圧—換気量曲線を用いる方法，コンプライアンスが最も高くなるように設定する方法，stress indexと呼ばれる指標を用いる方法，食道カテーテルを用いて肺内外圧差を測定する方法が提唱されています．今のところどの方法が一番よいかはまだわかっているわけではないので，このうちのどれかを特に推奨するわけではありません．それぞれの方法と根拠となる考え方を示します．

1 圧—換気量曲線を用いる方法

　本章 9 で，ARDSの肺は圧が低いときには虚脱していて広がりにくく，圧を高くし過ぎると過膨張して広がりにくくなるという話をしました．とすると，圧—換気量曲線を使って，中間の肺胞が開いてコンプライアンスのよいところを使えるようにPEEPを設定するのが理にかなっている気がしますね．

1）LIPとUIP

　圧—換気量曲線をいささか極端に書くと図10のようになります．圧と換気量が小さいところでは肺は虚脱していてふくらみにくいのですが，さらにふくらませるとコンプライアンスがよくなります．この変わり目を **lower inflection point（LIP）** と呼びます．さらにふくらませていくと，過膨張になってまたふくらみにくくなります．この変わり目を **upper inflection point（UIP）** と呼びます．LIPとUIPの間になるようにすれば，肺の虚脱も過膨張も避けられて，コンプライアンスのよいところだけ使えます．

2）圧—換気量曲線を用いる方法の問題点

　呼吸生理的には非常に理にかなっているのですが，残念ながらそれほど簡単ではありません．まず，圧—換気量曲線を描くためには，患者さんに筋弛緩をしてまったく呼吸努力のない状態にして，ゆっくりと肺に空気を入れながら圧を測定するのですが，常にキレイにLIPとUIPがわかるわけではありません．また，ARDSの肺にさまざまなPEEPをかけてCT撮影した研究からは，肺の虚脱→ちょうどよいところ→過膨張，がかならずしもきっぱりとLIPとUIPで区別されるわけではなく，連続して起こっていることもわかっています．というわけで，圧—換気量曲線を使った考え方は，ARDSの人工呼吸管理の概念を理解するには重要なのですが，臨床では常に役立つわけではありません．

図10 ● LIPとUIP

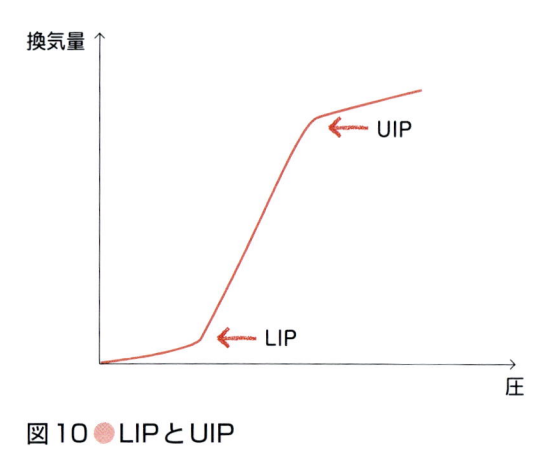

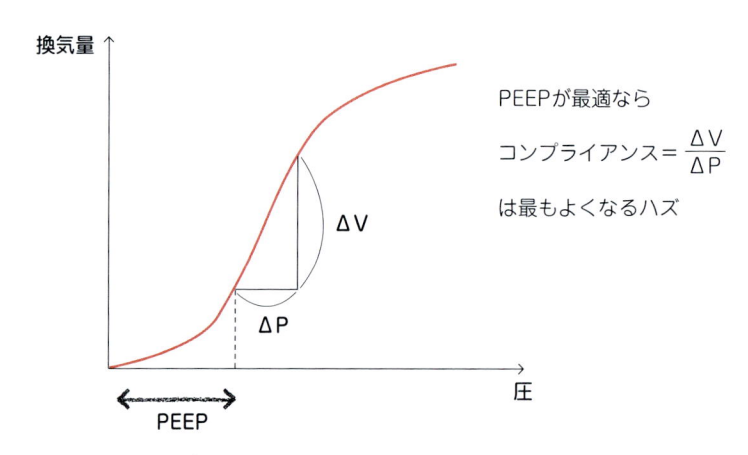

図11 ● コンプライアンスからPEEPを決める方法

PEEPが最適なら
コンプライアンス＝$\dfrac{\Delta V}{\Delta P}$
は最もよくなるハズ

2 コンプライアンスを指標にする方法

　　肺メカニクスで，コンプライアンスが最もよくなるところを目標にしてPEEPを調節する方法があります．圧一換気量曲線の中間のコンプライアンスが最もよいところに来るようにPEEPを設定する方法で，**1**の「圧一換気量曲線を用いる方法」と考え方は似ています．
　　やり方を説明します．VCVでもPCVでもよいのですが，**PEEPを段階的に上げていき，その都度コンプライアンスを測定**します．PEEPによって虚脱した肺が開いてくればコンプライアンスはよくなるハズで，PEEPが高すぎて過膨張すれば今度は低下しはじめます．中間の**ちょうどコンプライアンスが最も高くなるところになるようにPEEPを設定**するというのがこの考え方です（図11）．

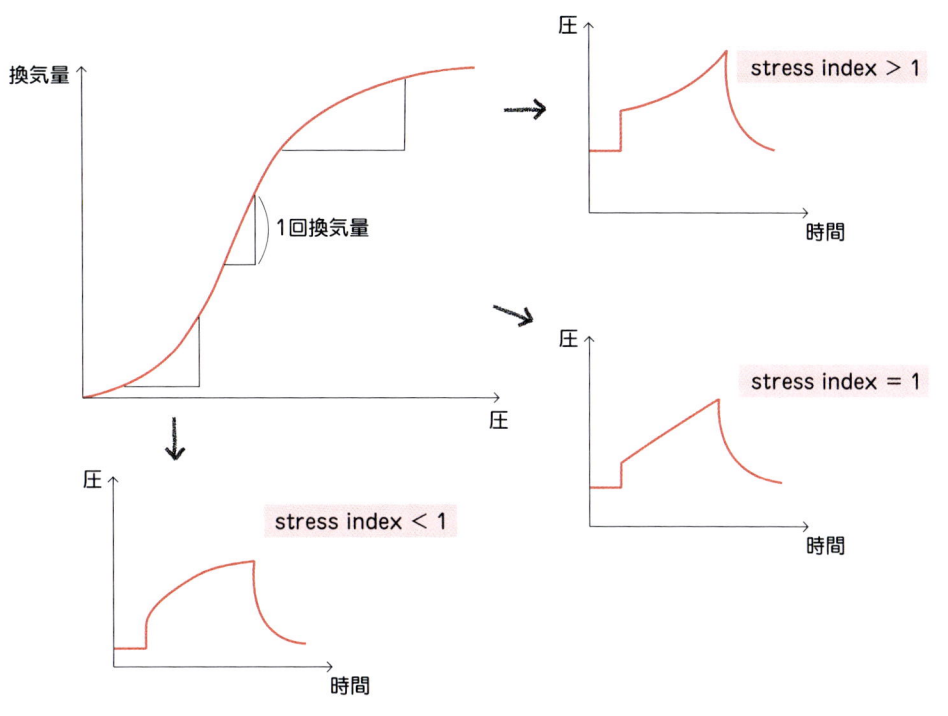

図12 ● stress indexからPEEPを決める方法

3 stress indexを指標にする方法

　Stress indexという聞き慣れない用語が出てきましたが，ここでも考え方は前述の2つに似ています．

　Stress indexを測るには，**VCV**で**矩形波**を使います．PEEPが低いところでは，吸気で空気を入れていくと次第に肺がふくらみやすくなります．これを人工呼吸器の圧波形で見ると，**吸気終末にかけてあまり圧が上がらない波形**になります．この場合，**stress index < 1**となります．逆に，PEEPの設定が高すぎる場合，1回換気量を肺に入れていくとだんだん肺が過膨張して広がりにくくなります．これを圧波形で見ると，**吸気終末に向かって圧が上昇していく波形**になります．この場合，**stress index > 1**となります．PEEP設定がちょうどよくて，虚脱も過膨張もしていないところでは，1回換気量を入れていく間を通じてコンプライアンスはほぼ一定なので，**圧波形は直線状**になります．この場合，**stress index = 1**となります．stress index = 1となるようにPEEPを調節すれば，**最適なPEEPになる**というのがここでの考え方です（図12）．

図13 ● 胸腔内圧とPEEP

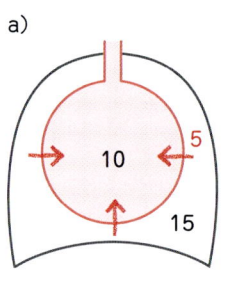

a) PEEP 10 cmH₂Oでも胸腔内圧が15 cmH₂Oなら肺は縮んでしまう

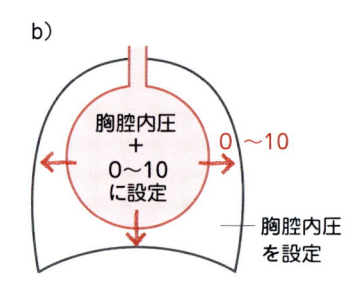

b) 胸腔内圧より高いPEEPを設定すれば肺は広がる

4 肺内外圧差を用いる方法

普段は人工呼吸器で測定する気道内圧から肺胞を広げる圧を考えていますが，厳密に言うと肺胞を広げる圧は肺胞内圧と胸腔内圧の差です．これを**肺内外圧差（transpulmonary pressure）**と呼びます．人工呼吸器からは胸腔内圧はわかりませんが，同じく胸腔内にある食道の中にバルーンカテーテルを入れて圧を測定することで胸腔内圧を測ることができます．

人工呼吸管理では，簡便のため「胸腔内圧＝0」という前提で圧を考えていますが，必ずしもそうとは限りません．重度の肥満があったり，腹腔内圧が高かったりすると，胸腔内圧が上昇して肺内外圧差は低下してしまいます（第5章 8 参照）．PEEPの設定が10 cmH₂Oであっても胸腔内圧が15 cmH₂Oであれば，呼気終末での肺内外圧差は－5 cmH₂Oとなり，肺が縮む方向に圧がかかることになります（図13a）．これでは適切な設定とは言えませんね．

肺内外圧差を用いてPEEPを設定する方法では，**酸素化に応じて測定した胸腔内圧＋0〜10 cmH₂OのPEEPを設定します**．常に肺を広げる向きに圧がかかるわけです（図13b）．

12 リクルートメント手技とは

難易度 ★★★

PEEPによって虚脱した肺胞を開くことを**リクルートメント（recruitment）**と呼びます．重度の低酸素血症がある**早期のARDS**に対して，一時的に非常に高いPEEPを用いて肺胞を広げる手技を行うことがあります．これを**リクルートメント手技（recruitment** maneuver）と呼びます．

1 なぜやるのか？

　一時的にだけ高いPEEPをかけても，やめてしまえばまた肺胞が虚脱してしまうように思えるのですが，なぜこのような方法を使うのでしょうか？

　虚脱した肺胞を開くには高い圧が必要になりますが，虚脱した肺胞をいったん開いてしまえば，また虚脱しないよう維持するのにはそれほど高い圧を必要としません．ですから，**いったん高い圧で肺胞を開いてしまえば，またPEEPを下げても開いたままになる**というのが根拠なのです．

2 エビデンスは？

　理にかなうようにも見える治療ですが，一過性に酸素化が改善するのが臨床試験で示されているだけで，残念ながら死亡率が改善するとか，人工呼吸器からの離脱が早まるというようなエビデンスはありません．合併症としては，リクルートメント手技中の一過性の低血圧や低酸素血症の他に，頻度は少ないものの圧傷害が起こることも報告されています．

3 やるべきか，やらざるべきか？

　どのような場合にリクルートメント手技をやるのがよいのでしょうか？　エビデンスがないので「やらない」という答えでも構いません．リスクがない治療ではないので，明らかな効果が期待できないのであればやらない方がよいかもしれません．もし行うとすれば，気管吸引を行ったり人工呼吸器の回路をいったん外したりして，気道内圧が低下することで肺胞が虚脱したため低酸素血症になったような場合です．あるいは低酸素血症の程度が強いためPEEP設定を上げる場合には，PEEP設定を変える前にリクルートメント手技を行えば酸素化の改善がより早くなる可能性があります．

4 もしやるとすれば方法は？

　リクルートメント手技にはどのような方法があるのでしょうか？　さまざまな研究者がさまざまな方法を提唱しており，標準的な方法があるわけではありません．これまで提唱されてきている方法に，高いCPAPを30〜40秒かける，吸気圧を一定に保ちながらPEEPを段階的に上げる，ピーク圧（最高気道内圧）を一定にしながらPEEPを上げる，といった方法があります（図14）．

a）CPAPを使う

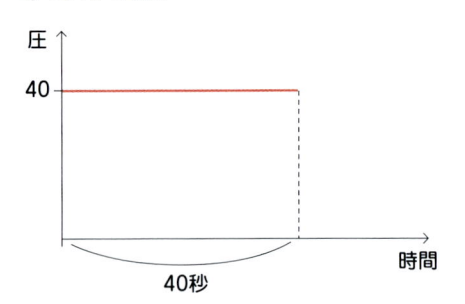

高いCPAP（例：40 cmH$_2$O）を
短時間（例：40秒）かける
「40×40」などと呼ばれる

b）PCVで段階的にPEEPを上げる

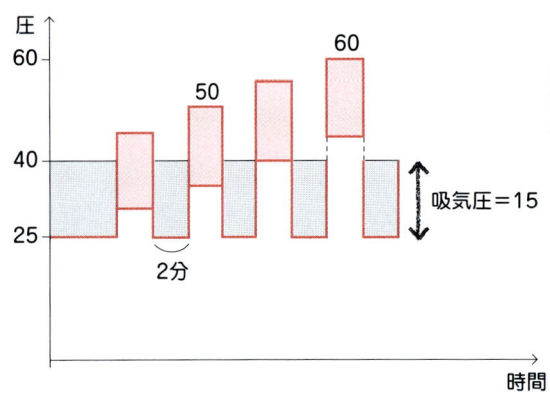

PCVで吸気圧を15 cmH$_2$O
に保ちながらPEEPを段階的
に上げていく

吸気圧＝15

c）ピーク圧を保ちながらPEEPを段階的に上げる

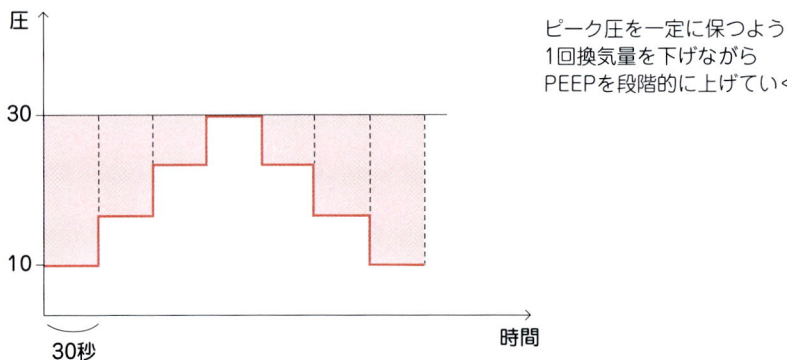

ピーク圧を一定に保つよう
1回換気量を下げながら
PEEPを段階的に上げていく

図14 ● リクルートメント手技の例

13 それ以外の設定①：トリガー感度

難易度 ★☆☆

> 人工呼吸器はいかに患者の吸気を感知して空気を送るのか？ うまく合っていなければどのようなことが起こると考えられるか？

ここまでで，換気に関する設定と酸素化に関する設定を見てきました．この項と次項では，患者さんの呼吸努力に人工呼吸器の手助けを合わせるための設定について話します．

1 トリガーとは

A/CやSIMVでは患者さんが息をしようとするのに合わせて，人工呼吸器が空気を送り込むのでした．患者さんにとっては，吸い始めの合図をすればあとは人工呼吸器が吸気をしてくれるので楽ですね．それでは人工呼吸器は患者さんの息の吸い始めをどのように感知しているのでしょうか？ これを決めるのがトリガーの設定です．

2 吸気を感知する方法①：圧トリガー

呼吸の仕組みをおさらいしてみましょう．普段私たちはどのように呼吸しているのでしたか？ 第2章 1 で見た通り，私たちは吸気筋によって胸腔を広げて肺の中を陰圧にすることで，肺と空気の入り口（口や鼻）との間に圧較差を作り肺へ空気を流します．これを陰圧呼吸というのでしたね．人工呼吸器が吸気を感知する方法の1つ目はこの陰圧を使います．とはいえ，人工呼吸器は肺の中の圧を直接測定することはできません．代わりに回路内で測った**気道内圧**をモニターしています．本人の吸気努力によって気道内圧が下がれば，吸気努力をしていると感知できるのです．

①吸気努力開始→②肺の中の圧が低下→③気道内圧が低下→④人工呼吸器が吸気を感知→⑤人工呼吸器が吸気を送る

という仕組みです（図15a）．このように気道内圧の変化から患者さんの吸気努力を見つける方法を**圧トリガー**と呼びます．

圧トリガーでは，気道内圧がどれだけ下がったら吸気と見なすかを設定します．この設定を**トリガー感度**と呼びます．仮にトリガー感度を2 cmH_2O とすると，「気道内圧が2 cmH_2O 下がれば吸気と見なしますよ」と設定しているわけです．PEEPが0 cmH_2O なら，気道内圧が－2 cmH_2O にまで下がったところで人工呼吸器は吸気が始まったと見なしま

a) 圧トリガーの仕組み

④人工呼吸器が吸気を感知
⑤人工呼吸器が吸気を送る
③気道内圧低下
②肺の中の圧低下
①吸気努力開始

b) フロートリガーの仕組み

⑤人工呼吸器が吸気を送る
③患者向きに空気が流れる
④戻ってくる流量の減少を人工呼吸器が感知
②肺の中の圧低下
①吸気努力開始

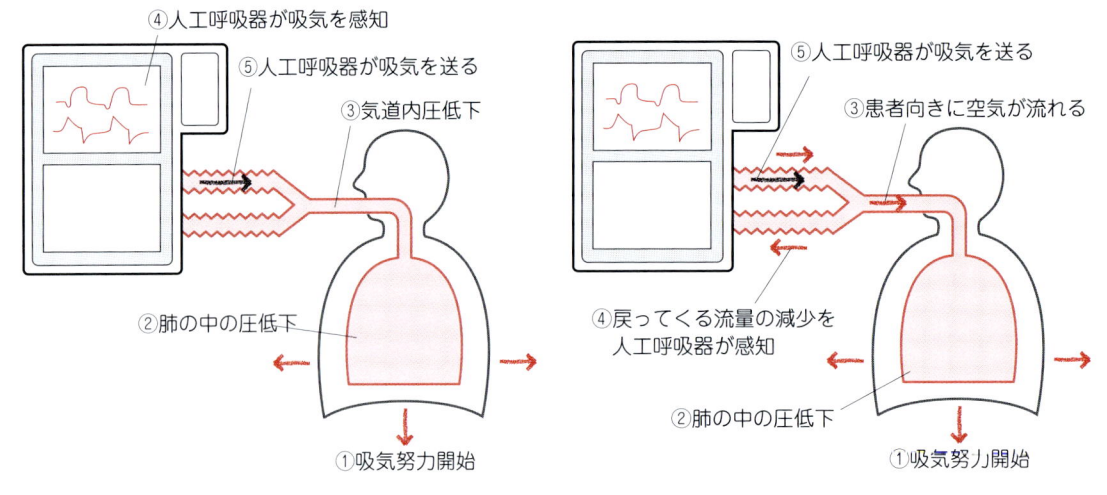

図15 ● 圧トリガーとフロートリガー

へこみあり
患者さんが始める吸気

へこみなし
人工呼吸器が始める吸気

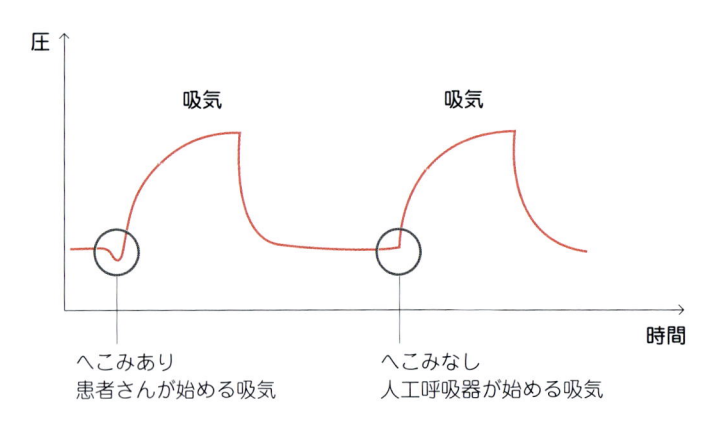

図16 ● 患者が始める吸気と人工呼吸器が始める吸気の圧波形の違い

す．PEEPが5 cmH$_2$Oに設定されていたとすると，5−2＝3 cmH$_2$Oまで気道内圧が下がったところで人工呼吸器は吸気を感知して空気を送り始めます．**圧トリガーの感度は1〜2 cmH$_2$O** に設定します．

　圧波形を見ると，吸気の始めに少し圧が下がることがあるのがわかります．これは，患者さんが吸気努力をして人工呼吸器をトリガーしている証拠です．患者さんではなく人工呼吸器が吸気を始めるときには，このような圧の下がりはありません（**図16**）．

　なお，**人工呼吸器が見ているのは気道内圧であって肺胞内圧ではない**ことに注意してください．肺胞の中の圧を直接モニターできれば最も患者さんの吸気努力を正確に知ることができるのですが，残念ながらそれができないので**気道内圧で代用**しているわけです．

3 吸気を感知する方法②：フロートリガー

　　人工呼吸器が吸気努力を感知するもう1つの方法に，吸気での空気の流れを見る**フロートリガー**があります．フロートリガーではあらかじめ人工呼吸器回路の中に一定の流量で空気を流しておきます．患者さんの呼吸がないときには，人工呼吸器から出て行く空気の流量と帰ってくる空気の流量は等しくなります．患者さんが息を吸い始めて，空気が回路から患者さんの方へ流れると，人工呼吸器から出て行く空気の一部は患者さんの方へ流れていきますので，人工呼吸器に帰ってくる空気の流量は減ることになります．この帰ってくる空気の流量の変化から吸気を感知する方法がフロートリガーです（図15b）．ここでも**人工呼吸器が見張っているのは肺の中ではなく，回路の中の流量**です．

　　例えば回路に6 L/分で空気を流していて，フロートリガーの感度を2 L/分に設定すると，帰ってくる空気の流量が4 L/分に下がったところで吸気と見なします．**フロートリガーの感度は2〜3 L/分**に設定します．先ほどの圧トリガーと違って流量を見ているので，単位も異なります．フロートリガーでは

　　①吸気努力開始→②肺の中の圧が低下→③患者向きの空気の流れが生じる→④人工呼吸器に戻る空気の流量減少を人工呼吸器が感知→⑤人工呼吸器が吸気を送る

となります．

4 圧トリガー vs. フロートリガー

　　最近の人工呼吸器では圧トリガー，フロートリガーのどちらからも選べるようになっています．設定が適切であればどちらを使っても構いません．一昔前の人工呼吸器では，フロートリガーの方が感度がよくて患者さんの呼吸仕事量が減るなどといっていましたが，**現在の人工呼吸器では圧トリガーでもフロートリガーでも性能的に大きな違いはない**と考えてよいです．

5 トリガー感度が鈍いとき

　　トリガー感度設定が不適切に高い（感度が鈍い）と何が起こるでしょうか？患者さんが息を吸おうとして努力しても，なかなか空気が送られてきませんね．そのため，患者さんがしなければならない**呼吸仕事量が増大**することになります．吸気努力が人工呼吸器に感知されるほど大きくなければ，患者さんは息を吸おうとしているのに人工呼吸器はそれを感知せずに空気を送らない**ミストリガー**が起こります．また，十分大きな吸気努力をして人工呼吸器をトリガーできたとしても，患者さんの息の吸い始めから人工呼吸器が空気を送り始めるまでに時間がかかるため，**患者—人工呼吸器非同調**の原因になります（図17）．

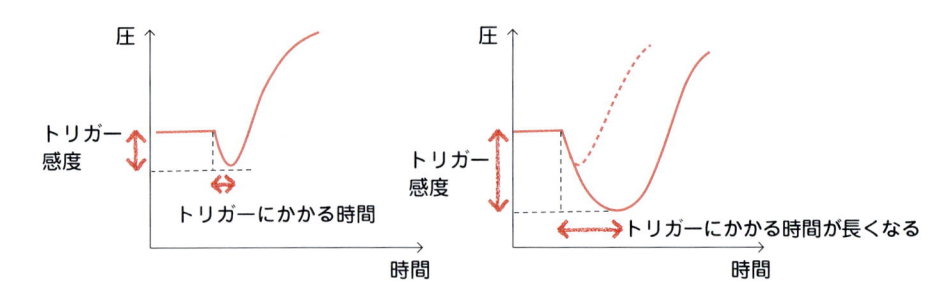

圧波形のトリガー部分を拡大した図
トリガー感度を高く（感度を鈍く）すると，より大きな吸気努力
が必要なだけでなく，トリガーするのにかかる時間が長くなる．

図17 ● トリガー感度と吸気までの時間

6 トリガー感度が鋭いとき

　患者さんの吸気努力を見逃さないようにトリガー感度設定をめったやたらと低く（感度を鋭く）するとどうなるでしょうか？ 今度はちょっとした圧あるいはフローの変化を吸気と見なしてしまうので，患者さんは息を吸おうとしていないのに人工呼吸器は空気を送り込むことになります．患者さんにとっては不快ですね．心拍による圧の変動で人工呼吸器がトリガーされてしまうこともあります．心拍数と同じ回数で吸気が送られるとたいへんなことになりますね．このように，患者さんは吸気努力をしていないのに，人工呼吸器が勘違いして吸気を始めることを**オートトリガー**と呼びます．回路内に結露がたまっていたり，回路に漏れがある場合にもオートトリガーが起こります．

7 トリガーの問題点

　私たちが使っている人工呼吸器では，圧トリガーでもフロートリガーでも人工呼吸器が見ているのは人工呼吸器回路内であって，患者さんの肺の中ではありません．そのために，人工呼吸器が患者さんの吸気努力を見逃したり（ミストリガー），吸気努力がないときにもあると勘違いしたり（オートトリガー）することがあります．トリガーによる非同調は見逃されることも多いので，**患者さんの吸気努力と人工呼吸器の吸気が合っているかどうかベッドサイドで確認することが重要です．**

POINT
- 圧トリガー設定　1〜2 cmH₂O
- フロートリガー設定　2〜3 L/分
- 患者の吸気を感知しない＝ミストリガー
- 患者が吸気をしていると勘違い＝オートトリガー

Side Note

新しいトリガー方法　NAVA

　圧トリガーでもフロートリガーでも，人工呼吸器が患者さんの吸気を感知するためにはまだるっこしい段階を踏まなければならないのでした（「13 それ以外の設定①：トリガー感度」参照）．しかし，この方法では閉塞性肺疾患のようにオートPEEPがあるときの患者さんの呼吸を，人工呼吸器が感知しにくいという問題があります（第6章 22）．

　そこで考えられたのが**NAVA（neurally adjusted ventilatory assist）**という方法です．この方法では，吸気筋（主に横隔膜）が収縮した結果として起こる圧や流量ではなく，**横隔膜の活動電位そのものを感知**しています．吸気筋が収縮しようという活動電位ですから，患者さんが呼吸をしようとしていると考えて間違いないですよね．

　横隔膜の活動電位を測定するために，NAVAでは食道にカテーテルを入れます．食道から胃に入るあたりに留置したカテーテルから送られてくる横隔膜の活動電位に基づいて人工呼吸器は吸気を送ります．まだ一般的に広く使われているわけではありませんが，今後が期待できる方法です．

14 それ以外の設定②：吸気流量

難易度 ★☆☆

> 重症肺炎で人工呼吸管理（VCV）となった60歳女性を診察したところ，見るからに苦しそうに呼吸補助筋を使って呼吸をしている．すべての呼吸に対して正常にトリガーはされている．人工呼吸器の圧波形は図のようになっていた（図18）．原因は何か？ 設定をどのように変更すればよいか？

1 吸気流量とは

　同じ性別と身長の（理想体重が同じ）2人の患者がいても，全く同じように呼吸をするわけではありません．例えば，1人が重症肺炎の患者さんで，もう1人が術後の患者さんだとすると，前者はハーハーと早い呼吸をしています．一方で後者は比較的ゆっくりとした呼吸をしていることが想像できます．この2人の呼吸パターンの違いをどのように人工呼吸器で設定するのでしょうか？ それが**吸気流量（フロー）**の役割です．流量とは1分あたりに流れる空気の量を表し，単位はL/分です．同じ1回換気量であっても吸気流量を大きくすればそれだけ早く肺胞に空気が送られるので，吸気に要する時間は短くなります．

　1回換気量600 mLで設定した場合を考えます．吸気流量を30 L/分，60 L/分，90 L/分とすると，それぞれ吸気に要する時間はどのように変化するでしょうか？

　流量波形のグラフィックを見てみましょう（図19）．まず流量波形の見方ですが，**吸気が上向きで呼気が下向き**です．人工呼吸器で設定するのは吸気でしたね．**呼気は患者さん任せなので設定できません**．吸気を一定の流量30 L/分で流したとします．このように吸気を通じて同じ流量になるパターンを**矩形波**と言います．「矩形」とは長方形という意味で，吸気流量波形の形から来ています．

　　30 L/分＝0.5 L/秒＝500 mL/秒

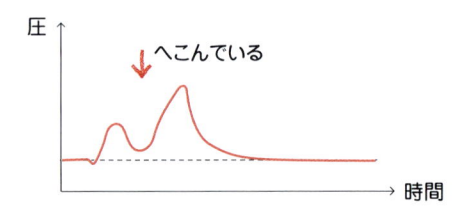

図18 ● 重症肺炎で苦しそうな呼吸の患者さんの圧波形

図19 ● 流量波形

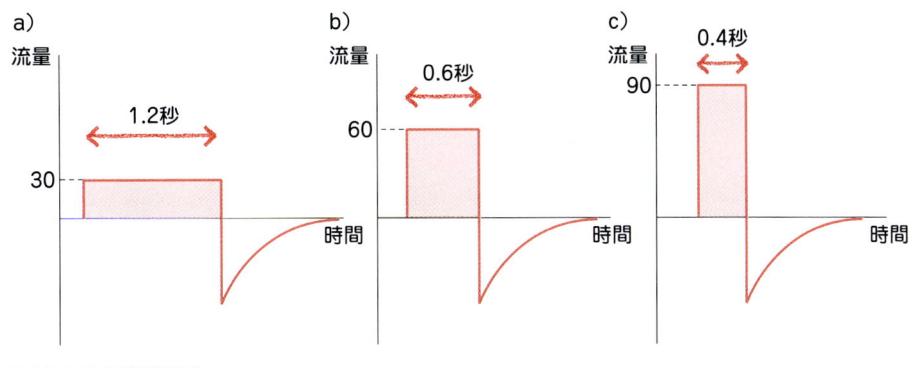

ですから，1回換気量600 mLを肺に送るのに1.2秒要することになります（図19a）．
吸気流量を2倍の60 L/分に変更してみます．

60 L/分＝1 L/秒＝1,000 mL/秒

ですから，同じ1回換気量600 mLを肺に送るのには半分の0.6秒要します（図19b）．
さらに吸気流量を3倍の90 L/分に変更します．

90 L/分＝1.5 L/秒＝1,500 mL/秒

ですから，1回換気量600 mLを肺に送るのには1/3の0.4秒かかります（図19c）．
　このように，吸気流量を大きくすれば，吸気時間の短い呼吸になります．吸気流量を2倍，3倍にすれば，吸気時間は1/2，1/3になるのがわかります．流量波形で吸気側の面積（色を付けた部分）が1回換気量です．吸気流量を変えると形が変わりますが，面積は変わりません（図19）．
　急性呼吸不全では吸気流量の設定を**60 L/分**程度から始めるとよいでしょう．患者さんの呼吸パターンによりますが，およそ**40～100 L/分**の範囲で調節します．

2 2種類の吸気流量パターン

　吸気流量が一定のパターン（矩形波）をまず紹介しましたが，私たちは普段息を吸うときに吸気を通じて一定の速さでは吸っていないですよね？　そこで，人工呼吸器によっては，より普段の呼吸に近い**漸減波**というパターンを選べるものもあります．「漸減」とはだんだん減っていくことで，漸減波では最初の流量が高く，そのあとだんだん下がっていくパターンをとります．下がり方やどこまで下がるかは人工呼吸器の種類によって異なりますので，あまり気にしなくてもよいです．設定するのは吸気始めの最も大きい流量です．吸気の終

a) 矩形波　　　　　　　　　b) 漸減波

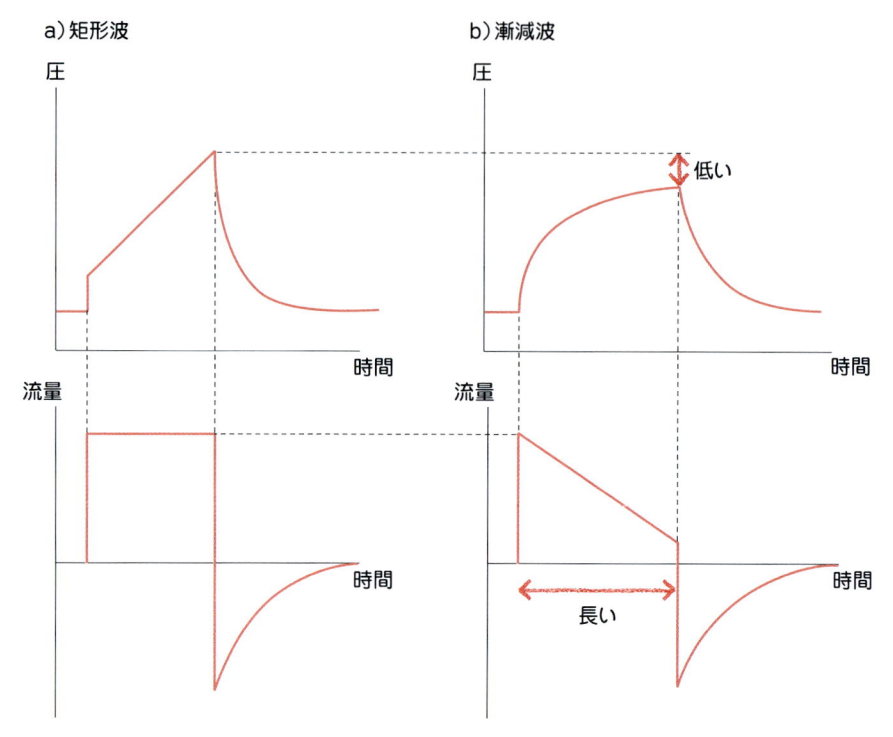

図20 ● 矩形波と漸減波のパターンの違い

わりに向かってだんだん流量が減るので，1回換気量が同じなら**吸気時間は漸減波を用いたときの方が矩形波のときより長くなります**．同じ吸気流量設定であれば，**ピーク圧は漸減波の方が低くなります**（図20）．一般的に，漸減波の方が患者さんに受け入れられやすいですが，第6章 17 でお話しするように，**気道抵抗を計算するためには矩形波を用います**．

3 よくない吸気流量設定の見つけ方

　人工呼吸器で肺に空気を入れていくと，次第に肺は膨らんでいきます．肺が膨らんで大きさが増すと同時に圧が高くなりますので，圧波形を見ると矩形波でも漸減波でも吸気終末に向かって右上がりに上昇していくのがわかります（図20）．

　それでは図18のように圧波形が途中で凹むのはなぜでしょうか？　人工呼吸器は陽圧で吸気を助ける器械なので，吸気では圧は上がります．下がるのは人工呼吸器以外の何者かのしわざですね．回路に漏れがなく人工呼吸器と患者さんが繋がっているとすれば，何者かは患者さんしかいません．患者さんが自分で**吸気努力（陰圧呼吸）**をするので圧が下がっているのです．適切に設定してあれば，患者さんが吸気努力をしても気道内圧が著しく下がることはありません．しかし，吸気流量の設定が低すぎて，患者さんが吸おうとする流量の方が大きければ気道内圧が低下します（図18）．患者さんにとっては吸いたくても人工

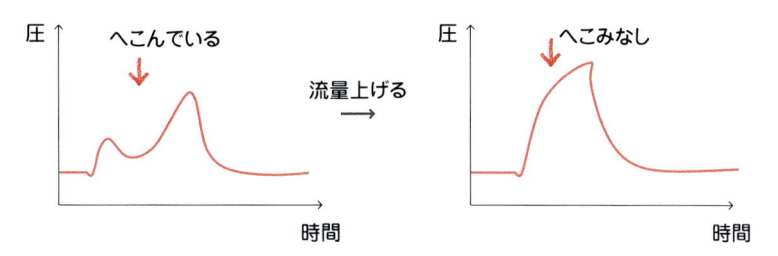

図21 ● 吸気流量の設定変更による同調性の改善

呼吸器から空気が送られてこないので苦しい呼吸になりますね．**呼吸仕事量が増大**するよくない設定です．

人工呼吸器を付けているのにもかかわらず患者さんが苦しそうに一生懸命息をしているときには，吸気流量設定が適切か確認してください．このような現象を英語では「flow hunger」と呼ぶこともあります．流量（flow）に飢えて（hunger）いるわけです．**流量設定が適切かどうかは流量波形からはわからないので，圧波形を見て判断する**というのも重要な点です．

ちなみに吸気の始めでも小さい凹みがありますが，こちらは人工呼吸器をトリガーするための最初の吸気努力でしたね（本章 13 参照）．

4 よくない吸気流量設定を見つけたら

このように不適切に低い吸気流量設定を見つけたら，圧波形で凹みがなくなるのを目安に吸気流量を上げていきます．設定が適切であれば，患者さんが頑張って息を吸おうとするのもなくなります（図21）．

> **POINT**
> - VCVでは患者の吸気パターンに合わせて吸気流量を設定する
> - 吸気途中で圧波形がへこんでいる場合には吸気流量設定を上げる

Side Note 吸気流量と吸気時間

　ややこしいことに，人工呼吸器によってはVCVの設定でも吸気流量だけでなく，吸気時間を設定するものがあります．これらの関係を簡単に示します．

　矩形波で吸気流量を60 L/分（＝1 L/秒），1回換気量を600 mL，吸気時間を1秒に設定したとします．1回換気量600 mLが入り終わるのに0.6秒かかります．吸気時間設定は1秒なので，0.4秒残りますよね．人工呼吸器は息を吸ったままの状態で0.4秒維持します．これを吸気ポーズあるいは吸気ホールドと呼びます（図Ⅲ）．息を吸い終わったところで息ごらえをすることになり，あまり長いと患者さんにとって不快なので，吸気時間は息の吸い終わりに近く設定します．

　同じ吸気流量と1回換気量で，吸気時間を0.5秒に設定することはできるでしょうか？1回換気量が入り終わるのに0.6秒かかるので，0.5秒では吸気が終わりません．このような設定は不可能なので，人工呼吸器から警告メッセージが表示されます．

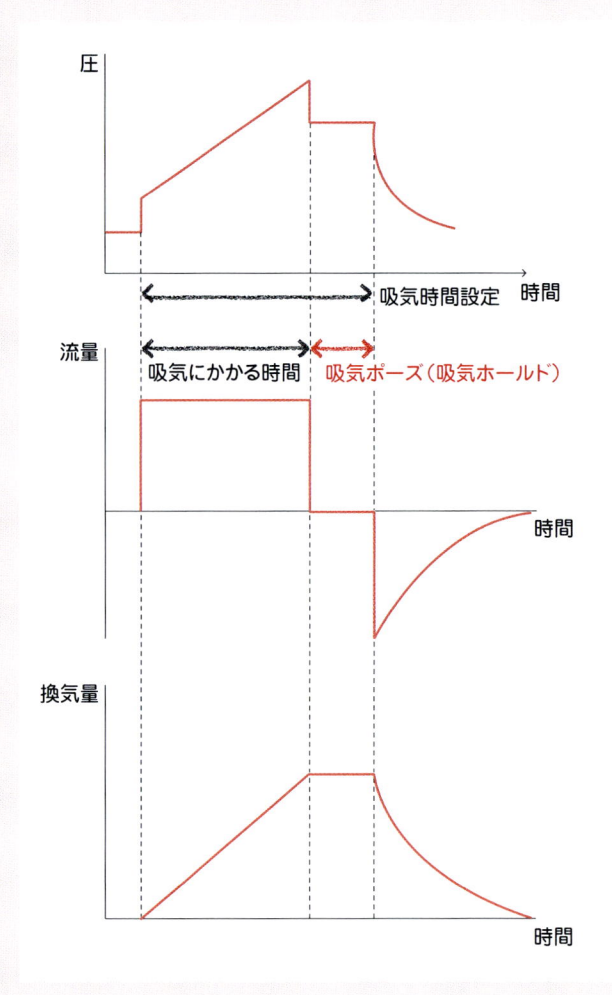

図Ⅲ● 吸気流量と吸気時間の関係

15 人工呼吸器の合併症

難易度 ★☆☆

> 血液ガスの結果がよければよい人工呼吸器設定であると言えるか？

　ここまででVCVの設定項目をすべて見てきました．換気に関する設定（1回換気量，呼吸回数），酸素化に関する設定（F_IO_2，PEEP），その他の設定（トリガー感度，吸気流量）がありましたね．血液ガスがよくなりさえすればこれらをどのように設定してもよい，というわけではありません．**人工呼吸器による合併症を防ぐように設定します．人工呼吸器をうまく使っても肺はよくなりませんが，人工呼吸器を間違って使うと肺を悪くします．** 人工呼吸器による合併症には大きく2つあります．

①人工呼吸器関連肺傷害
②患者―人工呼吸器非同調

1 人工呼吸器関連肺傷害（ventilator-associated lung injury）

　その昔，ARDSの治療には大きな1回換気量と高い気道内圧が使われていました．固い肺を1回換気量と気道内圧で開くことを目的としていたのです．確かにこのやり方で血液ガスは（短期的には）よくなるのですが，最終的には患者さんは重大な肺傷害から回復せずに亡くなってしまいます．そこで注目されたのが人工呼吸器関連肺傷害という概念です．もともとの肺が悪いところに，人工呼吸器がさらに肺を悪くするという考えかたです．このような合併症を防ぐための人工呼吸器設定をする必要があります．

　肺を大きく広げすぎることによって起こる**容量傷害（volutrauma）** を防ぐために，換気に関する設定である**1回換気量はあまり大きくしない**ようにします（6〜8 mL/kg，ARDSでは6 mL/kg）．高い圧が肺胞にかかることによって起こる**圧傷害（barotrauma）** を防ぐために，**肺胞にかかる圧はできるだけ低く**します（プラトー圧≦30 cmH$_2$O）．肺胞が呼気に虚脱して吸気に開くのを繰り返すことで起こる肺傷害（atelectrauma）を防ぐためには，呼気での肺胞虚脱を防ぐ**PEEPを適切に設定**します．

　人工呼吸器設定では常に肺傷害のリスクを最小限にすることを考えます．**人工呼吸器は肺をよくするわけではなく，肺がよくなるまでの時間稼ぎ**です．人工呼吸器で肺を悪くすることのないよう，安全に使う必要があります．

2 患者—人工呼吸器非同調

見逃されがちな合併症に患者—人工呼吸器非同調があります．患者さんは人工呼吸器を装着したからといって，完全に呼吸努力を止めてしまうわけではありません．ですから，患者さんが行っている呼吸努力に同調するように人工呼吸器設定をしなければなりません．吸気流量の設定のところ（本章 14）で，吸気流量設定が足りなければ患者さんは人工呼吸器によって呼吸器仕事量が増えてかえって苦しい思いをするという例を話しましたね．

患者—人工呼吸器非同調があっても必ずしも人工呼吸器のアラームが鳴るわけではありません．うまく同調しているかどうか，患者さんの呼吸パターンをよく観察することが必要です．

> **POINT　人工呼吸器の合併症**
> - 人工呼吸器関連肺傷害
> - 患者—人工呼吸器非同調

16 プラトー圧とは

難易度 ★☆☆

> 重症肺炎による急性呼吸不全で治療中の患者の人工呼吸器モニターを見たところ，ピーク圧（最高気道内圧）が 35 cmH₂O となっている．ピーク圧が高ければ，肺傷害を起こすリスクが高いと言えるか？

1 ピーク圧＝肺胞にかかる圧？

VCV で一通り設定したところで，肺傷害を起こすような設定になっていないか確認してみましょう．VCV では1回換気量は常に一定ですが，気道抵抗が上昇したり，コンプライアンスが低下したりといった**肺の状態の悪化があると気道内圧が上昇します**．気道内圧は吸気の終わりで最も高くなり，これを**ピーク圧**と呼ぶのでした（第4章 14）．便利なことに人工呼吸器はピーク圧をグラフィックと数値で画面に表示してくれます．では，ピーク圧が高ければ圧傷害の危険性が高いと言えるでしょうか？

ここに落とし穴があります．肺傷害は肺胞で起こるため，圧傷害を起こすかどうかは肺胞にかかる圧で決まります．しかし，**人工呼吸器に表示される気道内圧は，あくまでも人**

```
最高気道内圧35
35
時
```

人工呼吸器回路で測っている！

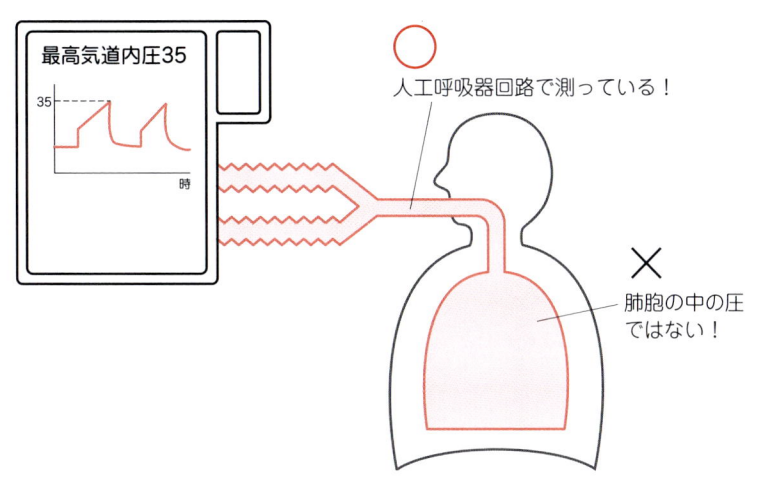

肺胞の中の圧ではない！

図22 ● モニターの気道内圧＝人工呼吸器回路内の圧

工呼吸器回路内で測定した圧であり，必ずしも肺胞内圧と同じではありません（図22）．

人工呼吸器の仕組みをおさらいしてみましょう．人工呼吸器は陽圧を使って肺の中へ空気を送るのでした．空気は圧の高い方から低い方に流れるので，吸気で肺へ空気が流れている間は

　　気道内圧（人工呼吸器回路内の圧）＞肺胞内圧

という関係になっています．したがって，ピーク圧が高くなければ肺胞内圧も高くないといえますが，この患者さんのように**ピーク圧が高くても肺胞内圧も高いかどうかはわかりません**．

2 プラトー圧とは？

圧傷害の指標として肺胞内圧をぜひ知りたいところです．そこで登場するのが**プラトー圧**です．

吸気の最中に人工呼吸器回路から肺胞へ空気が流れているときには圧較差があるのですから，逆に**空気の流れをなくしてしまえば圧は等しくなります**．これを利用してプラトー圧を測定します．

具体的には，吸気の終わりに気道内圧が一番高くなっているところで，空気の流れを一時的に止めてしまいます．**吸気終末の肺胞内圧を調べるためにあえて息止めをする**のです．そうすると，

　　空気の流れ＝0

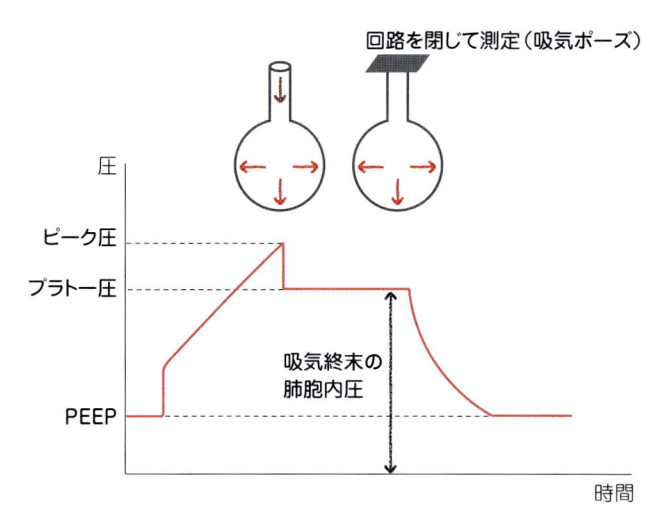

図23 ● ピーク圧とプラトー圧

人工呼吸器で表示されるピーク圧は人工呼吸器回路内の圧であり，肺胞内圧と同じではない．肺胞内圧を測定するには，吸気終末で一時的に吸気の流れを止めて（吸気ポーズ），気道内圧と肺胞内圧を等しくする

となるので，圧較差がなくなり

　　気道内圧＝肺胞内圧

の関係になります．このように，吸気終末で一時的（0.5秒程度）に空気の流れを止めてしまう操作のことを**吸気ポーズ**といいます（下記Side Note参照）．「ポーズ（pause）」とは英語で「一時停止」のことです．この操作は人工呼吸器上で行いますので，患者さんにガンバって息を止めてもらうわけではありません．

　吸気ポーズの間に測定した気道内圧がプラトー圧で，**吸気終末に肺が最も大きく膨らんでいるときの肺胞内圧**を意味します．英語で台地を意味する「プラトー（plateau）」は圧波形が平らな形になるところから来ています（図23）．プラトー圧がピーク圧より高くなることはありません．

Side Note　プラトー圧を測定できない場合とは

　プラトー圧を測るのには吸気の終わりで0.5秒間程度空気の流れを止める必要があるのですが，この操作自体は人工呼吸器が行い，患者さんに息を止めてもらうわけではありません．しかし，プラトー圧測定中に患者さんが自分で息をしようと呼吸努力をしてしまうと正確な測定ができなくなります．

プラトー圧が 30 cmH$_2$O を超えると圧傷害の危険性が高くなると考えられているので，VCV で人工呼吸器を設定した後や，呼吸状態が悪化したときには測定して，この値を超えていないことを確認します．**プラトー圧が高くなっているときには，病態としてはコンプライアンスが低下しています．**

> **POINT**
> - 吸気終末の肺胞内圧＝プラトー圧
> - プラトー圧は吸気終末で吸気を止めて測定する
> - 圧傷害を避けるためプラトー圧 ≦ 30 cmH$_2$O を目標にする

第5章 人工呼吸器設定② ～従圧式（PCV）の考えかたとその他のモード

1 従圧式？ 従量式？

難易度 ★☆☆

> 人工呼吸器のモードではVCVとPCVのどちらを使うべきか？

　人工呼吸に関してよくあるけどまだ決着のついていない議論に，従量式（VCV）か従圧式（PCV）か，というものがあります．VCV派，PCV派の方々はそれぞれかなり強い意見と思い入れをお持ちのこともありますが，どちらがよいというような明確なエビデンスは今のところありません．どちらを使うにしても，適切に設定してモニターするのが重要です．

1 肺における量と圧の関係

　そもそも従量式と従圧式とでは何が異なるのでしょうか？「量」と「圧」の違いですが，どう違うのでしょう？まずは，肺における量と圧の関係から考えてみます．肺は風船と同じようなものなので，圧をかければその分だけ空気が入って肺がふくらみます．だんだん圧を上げていけばそれだけ肺に空気が入っていきますが，あまりふくらみすぎるといくら圧をかけても空気が入りにくくなります．この関係を圧—換気量曲線と呼ぶのでした（図1）．
　肺が固ければ同じ圧をかけても肺はふくらみにくいので，曲線は寝そべった感じになります（低コンプライアンス）．逆にふくらみやすい肺であれば，同じ圧でも入る空気が多くなるので，曲線はより立った感じになります（高コンプライアンス）．ARDSでは前者，肺気腫では後者のような曲線になるのはイメージできるでしょうか？

換気量

コンプライアンス高い
（肺気腫など）

コンプライアンス低い
（ARDSなど）

圧

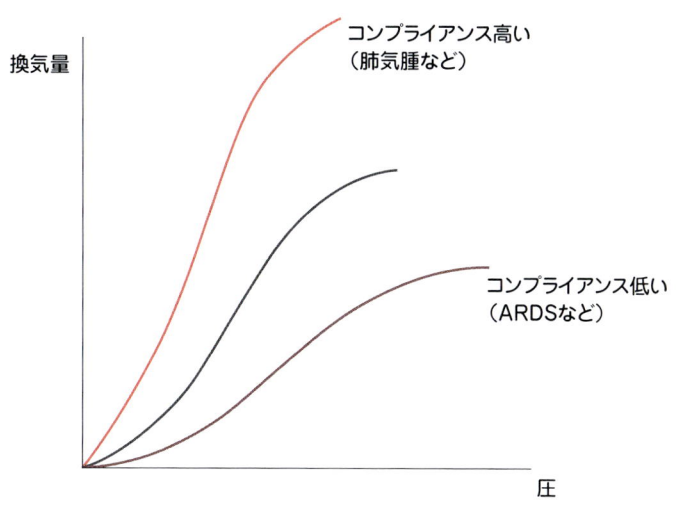

図1 ● 圧―換気量曲線のコンプライアンスによる変化

2 1回換気量か吸気圧のどちらか一方だけ

　従量式人工呼吸（VCV）では1回換気量500 mLというように換気量を設定します．500 mLの空気が入るまで人工呼吸器が陽圧をかけるわけです．VCVでは吸気終末での肺の中の圧を設定できるでしょうか？ 肺にある量の空気を入れるのにどれくらいの圧が必要かは，肺のふくらみやすさで決まりますので，設定することはできませんね（図2a）．**VCVでは1回換気量を設定できる代わりに，吸気圧は設定できないのです**．

　従圧式人工呼吸（PCV）では，吸気圧20 cmH$_2$Oというように圧を設定します．20 cmH$_2$Oの圧で人工呼吸器が陽圧をかけるわけです．それでは，PCVで1回換気量がいくら入るか設定できるでしょうか？ ある圧をかけたときに肺にどれだけの空気が入るかは，肺のふくらみやすさで決まりますので，設定することはできません（図2b）．**PCVでは吸気圧を設定する代わりに，1回換気量は設定できない**のです．先ほどの従量式と逆になっていますね．

　このように，**人工呼吸器では1回換気量か吸気圧のどちらか一方だけを設定することができます**．もう一方は患者さんの肺のふくらみやすさで決まります．

　VCV，PCVでの設定項目を一覧にまとめました（表1）．

3 設定できない項目＝モニターする項目

　VCV，PCVではそれぞれ1回換気量，吸気圧を設定します．その代わり，VCVでは吸気圧は設定できませんし，PCVでは1回換気量は保証されません．設定できないとなるとどのように変化するのか心配ですね．そこで，人工呼吸器を使うときには**設定できない項目**

a) 従量式の考え方　　　　　　b) 従圧式の考え方

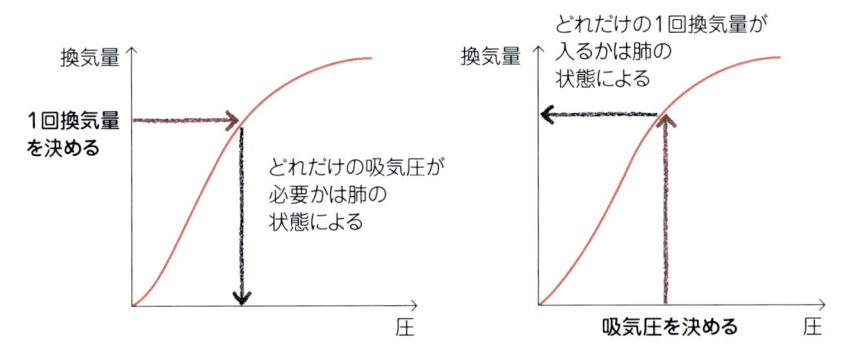

図2 ● 圧―換気量曲線から見た従量式・従圧式の考え方

表1 ● VCVとPCVの設定項目

	VCV	PCV
換気に関する項目	1回換気量	吸気圧
	呼吸回数	呼吸回数
酸素化に関する項目	F_IO_2	F_IO_2
	PEEP	PEEP
その他の項目	トリガー感度	トリガー感度
	吸気流量	吸気時間

をモニターするのです．

　VCVでは気道内圧が高くなりすぎないように気道内圧上限アラームを設定しておきます．例えば，気道内圧上限アラームを30 cmH$_2$Oと設定しておけば，気道内圧が30 cmH$_2$Oを超えるとアラームが鳴りますので，呼吸状態になんらかの変化が起こったことがわかります．

　PCVでは1回換気量に対してアラームを設定します．たとえば，1回換気量下限アラームを200 mL，上限アラームを400 mLというように設定しておけば，1回換気量が200 mLよりも小さくなったとき，あるいは400 mLよりも大きくなったときにアラームが鳴り，呼吸状態に変化があったことがわかります．

POINT
- 人工呼吸器では1回換気量か吸気圧のどちらか一方しか設定できない
- VCVでは1回換気量を設定し，気道内圧をモニターする
- PCVでは吸気圧を設定し，1回換気量をモニターする

2 PCV設定の考えかた

難易度 ★☆☆

> 糖尿病の既往のある60歳女性が呼吸苦を主訴に救急室を受診した．3日前から発熱と黄色い喀痰を伴う咳嗽が出現し，本日になって呼吸苦が急速に増悪している．血圧90/50 mmHg，心拍数120回/分，呼吸回数34回/分，体温39.3℃．リザーバーマスクで酸素投与してもSpO_2は80％台で，意識レベルが低下している．胸部X線では多葉性肺炎に合致する陰影がみられる．肺炎による急性呼吸不全の治療のため，気管挿管をしPCVで人工呼吸を開始した．どのように設定するべきか？

1 VCVとPCV

VCVとPCVの違いがわかったところで，次にPCVの設定を考えてみましょう．VCVでは1回換気量を設定しましたが，PCVでは吸気圧を設定します．人工呼吸では換気量と圧の両方を設定することはできないので，どちらか一方だけを決めるのでした．PCVでは吸気圧を設定する代わり，1回換気量がどれくらい入るのかは患者さんの肺の状態で決まります．PCVでの設定を，VCVの場合と同じく**換気に関する設定，酸素化に関する設定，その他の設定**の3つに分けて考えてみます．

2 換気に関する設定

VCVでは1回換気量と呼吸回数が換気に関係するのでした．PCVでは1回換気量を設定できませんが，その代わりに**吸気圧**を設定します．まずはVCVでやったのと同じように理想体重から目標とする1回換気量を決めます．その1回換気量が得られるように吸気圧を調節するわけです．固くて広がりにくい（コンプライアンスが低い）肺ほど，高い吸気圧を必要とします（図3）．

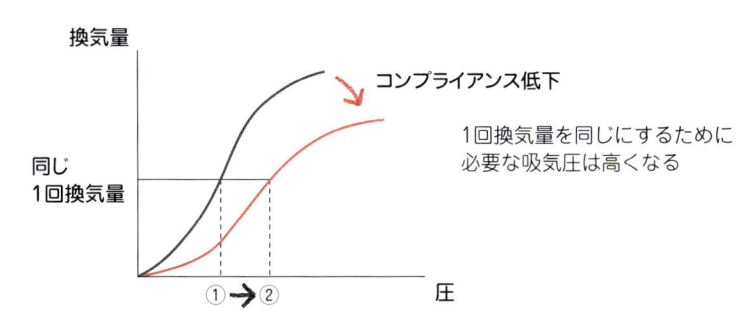

図3 ● コンプライアンスと吸気圧の関係

3 酸素化に関する設定

VCVではF$_I$O$_2$とPEEPが酸素化に関係するのでした．これはPCVでも変わりませんので，**全く同じ**ように設定します．

4 その他の設定

VCVではそれ以外に，トリガー感度と吸気流量という設定がありました．トリガー感度は，患者さんが息を吸いたいときにいかにそれを感知するかという設定ですが，PCVでも同じように設定します．

VCVでは患者さんの吸気努力に合うように吸気流量を設定するのでした．PCVには吸気流量の設定はありません．というのは，**PCVでは設定した吸気圧と患者さんの肺胞内圧の差でおのずと吸気流量が決まる**からです．その代わりに，**吸気時間**を設定することになります．例えば吸気時間の設定が1秒であれば，人工呼吸器は吸気のたびに設定した吸気圧を1秒間だけかけることになります．

> **POINT** PCV設定（VCVとの違い）
> - 1回換気量→吸気圧
> - 吸気流量→吸気時間

3 吸気圧の設定

難易度 ★☆☆

1 PCVでの吸気圧の設定方法

換気に関する設定である吸気圧を設定してみましょう．人工呼吸器で圧をかけ過ぎたり，空気を入れすぎたりすると肺傷害を起こします．それぞれ圧傷害（barotrauma），容量傷害（volutrauma）と呼ぶのでしたね．PCVでは圧を直接設定するので，圧傷害を起こさない程度に低い圧に設定すれば危険はなさそうですね*．しかし，一方で1回換気量は設定できませんので，注意してモニターしなければなりません．

＊厳密にはPCVでも圧傷害を起こす危険性はあります．詳しくは ❽「プラトー圧と肺内外圧差」を参照．

例えば，理想体重が70 kgの患者さんがいたとします．この患者さんの病態がARDSなので，6 mL/kgの1回換気量にしたいのであれば，1回換気量が$70 \times 6 = 420$ mLになるように吸気圧を設定します．まず，吸気圧を20 cmH$_2$Oに設定したとします．このときの1回換気量が目標の420 mLよりも大きければ，吸気圧が高いので20 cmH$_2$Oよりも下げます．逆に，目標の420 mLよりも小さければ，吸気圧が足りないので20 cmH$_2$Oよりも上げます．

ここでは，例として吸気圧20 cmH$_2$Oから開始しましたが，必ずいつも20 cmH$_2$Oにするわけではなく，コンプライアンスがそれほど低くなさそうであれば，もっと低い圧から始めても構いません．大事なのはそこから調節して，最終的に**目標とする1回換気量が得られる吸気圧に設定する**ことです．

患者さんの肺の状態が変わったときの設定変更も同様に考えます．呼吸状態が悪化してコンプライアンスが低下したとします．同じ1回換気量を入れるにはより高い圧が必要になるので，吸気圧を上げます（図3）．逆に，呼吸状態が改善してコンプライアンスが上昇したときには，そのままの圧にしていると1回換気量がどんどん増えてしまうので，吸気圧を下げて1回換気量を保つようにします．このように患者さんの肺の状態が変わるにつれて1回換気量は変化するので，PCVでは1回換気量のモニターが重要なのです．

ここでは簡単に1回換気量が吸気圧と肺のコンプライアンスで決まると書きましたが，正確には**吸気時間の設定も1回換気量に影響**します．特に気道抵抗の上昇があって吸気に時間がかかるような場合には影響が大きくなります．詳しくは次の「吸気時間の設定」で説明します．

> **POINT**
> PCVでの吸気圧は目標1回換気量に応じて設定する
> ● 1回換気量が目標より大きければ，吸気圧を下げる
> ● 1回換気量が目標より小さければ，吸気圧を上げる

4 吸気時間の設定

難易度 ★☆☆

　VCVでは吸気流量を設定しましたが，PCVではそのような設定はなく，代わりに吸気時間を設定します．吸気時間の設定を説明する前に，まずはPCVではどのように肺へ空気が流れるのか，圧較差の観点から考えてみることにします．そのあとで吸気時間の設定方法を示します．

1 PCVでの気道内圧と肺胞内圧

　気道内圧と肺胞内圧は同じではないという話をしましたね（第4章 16 参照）．PCVをよりよく理解するために肺胞内圧に注目してみます．気道内圧と異なり，**肺胞内圧は人工呼吸器の画面には表示されません**．PCVでは設定した吸気圧が吸気を通じて気道にかかります．吸気圧20 cmH₂Oと設定すれば，吸気の間じゅう20 cmH₂O＋PEEPの圧が気道にかかるのです．それでは，吸気の間に肺胞内圧と，人工呼吸器から肺へ流れる吸気の流量はどのように変わるでしょうか？

　吸気が始まる前の肺胞内圧はPEEPと等しくなっています．吸気が始まると

　　気道内圧＝吸気圧＋PEEP

となるので，**気道内圧と肺胞内圧には吸気圧の分だけの圧較差ができる**ことになります．この圧較差によって空気は肺へ流れます（図4）．

　空気が肺へ流れて肺が膨らむにつれて肺胞内圧は上昇します．PCVでは吸気の間，気道内圧は一定ですから，気道内圧と肺胞内圧の圧較差は肺が膨らむにつれて小さくなります．吸気の間で気道抵抗が変わらないとすると，吸気流量はオームの法則にしたがって，圧較差が小さくなるにつれて小さくなります．オームの法則とは

　　圧較差＝流量×気道抵抗

でしたね．

　最終的に肺胞内圧が気道内圧と等しくなった時点で，圧較差＝0となるので空気の流れが止まります．これがPCVにおける肺胞内圧と吸気流量の変化です（図4）．PCVでは圧を設定しますが，一定なのは気道内圧で，**肺胞内圧が常に一定になっているわけではありません**．吸気流量は気道内圧と肺胞内圧の圧較差（図の　　部分）で決まるので，吸気流量をグラフにするとちょうど肺胞内圧のグラフを上下逆さまにひっくり返した形になります．逆に言うと，**吸気流量の波形を見ることで肺胞内圧（人工呼吸器では直接測定できない）**

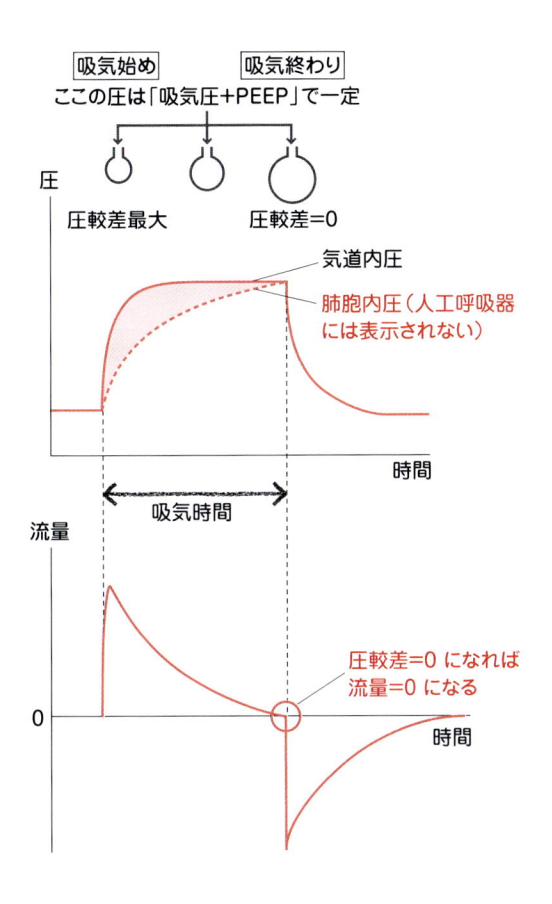

図4● 肺胞内圧と吸気流量の変化

の変化がわかるのです．

2 吸気時間の設定方法

　VCVとは異なり，PCVでの吸気流量は吸気圧と患者の肺（コンプライアンス，気道抵抗）によって決まります．人工呼吸器で設定するわけではありません．**PCVでは吸気流量の代わりに吸気時間を設定します**．設定した吸気圧をどのくらいの時間かけておくか決めるものです．吸気時間は**0.5～1.5秒**程度に設定しますが，どのように決めればよいでしょうか？

　筆者がおすすめするのは吸気流量を使う方法です．**吸気流量の波形を見て流量が0 L/分になるあたりを目安に吸気時間を設定します**（図4）．この方法を使うと，吸気終末での吸気流量＝0，すなわち気道内圧と肺胞内圧の圧較差＝0なので，吸気終末にはちょうど設定した圧が肺胞にかかっていることになります．例えば，吸気圧を20 cmH$_2$O，PEEPを5 cmH$_2$Oとすると，吸気終末では

> 気道内圧＝肺胞内圧＝25 cmH$_2$O

となります．**PCVではこの圧がプラトー圧に相当します．**

3 吸気時間と同調性

　VCVにおける吸気流量の設定と同様に，**PCVでの吸気時間の設定は患者―人工呼吸器同調に影響します**．吸気時間設定が患者さんの息を吸いたい時間よりも短ければ，吸い足りないために不快な呼吸になります．逆に長すぎると，患者さんはもう息を吸い終わって吐き始めたいのに，人工呼吸器はまだ吸気を続けているということが起こります（図5）．患者さんがラクに呼吸できるように調節することも大事です．

> **POINT**
> - 吸気時間は吸気流量＝０を目安に設定する
> - 吸気時間は短すぎても長すぎても患者―人工呼吸器非同調の原因となる

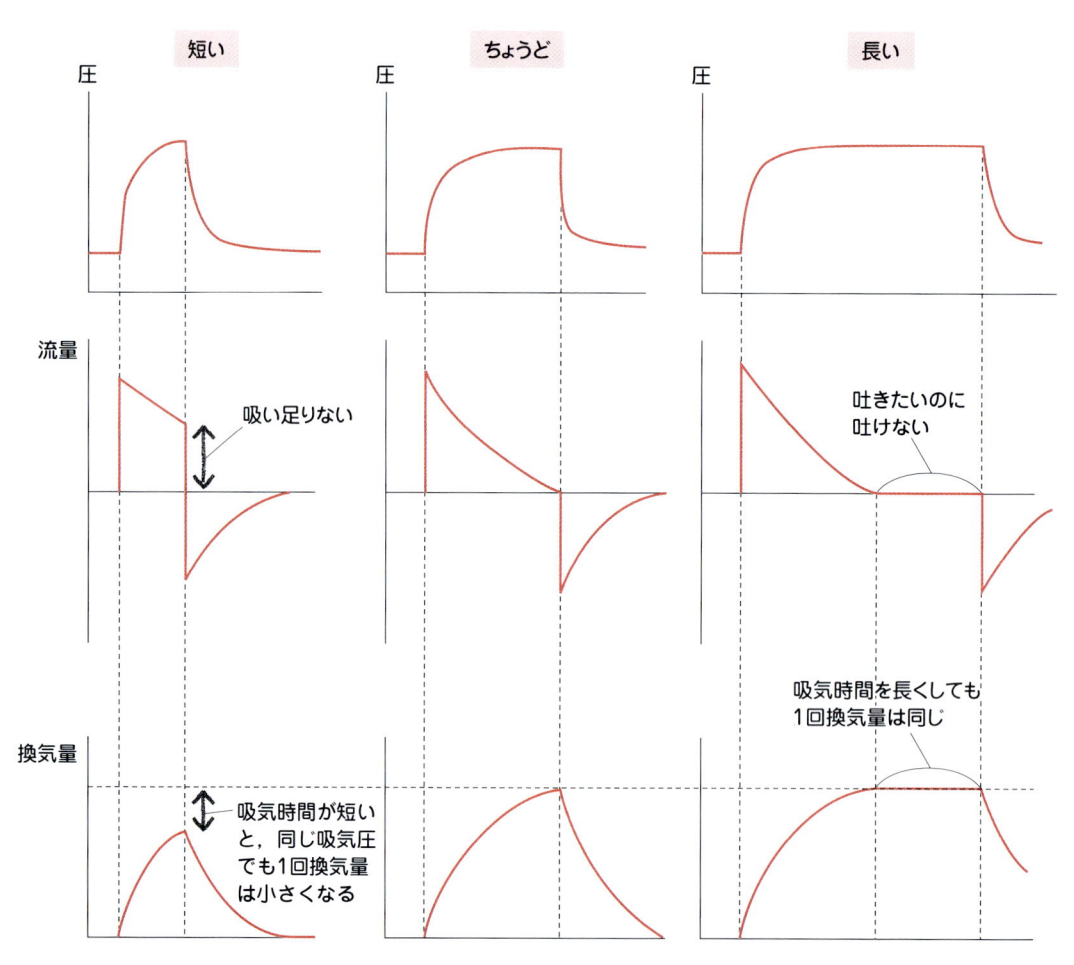

図5 ● 吸気時間設定

5 閉塞性肺疾患での吸気時間設定

難易度 ★★☆

> 気管支喘息重積発作の患者に人工呼吸を導入し，モードを使い慣れたPCVにした．吸気時間を設定するのに，吸気流量＝0を目安にしようとしたが，グラフィック上で吸気流量が下がるのに非常に長い時間がかかっている．吸気時間をどのように設定するべきか？

1 閉塞性肺疾患での吸気時間

吸気時間は吸気流量＝0を目安に設定するという話をしました．しかし，**気道抵抗が著しく上昇しているときにはこの方法は使えません**．

気管支喘息やCOPDといった閉塞性肺疾患で気道抵抗が上昇しているときには，気道が細いため流量が小さくなります．したがって，肺胞に空気が送られるのも遅く，肺胞内圧はなかなか上がりません．そのため，いつまでも気道内圧と肺胞内圧の圧較差が存在することになり，吸気流量＝0になるまでに時間がかかるのです（図6a, b）．

閉塞性肺疾患の人工呼吸管理では，息を吐き切れるように呼気時間を長くとらなければなりませんので，吸気時間を長く設定することはできません．このような場合は，**吸気流量＝0となるのを待たずに吸気を終えるよう吸気時間を設定して，息を吐き切れるだけの呼気時間を確保する**ことを目標にします（図6a, b）．

2 吸気時間と肺胞内圧の関係

吸気流量＝0となる前に吸気時間を終了した場合，まだ人工呼吸器→肺胞の空気の流れがあるので，気道内圧＝肺胞内圧とはならずに，

　　気道内圧＞肺胞内圧

のままです．この場合の1回換気量は，吸気圧とコンプライアンスで決まるのではなく，**吸気終末の肺胞内圧とコンプライアンス**で決まることになります．吸気時間を長くすれば，吸気終末の肺胞内圧は高くなるので1回換気量は増加し，吸気時間を短く設定すれば吸気終末の肺胞内圧は低くなり1回換気量は減少します（図6a, c）．

このように，PCVでは設定によっては1回換気量は吸気圧だけでなく，吸気時間にも影響されることになります．

a)
圧 / 時間

肺胞に空気が入るのに時間がかかる
↓
肺胞内圧が気道内圧に等しくなるのに時間がかかる

b)
流量 / 時間

吸気流量が0になるのに時間がかかる
↓
吸気流量=0になる前に吸気が終わるように吸気時間を設定

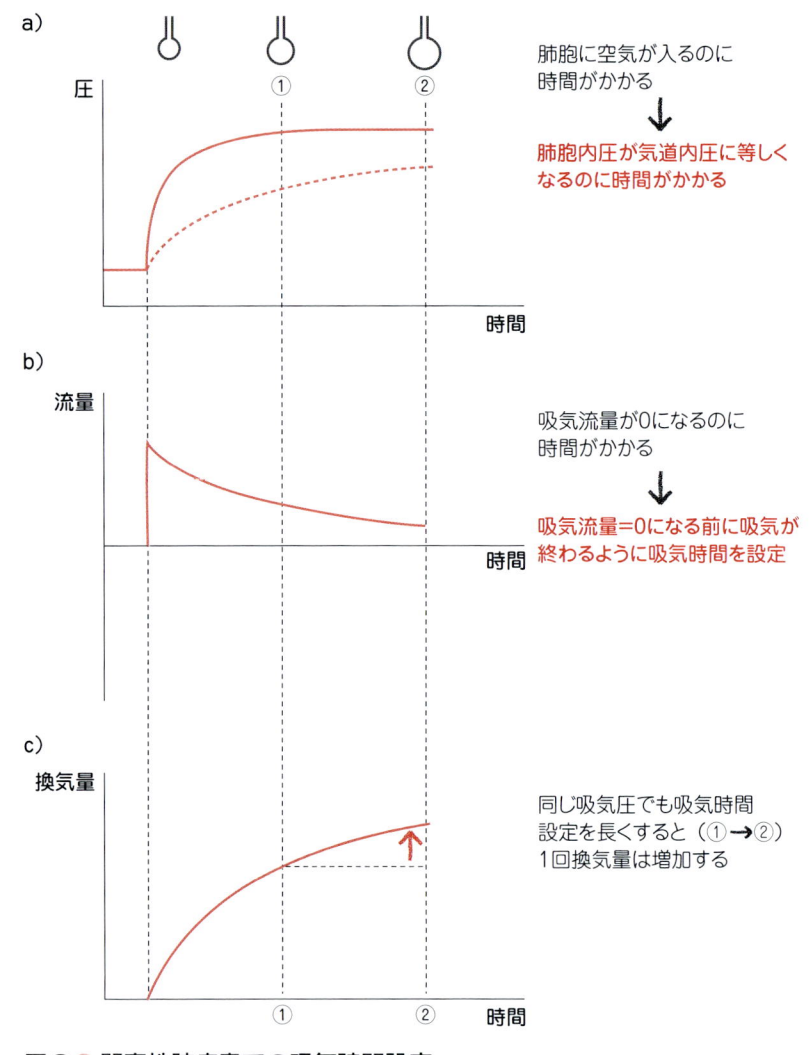

c)
換気量 / 時間

同じ吸気圧でも吸気時間設定を長くすると（①→②）1回換気量は増加する

図6● 閉塞性肺疾患での吸気時間設定

3 閉塞性肺疾患でのPCV設定の調節

　閉塞性肺疾患では，気管支拡張薬やステロイドによる治療で**比較的急速に気道抵抗が低下していきます**．前述のように人工呼吸器を設定した場合，気道抵抗が変化するにつれて1回換気量はどのように変化するでしょうか？ 気道抵抗が高くてなかなか肺に空気が入っていかなかったのが，気道抵抗が下がることで入りやすくなります．同じ吸気圧と吸気時間の設定でも肺胞内圧は先ほどよりも早く上昇し，1回換気量が増えます（図7）．

　閉塞性肺疾患の治療では，肺胞内圧（気道内圧ではない）が高くなりすぎたり，1回換気量が大きくなりすぎたりすることのないよう**患者さんの病態の改善に合わせて吸気圧を下げていかなければなりません**．気道抵抗の急激な変化に合わせてこまめに設定を変更す

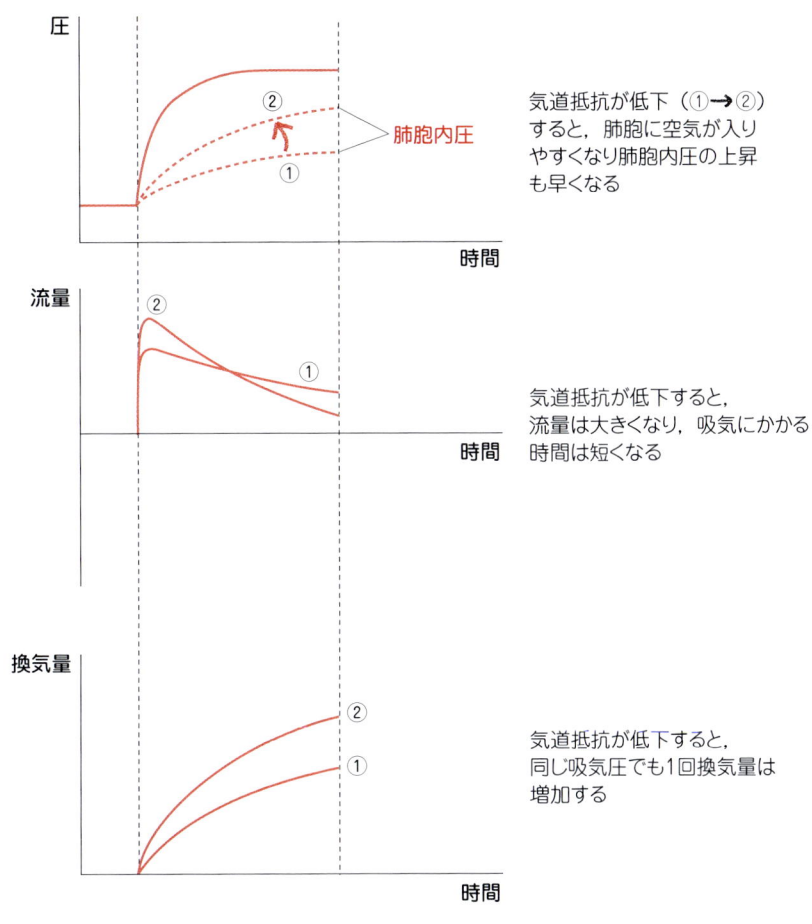

図7 ● 気道抵抗が低下した場合の1回換気量の変化

気道抵抗が低下（①→②）すると，肺胞に空気が入りやすくなり肺胞内圧の上昇も早くなる

気道抵抗が低下すると，流量は大きくなり，吸気にかかる時間は短くなる

気道抵抗が低下すると，同じ吸気圧でも1回換気量は増加する

ることが必要になります．

> **POINT**
> - 閉塞性肺疾患にPCVを使うときは，吸気流量＝0を目安に吸気時間を設定することはできない
> - 閉塞性肺疾患から回復するにつれて1回換気量が増えるので，吸気圧設定を下げる

6 ライズタイムとは

難易度 ★★☆

PCVにおけるライズタイムとは何か？

　PCVでの主な設定はこれまでに説明した通りですが，ここではもう1つ補助的な設定を紹介します．

　PCVでは吸気が始まると速やかに設定吸気圧に達するのですが，設定した圧にどれくらい速やかに達するかを調節することができます．これをライズタイムと呼びます．ライズタイムは患者さんがどれくらい速く息を吸っているかによって調節します．設定圧に達するまでの時間が長すぎると，患者さんはなかなか息を吸えずに苦しい思いをしますが，逆にあまり短すぎると吸気始めの流量が大きすぎて不快になります．ライズタイムが短いと気道内圧が設定を通り越して（オーバーシュート），上向きに凸の波形を作ることがあります（図8）．

　プレッシャーサポートや**NPPVのBi-level PAP**といった圧を決めるモードでは，同じようにライズタイムを設定することができます．

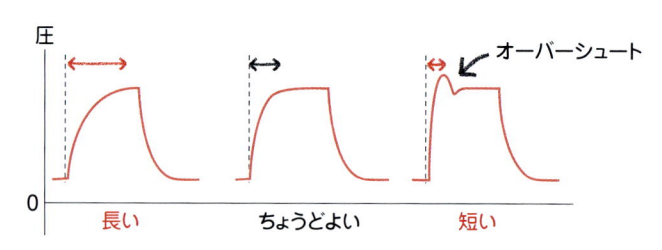

図8 ● ライズタイムの設定

7　PCVとプラトー圧

難易度 ★★☆

> PCVでもプラトー圧を測定すべきか？

VCVでは吸気終末での肺胞内圧を調べるために**プラトー圧**を測定しました．吸気流量＝0にすることで，

　　気道内圧＝肺胞内圧

として測定するのでしたね．**吸気ポーズ**という操作をして測定できました．圧傷害を避けるためにはプラトー圧を30 cmH$_2$O以下に保ちます．

それでは，圧を設定するPCVでも肺胞内圧を調べるために吸気ポーズを行うべきでしょうか？答えは「設定による」です．なんだか煮え切らない答えですね．どっちかはっきりしてもらいたいところです．吸気ポーズを行うことが可能かどうかと聞かれれば，答えは間違いなく「イエス」なのですが，やるべきかどうかは設定次第というのは次のような理由からです．

1）プラトー圧を測らなくてよい場合

PCVでは，基本的に吸気流量＝0となるのを目安に吸気時間を設定するのでした．この場合は，吸気終末で気道内圧と肺胞内圧は等しくなっているので（圧較差がないから流量＝0になるのですよね），吸気終末の肺胞内圧を示すプラトー圧はピーク圧と等しくなります（図9a）．したがって，**測定は可能であるけど特に測る必要もない**のです．

2）プラトー圧を測る必要がある場合

それでは，測った方がよいのはどのような場合でしょうか？ズバリ吸気終末に**吸気流量＝0になっていない場合**ですね．「 5 閉塞性肺疾患での吸気時間設定」で，閉塞性肺疾患では吸気流量＝0になる前に吸気が終わるように吸気時間を設定することを説明しました．この場合，吸気終末でも気道内圧の方が肺胞内圧より高いままなので，いったん吸気の流れを止める吸気ポーズを行ってプラトー圧を測定しなければ肺胞内圧はわかりません（図9b）．

せっかく，きっちり圧を設定できるPCVを使うのですから「ピーク圧＝プラトー圧」にする方がわかりやすいですよね．というわけで，閉塞性肺疾患がなければ，筆者は吸気流量＝0で吸気時間を決める方法をおすすめします．

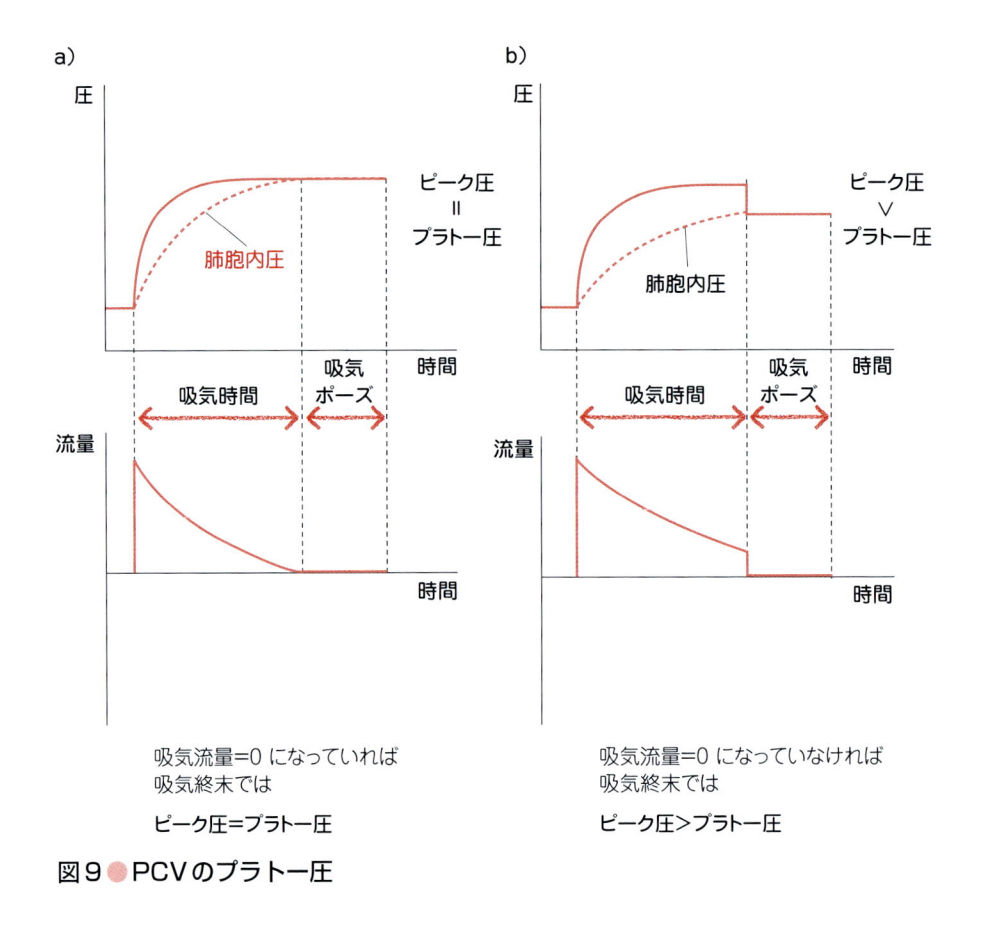

a) ピーク圧＝プラトー圧

b) ピーク圧＞プラトー圧

吸気流量＝0 になっていれば
吸気終末では
ピーク圧＝プラトー圧

吸気流量＝0 になっていなければ
吸気終末では
ピーク圧＞プラトー圧

図9 ● PCVのプラトー圧

POINT
- 吸気終末で吸気流量＝0となっていれば，ピーク圧＝プラトー圧
  →プラトー圧を測定しなくてもよい
- 吸気終末でまだ吸気流量が0になっていなければ，ピーク圧＞プラトー圧
  →プラトー圧の測定が必要

8 プラトー圧と肺内外圧差

難易度 ★★★

プラトー圧 35 cmH₂O は危険か？ プラトー圧 25 cmH₂O は安全か？

第4章 16 で説明した通り，

プラトー圧 35 cmH₂O,
胸腔内圧 15 cmH₂Oとすると
TPP＝20 cmH₂Oになる

↓

圧傷害の危険性は高くない

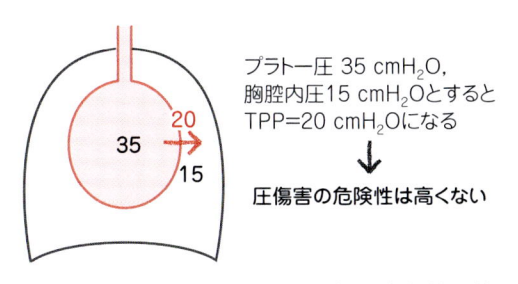

図10● 胸腔内圧が陽圧の場合の肺内外圧差

プラトー圧＝吸気終末での肺胞内圧＝圧傷害の指標

という考え方は断固として正しいです．が，ひとつ前提条件があります．それは「胸腔内圧＝0」であることです．これまでは，肺が単独で宙に浮かんでいるようなイメージで話をしてきましたが，本当のところは肺は胸腔内にあります．ですから，肺を広げる圧は肺の中からの圧だけでなく，外からの圧にも影響を受けるのです．もし胸腔内圧が0であれば，吸気終末で肺を広げようとする圧はプラトー圧に等しくなります．ここでは胸腔内圧が陽圧になる場合と，陰圧になる場合について考えてみましょう．

1 胸腔内圧が陽圧の場合

　　プラトー圧35 cmH₂Oは必ず危険だと言えるでしょうか？ 第4章 **16** でプラトー圧は30 cmH₂O以下に保つようにするという話をしました．35 cmH₂Oは30 cmH₂Oを超えていますね．しかし，必ずしも危険ではないこともあるのです．

　このような患者さんを考えてみましょう．急性膵炎からショックになった患者さんです．ショックの治療のために大量に輸液投与を受けました．血圧と尿量は低下し，プラトー圧は35 cmH₂Oにまで上昇しています．腹部コンパートメント症候群が疑われる状況です．腹腔内圧が上昇して横隔膜を押し上げるために，胸腔内圧も上昇します．ここで仮に胸腔内圧が15 cmH₂Oに上がっていたとします．肺には内から広げようとする圧だけでなく，外から押し縮めようとする圧がかかっていることになります．この場合，吸気終末に肺を広げようとする圧は，プラトー圧35 cmH₂Oと胸腔内圧15 cmH₂Oの差の20 cmH₂Oです．圧傷害の危険性が高くなるほどは圧が高くありませんね（図10）．

　肺を広げる圧のことを**肺内外圧差（transpulmonary pressure：TPP）**と呼びます．

　同じように胸腔内圧が上昇する原因として重度の肥満があります．腹部コンパートメント症候群とか重度肥満とかってどこかで出てきましたね．そうです，第2章 **6**「胸壁コンプライアンスとは」に登場しました．**胸腔内圧が上昇するのは胸壁コンプライアンスが低下する，すなわち胸壁が広がりにくくなる状態**に他なりません．広がりにくい胸壁を，胸

図11 ● 胸腔内圧と胸壁コンプライアンス

図12 ● 胸腔内圧が陰圧の場合の肺内外圧差

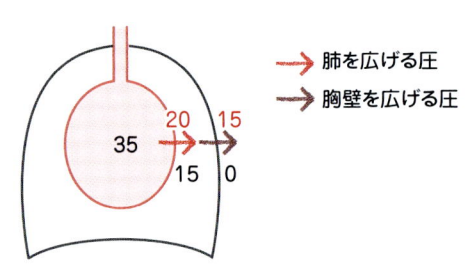

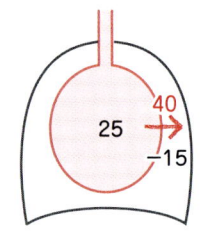

吸気努力によって胸腔内圧が－15 cmH$_2$Oになっていれば，プラトー圧が25 cmH$_2$OであってもTPP=40 cmH$_2$Oになる

↓

圧傷害の危険性がある

腔内圧15 cmH$_2$Oと大気圧0 cmH$_2$Oの差で広げているわけです．言い換えると，肺の内側からかけた35 cmH$_2$Oの圧のうち，20 cmH$_2$Oの圧で肺を広げて，残りの15 cmH$_2$Oの圧で胸壁を広げているとも解釈できます（図11）．

2 胸腔内圧が陰圧の場合

プラトー圧25 cmH$_2$Oは安全と言えるでしょうか？あえて聞くくらいですから，そうではなさそうですね．その通りです．**胸腔内圧が陰圧になるとプラトー圧が30 cmH$_2$O以下でも必ずしも安全とは言えません**．

次のような患者さんを考えてみましょう．重症肺炎による急性呼吸不全のために人工呼吸器を要しています．人工呼吸器モードはPCVで，プラトー圧（＝ピーク圧＝吸気圧＋PEEP）は25 cmH$_2$Oです．この患者さんは呼吸苦が強く，一生懸命吸気努力をしています．ここで仮に吸気努力（陰圧呼吸ですね）のために，胸腔内圧が－15 cmH$_2$Oになっていたとします．吸気終末に肺を広げようとする圧は，プラトー圧25 cmH$_2$Oと胸腔内圧－15 cmH$_2$Oの差の40 cmH$_2$Oになります．圧傷害の危険性が高くなる圧ですね（図12）．

このように**患者さんの吸気努力が強い場合には，肺を広げようとする圧が測定したプラトー圧よりも著しく高くなることがあるので要注意**です．

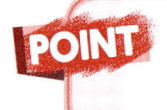

> **POINT**
> - 胸腔内圧↑では，肺を広げる圧はプラトー圧よりも低くなる
> - 胸腔内圧↓では，肺を広げる圧はプラトー圧よりも高くなる

表2 ● 胸腔内圧と肺内外圧差の関係

	胸腔内圧上昇	胸腔内圧低下
肺内外圧差	＜プラトー圧	＞プラトー圧
原因	重度肥満 胸郭異常 腹部コンパートメント症候群	強い吸気努力

9 PRVCとはどのようなモードか？

難易度 ★★☆

1 いくつもの名を持つモード

PRVCというモードがあります．正式名称はpressure regulated volume controlといいます．名前からは圧（pressure）なのか換気量（volume）なのかわかりにくいですね．PRVCはまたの名をVC+あるいはAutoFlowあるいはVsyncともいいます．同じ機能をするモードなのに，人工呼吸器の会社によって異なる名前を付けているために，このようにいくつもの名前を持っているわけです．

ともあれ，このPRVC（またの名をVC+あるいはAutoFlowあるいはVsync）なのですが，**基本的にはPCV**です．圧波形の形状を見るとよくわかります（図13）．では，PCVとの違いはというと，**圧ではなく1回換気量を設定**するところです．「1回換気量を設定するのなら，VCVじゃないの？」と思われるかもしれません．実際に，人工呼吸器によってはVCVの設定画面からPRVC（またの名をVC+またはAutoFlowまたはVsync，しつこいですか？）の設定を行うものもあり，混乱の原因になっています．

2 PRVCとPCVの違い

PCVとの違いはというと，**「目標とする1回換気量を達成するように，自動的に吸気圧を調節してくれる」**ところです．PCVでは，目標とする1回換気量を念頭に置いて，それを達成するための吸気圧を自分で設定します．患者さんの肺の状態が変われば，その都度吸気圧を変えなければなりません．例えばARDSから回復してきて肺のコンプライアンスが上昇してきている場合では，同じ吸気圧を使い続けることで1回換気量が大きすぎになりかねません．そこで，1回換気量をモニターして吸気圧を調節するのでした．

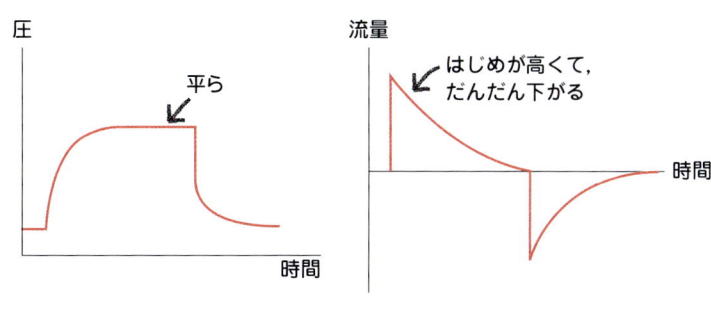

図13 ● PRVCの波形

図14 ● PRVCのしくみ

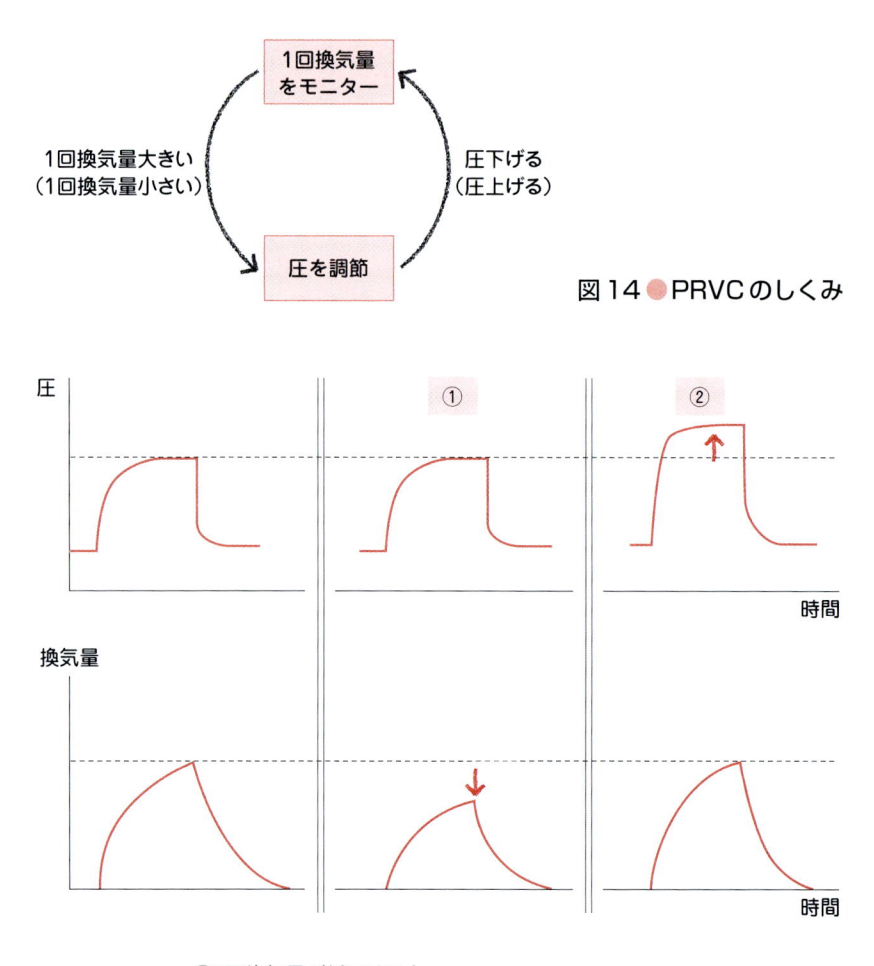

①1回換気量が低下すると，
②1回換気量を保つように，人工呼吸器が吸気圧を上げる

図15 ● PRVCによる吸気圧の調節

　PRVCは「肺の状態によって吸気圧を調節する」という部分を，人工呼吸器が自動的に行ってくれるのです（図14）．例えば，PRVCで1回換気量を400 mLと設定したときに，1回換気量が400 mLに満たなければ自動的に吸気圧を上げ，400 mLを超えてしまえば自動的に吸気圧を下げます．人工呼吸器が1回換気量をモニターして，その量に応じて吸気圧を設定し直しているわけです（図15）．次第によくなってきているARDSでも，目標1回換気量を維持するように人工呼吸器が自動的に吸気圧を下げてくれます．逆に悪化している場合には吸気圧を上げます．便利な機能ですね．

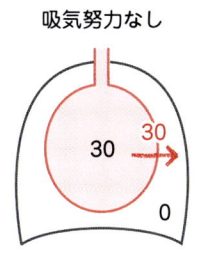

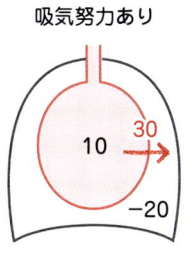

吸気努力をしていない（胸腔内圧＝0）患者に吸気圧30 cmH₂Oをかけても，吸気努力を一生懸命している（胸腔内圧＝－20 cmH₂O）患者に吸気圧10 cmH₂Oをかけても，肺内外圧差は同じ30 cmH₂Oなので肺には同じ1回換気量が送られる

図16 ● PRVCと吸気努力

3 PRVCは最強モードか

　ここまでの話では，PRVCはPCVの利点と1回換気量を保証してくれるVCVの利点を両方あわせ持った最強のモードのようにも聞こえます．ところがぎっちょん（古いですか？），話はそれほどカンタンではありません．こんな症例で考えてみましょう．肺炎による呼吸不全で人工呼吸管理となった患者さんです．呼吸苦が強いため人工呼吸器導入となったあとも一生懸命吸気努力をしています．この患者さんの人工呼吸器モードをPRVCにすると，呼吸仕事量はどのようになるでしょうか？

　患者さん自身の吸気努力（陰圧呼吸）によって肺に空気が送り込まれるので，人工呼吸器はそれほど陽圧をかけなくてもよいことになります（図16）．人工呼吸器は，患者さんの肺がよいからそれほど陽圧がいらないのか，患者さんが必死で努力しているからそれほど陽圧をかけなくてもよいのかまでは判断できませんので，とりあえず目標1回換気量を達成するだけの吸気圧を供給します．そうすると，患者さんは人工呼吸器があまり助けてくれないからもっと吸気努力をする，目標1回換気量を超えるので人工呼吸器はもっと吸気圧をかけなくなる，という悪循環を繰り返して，患者さんの負担はどんどん増えてしまいます．息苦しくて患者さんが**がんばって呼吸しようとすればするほど，人工呼吸器は吸気圧を下げてしまう**わけです．このような場合にはPRVCは適しませんので他のモードに変更します．

　PRVCを使っているときには，人工呼吸器任せにせず，**必要な吸気圧がどのように変化しているのか観察することも大事**です．

> **POINT**
> - PRVCは目標1回換気量に合わせて吸気圧を自動調節するPCVである
> - 吸気努力の強い患者では，PRVCはあまり手助けしないことがある

10 プレッシャーサポート

難易度 ★☆☆

> 肺炎による呼吸不全のためにA/Cで人工呼吸管理をしている患者だが，鎮静薬も減量できて自発呼吸が安定しているためモードをCPAPへ変更してプレッシャーサポートを使うことにした．どのように設定を行うべきか？

1 プレッシャーサポートとは？

　　A/Cではすべての呼吸が**器械呼吸**なのでした．患者さんが吸気を始めるにせよ，人工呼吸器が決まった時間で吸気を始めるにせよ，すべての吸気できっちり設定通りの器械呼吸が送られてきます（第3章 ② 参照）．それに対して，CPAPでは完全に**自発呼吸**だけです．患者さんは自分の吸いたいタイミングで吸いたいように息を吸うことができます（第3章 ⑦ 参照）．自由に呼吸ができるのはよいのですが，まだ呼吸器疾患が治りきっていなくて，息を吸うのに手助けが必要なこともありますね．そんなときに使えるのが**プレッシャーサポート（PS）**です．pressure supportは日本語では**支持呼吸**と訳されています．すでに「調節」や「補助」が出てきたあとの「支持」なので，こんがらがってしまうかもしれませんが，イメージとしては大ざっぱに

　　調節＞補助＞支持

と思っておいてください．

2 プレッシャーサポートの仕組み

1） 自発呼吸を助ける

　　自力で息をするときの仕組みを覚えていますね．吸気筋が収縮して胸腔を広げることで，胸腔内を陰圧にして肺に空気を送るのでした．陰圧呼吸です．CPAPでは，気道に常に一定の圧がかかっている以外は陰圧呼吸なので，同じように自力で息を吸います．しかし，これでは肺疾患があってコンプライアンスが低かったり気道抵抗が高かったりした場合や，呼吸筋力が弱いときには心許ないですね．そこで，**患者さんの吸気努力に合わせて人工呼吸器が決まった陽圧で手助けをする**のがプレッシャーサポートです．

　　吸気努力をしている患者さんを考えてみます．この患者さんが胸腔内圧を－8 cmH$_2$Oにするだけの吸気努力をしているとしましょう．そこに，人工呼吸器で10 cmH$_2$OのPSをか

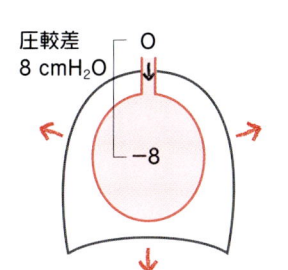

a）自発呼吸のみ　　　b）プレッシャーサポートあり

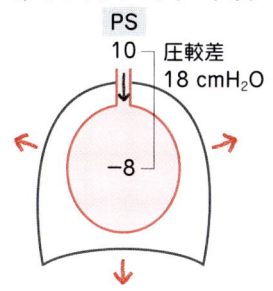

図17 ● プレッシャーサポートの仕組み

けてみます．自分の呼吸だけなら8 cmH$_2$Oの圧較差で息を吸うところを，PSを使うことで18 cmH$_2$Oの圧較差になります．このために，ラクに呼吸ができるのです（図17）．

2）A/Cとプレッシャーサポートの違い

A/Cでの器械呼吸とPSでは決定的に異なる点があります．A/Cでは本人が全く努力しなくても吸気が行われるのに対して，**PSでは本人が吸気努力をしている間だけ人工呼吸器から手助けがくる**のです．ちょうど自分でもペダルをこぐのだけど，モーターも手助けしてくれる電動自転車のような感じです．この電動自転車は，登り坂などでこぐのに必要な力が増えても手助けする力を変えるわけではなく，常に一定の手助けをしてくれます．逆に，自力だけでも楽々こいでいける場合でも，やはり一定の手助けをします．PS 10 cmH$_2$Oと設定すれば，呼吸仕事量がどのように変化しても毎回10 cmH$_2$Oの陽圧で手助けするわけです．

PSはCPAPだけでなくSIMVの自発呼吸に対しても用いることもできます．

3 プレッシャーサポートでの1回換気量は？

PSはあくまで本人が息を吸っている間だけ陽圧をかける設定なので，**1回換気量は保証されません**．本人の吸気が短かったり，息を吸う努力が小さかったりすると1回換気量は小さくなります．逆に，本人が大きな吸気努力をすれば大きな1回換気量が得られることになります．

4 プレッシャーサポートでの吸気時間は？

PSは本人が息を吸っている間だけ陽圧をかけるので，**吸気時間は一定しません**．ここが，吸気時間を設定するPCVと異なる点です．本人の吸気努力が短ければ，吸気はすぐに終わってしまいます（図18）．

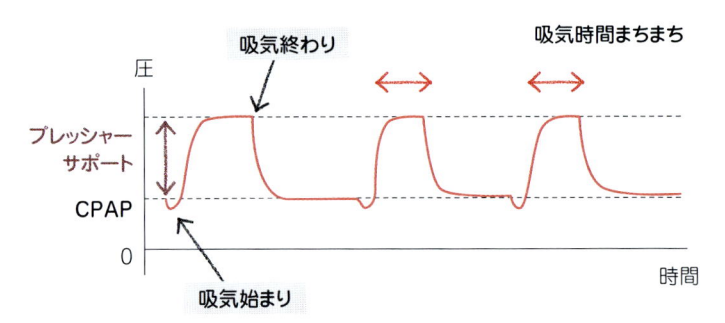

図18 ● プレッシャーサポートでの圧波形

5 プレッシャーサポートの利点とは？

　A/Cではなくて，あえてPSにする利点は何でしょうか？ A/Cでは，1回換気量（VCVの場合）や吸気時間（PCVの場合）が人工呼吸器によって決められた器械呼吸になります．ある程度自分でも呼吸をできる患者さんにとっては，このようなお仕着せの呼吸は必ずしも快適ではありません．その場合，自分で息の吸い始めも吸い終わりも決められるPSの方が，患者さんの呼吸と人工呼吸器が同調しやすくなります．なお，PSは，患者さんの吸気努力の大小にかかわらず常に決まった圧で手助けするので，手助けが足りなかったり，あるいは逆に手助けし過ぎたりしないよう呼吸状態を見ながら圧を調節します．

POINT
- CPAPまたはSIMVの自発呼吸にはプレッシャーサポートを加えることができる
- プレッシャーサポートでは，自発呼吸がなければ人工呼吸器は何もしない
- 1回換気量や吸気時間は一定しない

11 プレッシャーサポートの設定

難易度 ★☆☆

プレッシャーサポートの圧はどのように設定するのか？

1 プレッシャーサポートの考え方

　そもそもPSはどのようなときに必要になるのでしょうか？ PSは自発呼吸のあるときに

使うので，患者さんは吸気努力をします．にもかかわらず，人工呼吸器の手助けが必要であるということは，

> 呼吸仕事量＞呼吸筋力

となっているわけです．すなわち，呼吸仕事量を増大させるようなコンプライアンス低下か気道抵抗上昇がある，あるいは呼吸筋力が低下しているということになります．という風に考えると，**だいぶよくなってきたけどまだ少し手助けが必要な状態（ARDSや重症肺炎の回復期）**や，**呼吸筋疲労があって手助けが必要な状態（COPD急性増悪）**などが適応になりそうです．人工呼吸ではなく，むしろ気管挿管の適応のために気管挿管＋人工呼吸器導入となった場合（気管挿管と人工呼吸の適応が異なるのは覚えていますか？）にも，**気管チューブの抵抗分の仕事を補う**のに使えます．

　PS圧を設定するには，呼吸筋が呼吸仕事量をまかなえない分を補えるだけの圧をかければよいのですが，実際には計算で求められるわけではありません．そこで，快適に呼吸をできるように患者さんの呼吸を見ながら調節することになります．呼吸が快適であれば，**1回換気量がそこそこ大きく（6〜8 mL/kg），呼吸回数はそこそこ低く（≦30回/分）**になるはずです．それが目標です．「そこそこ」などと言うといい加減に聞こえるかもしれませんが，PSは自発呼吸なので，毎回1回換気量が同じにはなりませんし，呼吸回数も常に一定ではありません．しばらく呼吸パターンを観察して，おおむね目標範囲にあればOKとするわけです．

2 プレッシャーサポート設定の例

　具体的な例で見てみましょう．ARDSの回復期にある患者さん（理想体重60 kg）がいます．現在の設定はVCVのA/Cで，1回換気量360 mL，呼吸回数20回/分，F_1O_2 50％，PEEP 8 cmH_2O だとします．本人の呼吸回数は20〜25回/分です．自発呼吸も安定しているので，そろそろ自分で呼吸を調節できるPS＋CPAPにモードを変更することにしました．

1）初期設定の例

　まずPS 5 cmH_2O に設定したところ，1回換気量は200 mL台に低下し，呼吸回数は30回台後半に上昇しました．本人の呼吸の様子を見ても，呼吸補助筋を使っていて見るからに苦しそうです．そこで，呼吸パターンを見ながら少しずつPS圧を上げていったところ，PS 12 cmH_2O で1回換気量は350〜400 mL，呼吸回数は20回台半ばになりました．よさそうな感じになったので，この設定でしばらく様子を見ることにします．というのが設定の流れです．

2）回復に合わせた調節の例

翌日にはさらに患者さんの呼吸状態が回復し，胸部X線の陰影も軽減しています．1回換気量は600〜650 mLにも上昇しています．となるとどうするでしょうか？ PS圧が12 cmH$_2$Oも必要なさそうですので下げますよね．8 cmH$_2$Oまで下げたところ，1回換気量は400 mL程度，呼吸回数は20回台前半になりました．

このように患者さんの状態がよくなれば，PS圧を下げることができます（本来はこんなに1回換気量が上がってしまう前に調節するのが望ましいです）．PS圧の設定が過剰であれば，1回換気量が大きくなりすぎて患者さんにとって不快な呼吸になってしまいますので，やたらと圧をかければよいというわけでもありません．意識がある患者さんでは，**ラクに呼吸ができているか本人に聞いてみるのも重要**です．

> **POINT** PS圧は1回換気量，呼吸回数を見ながら調節する

12 ターミネーションクライテリアとは

難易度 ★★☆

> プレッシャーサポートでも非同調が起こるか？

プレッシャーサポートはA/Cとは異なり，吸気の始め，吸気の終わりともに患者自身が決めるため，確かに非同調は起こりにくいのですが，全く起こらないわけではありません．吸気の終わり（呼気の始まり）に非同調が起こることがあります．ここでは，PSでの息の吸い終わりに関する設定である，**ターミネーションクライテリア（termination criteria）**について考えてみます．

1 ターミネーションクライテリアとは？

プレッシャーサポートで人工呼吸器は吸気の終わりをどのように判断しているのでしょうか？吸気では人工呼吸器から加わる陽圧と肺胞内圧の差で肺へ空気が送られます．したがって，圧の差が最も大きい吸気の始めで流量は最も大きくなります．その後，吸気の終わりに近づくにしたがって，肺胞内圧が高くなるので圧較差は小さくなり流量は小さくなります（図19）．これが一般的な吸気流量のパターンです．プレッシャーサポートでは，吸

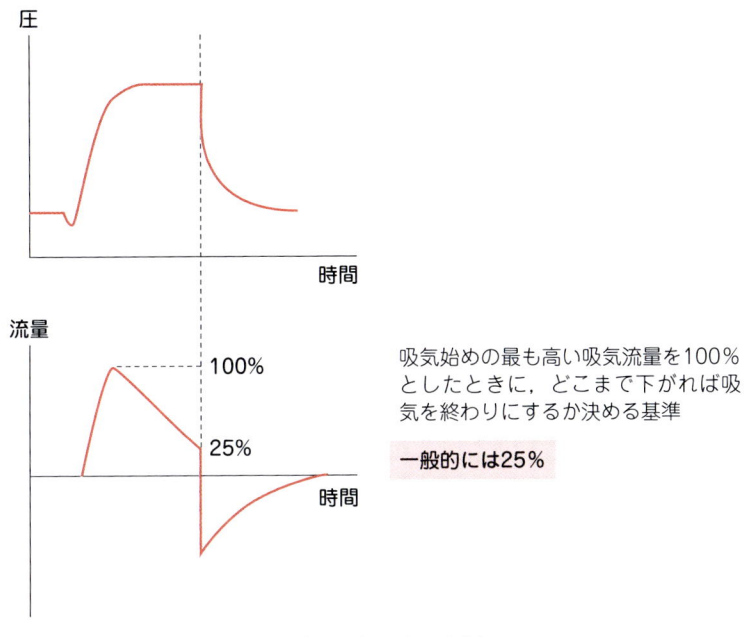

図19 ● ターミネーションクライテリアとは

吸気始めの最も高い吸気流量を100％としたときに，どこまで下がれば吸気を終わりにするか決める基準

一般的には25％

気の終わりを決めるのにこのパターンを用いています．

　具体的には，吸気始めの最も大きい吸気流量を100％として，例えば流量がこの25％にまで低下したところで吸気終了と判断するような仕組みになっています（図19）．この25％という数字がターミネーションクライテリアです．ターミネーションというのは英語で「終わり」という意味で，クライテリアは「基準」ですから，直訳すれば「終わりの基準」といったところです．最近のほとんどの人工呼吸器ではターミネーションクライテリアを調節することができます．高く設定すれば，吸気流量があまり下がらないうちに吸気が終了し，低く設定すれば，吸気流量がかなり下がらなければ吸気が終了しないことになります．

2 ターミネーションクライテリアの設定

　ほとんどの場合，ターミネーションクライテリアは標準的な**25％で構わない**のですが，病態によっては調節が必要なこともあります．典型的な例に**COPD**があります．COPDでは気道抵抗が高くなっているため，最も大きい吸気流量があまり大きくなく，そのあともなかなか流量が下がらないというパターンになります（図20b）．そのため，ターミネーションクライテリアを25％に設定していると，患者はもう息を吸い終わって呼気に入りたいのに，人工呼吸器はまだ陽圧をかけ続けるということが起こります．したがって，**COPDではターミネーションクライテリアを高め（30〜40％）に設定します．**

　逆にターミネーションクライテリアを低く設定したほうがよいこともあります．ARDS

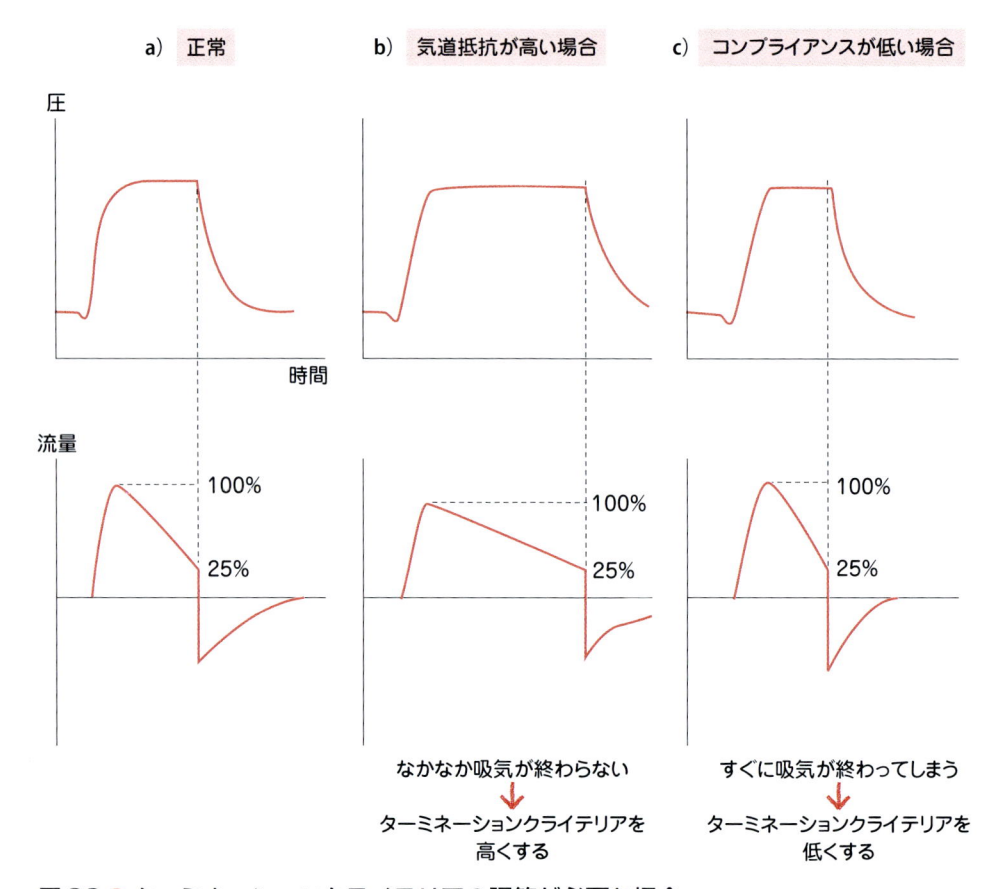

図20 ● ターミネーションクライテリアの調節が必要な場合

a) 正常　　b) 気道抵抗が高い場合　　c) コンプライアンスが低い場合

b) なかなか吸気が終わらない → ターミネーションクライテリアを高くする

c) すぐに吸気が終わってしまう → ターミネーションクライテリアを低くする

の回復期や，**肺線維症のような間質性肺疾患**のある場合では，肺のコンプライアンスが低下しているため急速に吸気流量が低下します（図20c）．そのため，ターミネーションクライテリアを25％に設定していると，まだ息を吸いたいのに人工呼吸器は陽圧をかけるのをやめてしまいます．したがって，ターミネーションクライテリアを低め（10〜15％）に設定します．

POINT
- ターミネーションクライテリアはPSでの吸気の終わりを決める
- COPDでは，ターミネーションクライテリアを高めに設定する
- ARDS回復期や肺線維症では，ターミネーションクライテリアを低めに設定する

13 PSとPCVの違いは

難易度 ★★☆

> PCVでも吸気圧を設定したが，PCVで吸気圧を10 cmH₂Oにするのと，CPAP＋PSでPSを10 cmH₂Oに設定するのでは何が違うのか？

1 吸気時間の違い

　同じように吸気にかかる圧を設定するので，PCVもPSも同じように見えますね．しかし，決定的に異なるのは，**PCVは器械呼吸**であり，**PSは自発呼吸**であることです．PCVではいったん吸気が始まれば，息の吸い終わりを決めるのは人工呼吸器です．吸気時間を1.0秒と設定していれば，1秒間はキッチリと10 cmH₂Oの圧で吸気が送られるわけです．それに対して，PSでは本人が息を吸っている間だけ陽圧がかかります（図21）．

　急性呼吸不全でみられるように，患者さんが速くて浅い呼吸をしている場合，PSではごく短時間のみ陽圧がかかることになり十分な吸気にならない可能性があります．逆に，本人が深くてゆっくりとした呼吸をしている場合には，いくらでも長く息を吸うことができます．

2 呼吸回数の違い

　PCVはA/CまたはSIMVで使われる器械呼吸なので，呼吸回数を設定することができます．15回/分と設定すれば，最低でも1分間に15回は決まった圧での器械呼吸が行われるわけです．それに対して，CPAP＋PSは自発呼吸のみのため，呼吸回数は設定できません．本人が息を吸わなければ人工呼吸器は全く陽圧をかけません（図21）．

POINT PCVとPSの違い
- PCVは設定した吸気時間の間じゅう陽圧がかかるが，PSでは本人が息を吸っている間だけ陽圧がかかる
- PCVは呼吸回数を保証できるが，PSでは自発呼吸がなければ全く吸気が送られない

a) PCV

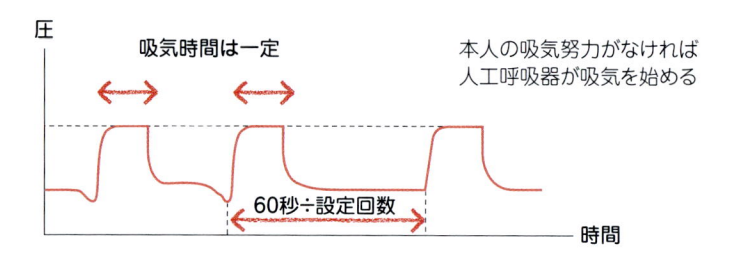

圧　吸気時間は一定　　　　　本人の吸気努力がなければ
　　　　　　　　　　　　　　人工呼吸器が吸気を始める

　　　　　　　　60秒÷設定回数
　　　　　　　　　　　　　　　　　　時間

b) CPAP+PS

圧　吸気時間はまちまち　　　本人の吸気努力がなければ
　　　　　　　　　　　　　　無呼吸になる

　　　　　　　　　　　　　　　　　　時間

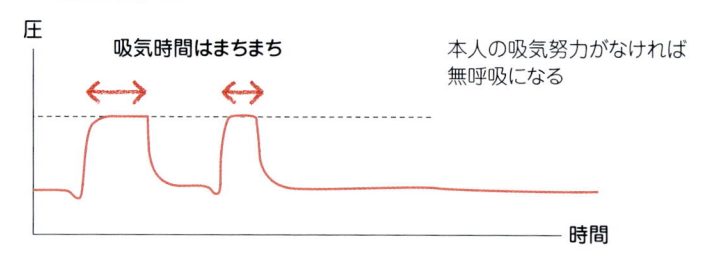

図21 ● PCVとPSの呼吸の違い

14　プレッシャーサポートの仲間

難易度 ★★☆

プレッシャーサポートについて一通り話しましたので，プレッシャーサポートと似た考え方に基づいた2つの設定を紹介します．

1　tube compensation（TC）

SBTで患者の呼吸筋力をより正確に評価するため，気管チューブの抵抗分だけ呼吸を手助けするようにしたいのだが，PSでは圧が高すぎたり低すぎたりしないか不安である．よい方法はないか？

プレッシャーサポートを使う根拠として，「気管チューブによる気道抵抗を補いたい」と考えることもあるのではないでしょうか？　人工呼吸器から離脱できるか評価するSBTでPSを使うのはそのような理由からです．しかし，実際のところ気管チューブによる抵抗分を補う圧は呼吸ごとに変わりますので，一定の圧を加えるPSが最もよい方法かはわかりません．そこで登場するのがTC（またはATC）という設定です．これは（automatic）tube compensationの略で，自発呼吸に対して**気管チューブの抵抗を補う分だけの圧をかける**ものです．あいにくまだすべての人工呼吸器に搭載されているわけではありませんので，「そんなのうちの人工呼吸器にはないよ！」という方は読み飛ばしてもらって結構です．

1）TCの仕組み

TCではまずチューブの種類（気管チューブまたは気管切開チューブ）とサイズを選びます．チューブの抵抗は長さと半径から計算することができます（人工呼吸器が行います）．

人工呼吸器は常に吸気流量をモニターしているので，それとチューブの気道抵抗を合わせると気管チューブの抵抗分を補うために必要な圧がわかるのです．TCを搭載した人工呼吸器は，このような計算から毎呼吸で必要な吸気圧を計算しています．なかなか賢い仕組みですね．

TCでは必要な圧の何％を補うか設定します．必要な圧をすべて補うなら100％，半分補うなら50％という設定になります．

2）TCのエビデンス

それではTCを使うことにエビデンスはあるのでしょうか？　理屈のうえでは理にかなっていますし，技術としても優れているのですが，現時点ではTCを使うことでSBTの評価がより正確になるというようなエビデンスはありません．したがって，ルーチンで使わなければならないものでもありませんので，TCのない人工呼吸器を使っている方も，いまのところはがっかりする必要はなさそうです．

> **POINT**
> - TC（ATC）は気管チューブの抵抗を補うだけの陽圧をかける
> - TCがPSより優れているというエビデンスはない

2 volume support（VS）

> 鎮静も切れて呼吸回数が安定してきているのだが，プレッシャーサポートでは1回換気量が安定しない患者がいる．呼吸状態がもっと安定するまでA/Cにしてもよいのだが，自発呼吸のまま1回換気量を保証することはできないか？

CPAP＋PSでは自発呼吸のみであるため，患者と人工呼吸器の同調がよいという特徴がありました．しかし一方で，PSは設定した圧が吸気のたびにかかるだけで，**1回換気量は保証されない**のでした．それでは，1回換気量が安定しない患者さんではどのようにすればよいでしょうか？　1つの方法にモードをA/Cに変更するというのがあります．VCVのA/C

にすれば1回換気量と呼吸回数の両方が保証されます．2つ目の方法に，人工呼吸器の横でしっかり見張っておいて，1回換気量が変わるたびにPS圧を調節して1回換気量を一定に保つという方法があります．

　忙しいみなさんにとって，2つ目の方法は現実ではないかもしれませんが，もし人工呼吸器が自動的にこれをやってくれたらどうでしょうか？ CPAP＋PSなのですが，**1回換気量の上がり下がりに合わせて自動的にPSを調節してくれる**わけです．便利な感じですね．このような設定を**volume support**と呼びます．「volume」という名前が付いてはいますが，中身は「**pressure supportの自動調節機能付き**」と考えてよいでしょう．

1）volume supportの仕組み

　例えば，目標1回換気量を500 mLに設定したとします．あるPSで1回換気量が500 mLに足りなければ次の呼吸でPSの設定を上げ，逆に500 mLを超えてしまえば次の呼吸でPSを下げるという操作を人工呼吸器が自動的に行うわけです．ちょうど，PRVCが本当はPCVなのだけど，目標1回換気量に合わせて吸気圧を調節してくれるのと同じです．PRVCの場合は器械呼吸だったのが，volume supportは自発呼吸でこれを行います．

2）volume supportのエビデンス

　volume supportも比較的新しい設定であり，すべての人工呼吸器に付いているわけではありません．自発呼吸にしたいけどどうしても1回換気量を保証したいという場合には使えますが，このモードを使うことで死亡率が減少するというようなエビデンスはありません．

POINT
- volume support＝プレッシャーサポートの自動調節機能付き
- こちらもPSより優れているというエビデンスはない

15 トリガー / リミット / サイクル

難易度 ★★★

　ここまで人工呼吸器の代表的なモードとその設定を見てきました．人工呼吸器では結局のところ，**①吸気の始め，②吸気の途中，③吸気の終わり**，を設定していることがわかってきましたか？ これらを専門用語では，**①トリガー（trigger），②リミット（limit），③サイクル（cycle）**，と呼んでいます（図22）．人工呼吸関連の文献や教科書に時折出て来る用語なので，ここまでの復習ついでにまとめておきます（表3）．

1 トリガー

　吸気の始まりを決めるのがトリガーです．吸気は**患者**さん自身の吸気努力か人工呼吸器が始めるのでした．A/CやSIMVの器械呼吸では，VCVでもPCVでも患者さんが吸気を始めても，前の呼吸からの時間によって人工呼吸器が始めてもよいので，**患者または時間トリガー**です．一方，PSでは必ず患者さんが吸気を始めなければならないので，**患者トリガー**です．

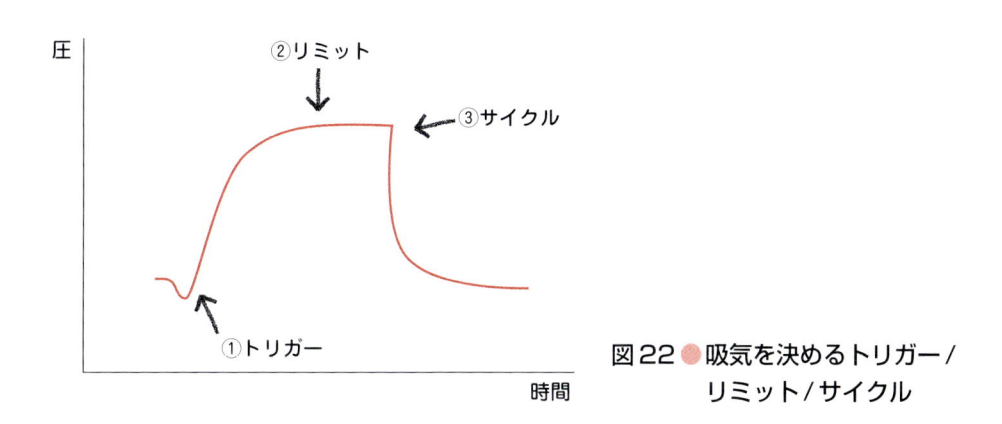

図22 ● 吸気を決めるトリガー／リミット／サイクル

表3 ● 人工呼吸器のモードごとのトリガー／リミット／サイクル

	トリガー trigger	リミット limit	サイクル cycle
VCV	患者／時間	流量	換気量
PCV	患者／時間	圧	時間
PRVC	患者／時間	換気量	時間
PS	患者	圧	流量

2 リミット

吸気の途中で息の吸い方を決めるのがリミットです．PCVやPSでは，設定した圧で息の吸い方が決まるので**圧リミット**です．VCVではどうでしょうか？ PCVが圧リミットなのだから，VCVは換気量リミットと言いたくなりますが，実は違います．VCVでは決められた吸気流量で息を吸わないといけないのでしたね（第4章 14 参照）．ですから吸気の途中を決めるのは吸気流量で，**流量リミット**です．吸い終わりを決めるのが換気量になります．**換気量リミット**の設定の例としてPRVCがあります．

3 サイクル

サイクルは**吸気の終わりを決める**設定です．PCVでは設定した吸気時間で吸気の終わりが決まるので，**時間サイクル**です．VCVは設定した1回換気量が肺に送られた時点で吸気が終了するので，**換気量サイクル**になります．PRVCはPCVと同じく時間サイクルです．PSはどうでしょうか？ 吸気流量が最大の何％まで低下したら吸気を終了するというふうに決めるのでしたね（第5章 12 参照）．ですから，**流量サイクル**です．

16 平均気道内圧という考えかた

難易度 ★★★

1 平均気道内圧とは

酸素化に関する設定として第4章 8 ではPEEPの説明をしましたが，ARDSのように肺が虚脱しがちな状態で酸素化と相関するのは，より正確には**平均気道内圧**（mean airway pressure）です．その名の通り気道内圧の平均値になります．血圧に収縮期圧と拡張期圧があって，その平均をとると平均血圧になるのと同じようなイメージです（図23）．ここでは平均気道内圧を上げる方法と，それぞれのエビデンスを見てみたいと思います．

2 1回換気量を上げる

酸素化を改善するために平均気道内圧を上げるにはどのようにすればよいでしょうか？ 1つには1回換気量を大きくして，吸気圧を高くする方法があります（図24）．第4章 4 でも見たように，1回換気量を大きくして（結果的に平均気道内圧が上昇すれば）短期的には酸素化は改善します．しかし，長期的に見ると人工呼吸器関連肺傷害から生存率が低下

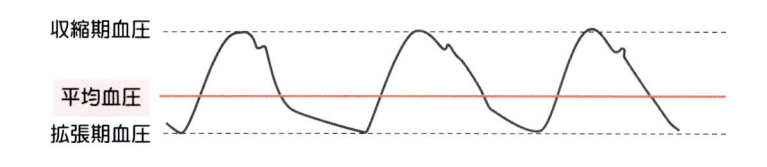

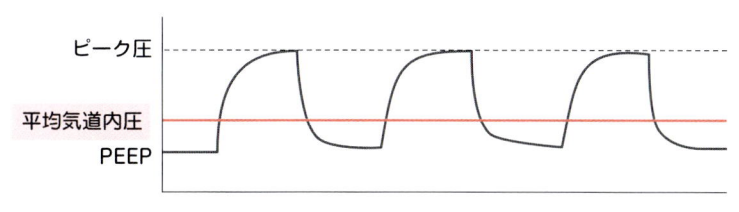

図23 ● 平均血圧と平均気道内圧

してしまうのでこの方法は使えませんね．**血液ガスをよくするけど，最終的には患者さんの肺をダメにする悪い方法です．**

3 吸気時間を延ばす

　もう1つの方法に，吸気時間を延ばすというのがあります（図24）．より気道内圧の高い吸気の時間が長く，気道内圧の低い呼気の時間が短くなれば，平均気道内圧は高くなりますね．

　この考えかたを使ったのが**従圧式逆比人工呼吸（pressure-controlled inverse ratio ventilation：PC-IRV）**です．PCVの吸気と呼気の比率をひっくり返して，吸気の割合を増やすことで平均気道内圧を上昇させるというワザです．吸気圧が変わらなければ肺胞にかかる圧は変化しませんので，肺傷害のリスクを増やさずに酸素化を改善するうまい手のようにも見えます．しかし，ARDSを対象にした無作為化比較試験では生存率を改善しませんでした[1]．

　さらに，PC-IRVには患者さんの同調を得にくいという欠点もあります．吸気時間を長くとるということは，患者さんにとっては息を吸い終わった後そのまま息ごらえすることになりますので，不快な呼吸になります．試しに吸気2秒，呼気1秒で呼吸をしてみてください．かなり息をしにくいですよね．PC-IRVを実現するには深い鎮静と場合によっては筋弛緩が必要になります．

4 APRV

　吸気時間を延ばすことで平均気道内圧を上昇させるモードに**APRV**があります（図24，次項参照）．APRVは基本的には高い圧を使ったCPAPです．ですから，患者さんはいつで

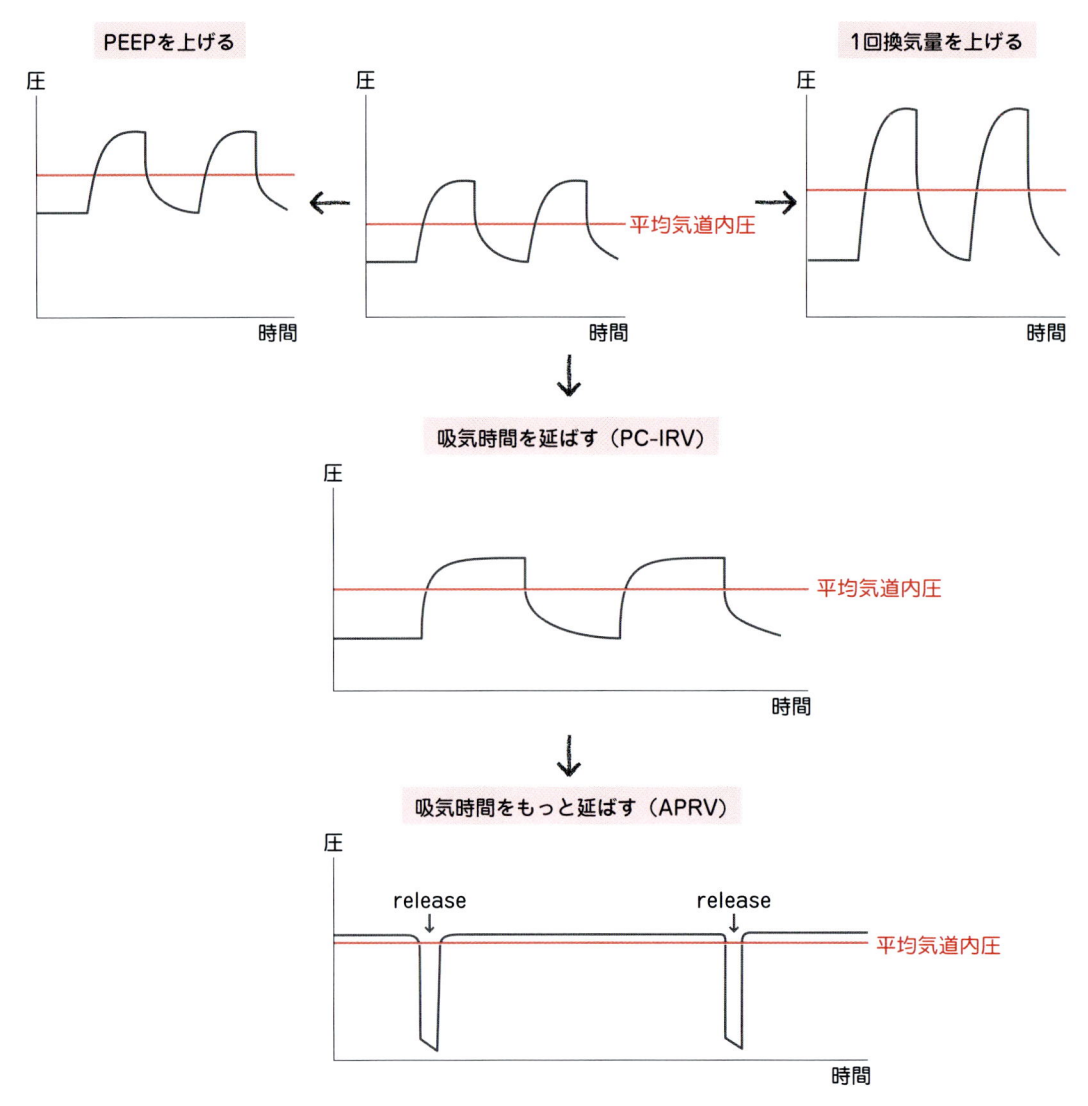

図24 ●平均気道内圧を上げる方法

　も自発呼吸で好きなように呼吸をすることができます．常に高いCPAPがかかっているので，平均気道内圧は高くなり虚脱した肺胞が開いて酸素化は改善します．
　ただ，CPAPは酸素化にはよいかもしれませんが，換気は患者さんの自発呼吸に頼っているのが心許ないですよね．そこで，間欠的に短い時間だけ圧を下げます．これをrelease と呼びます（詳細は次項を参照）．APRVはCPAPで高い平均気道内圧を保ちつつ，release で換気を補助するというモードで，非常に酸素化の悪いARDSで用いられます．なお，通常の人工呼吸と比較して生存率を改善するのかはまだ無作為化比較試験で検証されていません．

5 HFOV

　高頻度振動換気（high frequency oscillation ventilation：HFOV） も同様に高い平均気道内圧を保つことを目的としています．きわめて小さい1回換気量（1～4 mL/kg）で換気するため，同時に肺保護もできるという理論的利点がありますが，2つの大規模無作為化比較試験でその効果は否定され，ARDSの死亡率を上昇させる可能性が指摘されています[2, 3]．HFOVを行うためには特別な人工呼吸器が必要なこともあり，これからは使用が限定されるのではないかと思います．

6 PEEP

　もう1つ平均気道内圧を上げる方法がありますね（図24）．それは**PEEP**を上げることです．PEEPが高くなれば，気道内圧全体が高くなるので，平均気道内圧は上昇します．そのために酸素化がよくなるわけです．

> **POINT**　酸素化をよくするには平均気道内圧を上げる

17 APRV

難易度 ★★★

> 酸素化の低下が著しいARDSの患者に対して,「APRVが効くらしい」というウワサを耳にした.APRVとはどのようなメカニズムに基づいた人工呼吸器モードなのか? どのように設定すればよいのか?

　重度の低酸素血症がある患者の人工呼吸管理において,APRVというモードを提唱する人たちもいます.そもそもどのようなモードなのでしょうか?

　APRVとは **airway pressure release ventilation** の略で,名前の通り気道内圧 (airway pressure) を間欠的に開放 (release) する人工呼吸 (ventilation) です.通常の人工呼吸では,息を吐いた状態が基準になって,そこに吸気が加わるのですが,APRVでは息を吸った状態が基準になって,ときどき息を吐きます(図25).吸気と呼気の考えかたが逆転しているようにも見えます.どのような仕組みなのか見てみましょう.

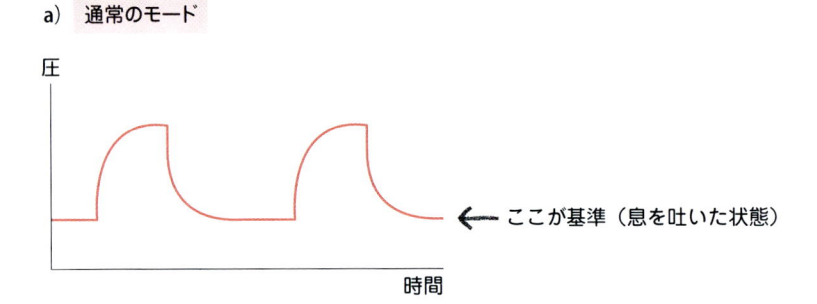

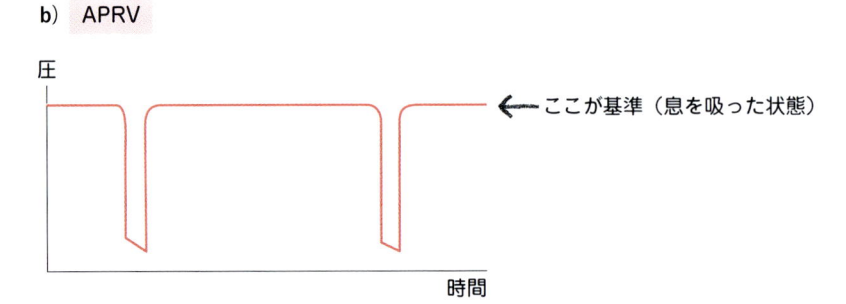

a) 通常のモード

← ここが基準(息を吐いた状態)

b) APRV

← ここが基準(息を吸った状態)

図25 ● 通常のモードとAPRVの比較

1 APRV = CPAP + Release

　まずはAPRVを**CPAPの仲間**だと考えてください（図26）．CPAPを覚えていますね．常に気道に一定の圧がかかるのでした．**CPAP（PEEP）の肺への作用には主に2つあります**．1つは機能的残気量（FRC）を大きくして虚脱した肺胞を開き，酸素化をよくすること，もう1つは肺のコンプライアンスをよくすることでした（第4章 9 参照）．

　酸素化はよくなるかもしれませんが，CPAPだけだと換気は患者さんの自発呼吸に頼ることになるので心許ないですね．そこで間欠的に短い時間（0.4～0.8秒）だけ気道内圧を下げます．これを **release** と呼びます．それまで肺胞にかかっていた圧よりも気道内圧が下がるのですから，肺胞から息が吐き出されますね．しかし完全に息を吐き出してしまうと肺が虚脱してしまうので，releaseの時間は短くして虚脱する前にまた高いCPAPの圧をかけるようにします．releaseの間にCO_2を含んだ空気が肺から出されて，releaseが終わると新しい空気が肺に入ることで換気が行われます．

　このように考えると，APRVは**高いCPAPで肺胞を開いて酸素化を改善しつつ，短いreleaseで換気を補助するモード**だと言えます．

圧
CPAP

APRVは高い圧を使ったCPAPだと考える

患者さんはいつでも自由に呼吸できる

0　　　　　　　　時間

↓
換気を助けるためreleaseを入れる

圧

換気量
＝
自発呼吸
＋
releaseによる換気

時間

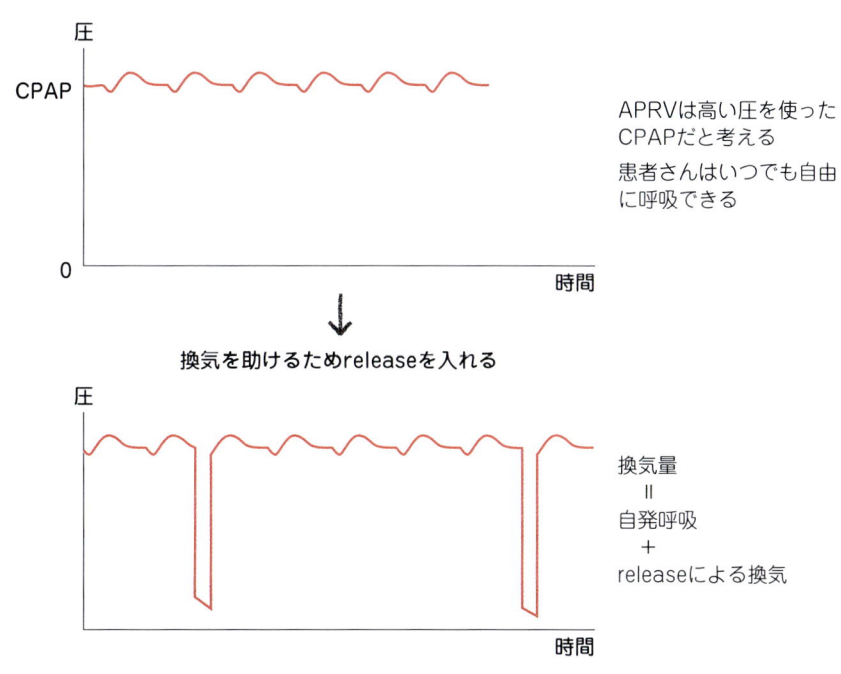

図26 ● APRVはCPAP＋release

2 APRVの設定

APRVでは2つの圧と2つの時間を設定します（図27）。圧はP highとP low，時間はT highとT lowです。高い方/低い方の圧と，高い方/低い方の時間という意味です。これにF_IO_2を合わせたのがAPRVの基本設定です。

1）圧設定

P highとP lowの2種類の圧を設定します。**P highが肺胞を開くための圧**で，CPAP（PEEP）に相当すると考えてよいでしょう。重症ARDSに通常のモードで人工呼吸をするときに高いPEEPが必要になるのと同様に，APRVを使うときにはP highを高く設定する必要があります。P highは20〜30 cmH$_2$Oになることが多いです。すでにA/Cで人工呼吸管理されている場合は，**元の設定でのプラトー圧をP high設定の目安にする**ことができます。

P lowはreleaseの間にかかる気道内圧で0 cmH$_2$Oに設定します。ですから，2種類の圧といっても，**実際に設定するのはP highひとつだけ**です。

2）時間設定

T highと**T low**の2種類を設定します。高い方の圧（P high）がかかっている時間がT highで，releaseの時間がT lowです。T highを長くした方が平均気道内圧が高くなるので，酸素化はよくなります。しかし，あまり長くしすぎるとreleaseの回数が減り，自発呼吸が十分でない患者さんでは換気が足りなくなる可能性があります。

息を吐ききってしまうと肺が虚脱してしまうので，**releaseの時間であるT lowは息を吐ききらないように短い時間に設定します**。設定は次のように流量波形を見て行います（図28）。

①releaseの始まりの流量を100％とする
②流量が75％に下がったところでreleaseが終わるようにT lowを設定する

通常のモードの場合と同様に，肺から空気が出て行くのにかかる時間は気道抵抗とコン

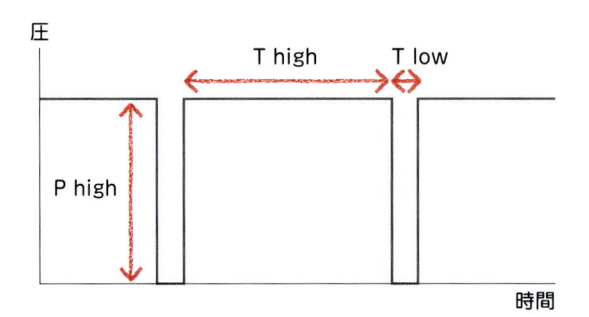

図27 ● APRVの設定

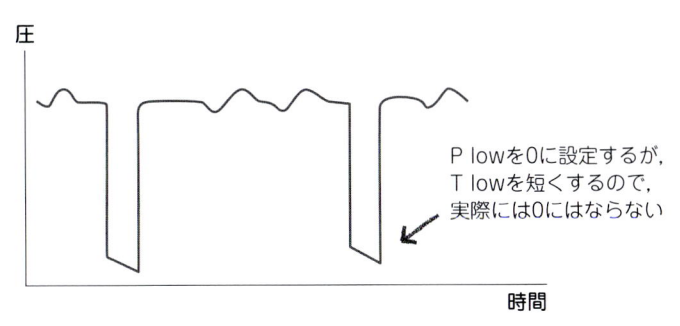

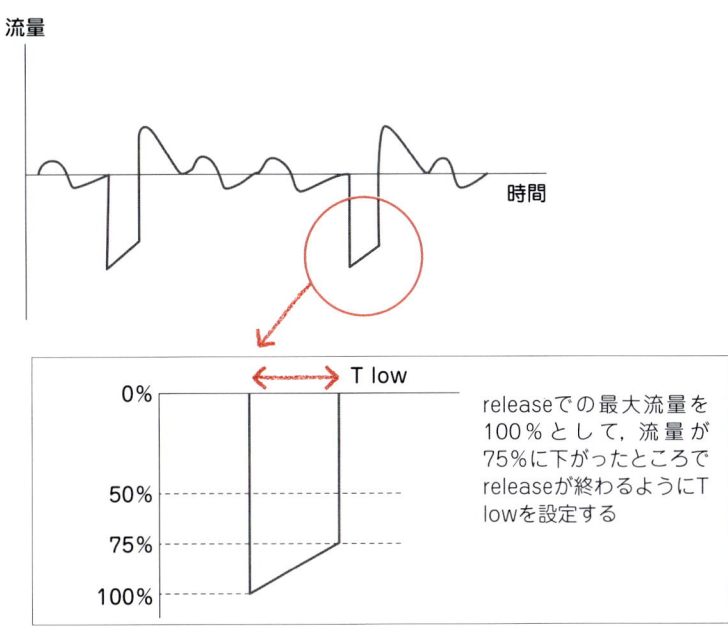

図28 ● T lowの設定方法

プライアンスで決まります（第2章 7 参照）。したがって，結局のところ **T lowの設定は患者さんの肺の状態でおのずと決まる**ことになります．

　流量が0にならないようにT lowを設定するということは，肺胞内圧の方が気道内圧より高い，すなわち肺胞内圧がP low（＝0）に到達する前にreleaseが終了することを意味します．肺胞を虚脱させないために重要なポイントです．逆に言うと，**T lowの設定が長すぎると肺胞の虚脱が起こる**わけです．

3）補助的設定

　APRVの主な設定は前述の圧2項目と時間2項目で，それにF_1O_2を合わせたものが基本設定です．その他に補助的設定として**TC**と**ライズタイム**があります．

　TC（ATC）についてはプレッシャーサポートの仲間として説明しました（14 「プレッシャーサポートの仲間」参照）．APRVでは自発呼吸の特徴である横隔膜を使った陰圧呼吸（図

表4 ● APRVの初期設定（成人患者の場合）

P high	・最初からAPRVにする場合 ・通常のモードから変更する場合	20～30 cmH₂O プラトー圧
P low	0 cmH₂O	
T high	4～6秒	
T low	0.4～0.8秒 （releaseの流量が最大流量の75％になるようにする）	
TC	100％	
ライズタイム	0	

29b参照）の利点を活かすため，**プレッシャーサポートを併用することはありません**が，気管チューブの抵抗分を補うためTCを使います．TCの設定は100％にします．

PCVにも登場しましたが，ライズタイムとは圧をかけ始めてから設定圧に達するまでの立ち上がり時間を決める設定です（**6**「ライズタイムとは」参照）．APRVではreleaseが終わるとすぐに設定のP highに戻るよう，**ライズタイムは0に設定**します．

3 APRVの生理学的利点

APRVを使う主な利点と考えられているのには，①肺リクルートメント，②自発呼吸の温存があります．

1）肺リクルートメント

高い圧（P high）がかかっている時間が長いため，通常の人工呼吸モードでのプラトー圧と同じになるようにP highを設定しても，APRVの方が平均気道内圧は高くなります（**16**「平均気道内圧という考えかた」参照）．そのため，より肺胞を開くことができると考えられています．呼吸周期のほとんどを占めるT highを通じてリクルートメント手技をしているとも言えます．

2）自発呼吸の温存

APRVでは，呼吸周期を通じて患者さんは自分で呼吸をすることができます．器械換気は陽圧で肺に空気を入れるため，虚脱が少なく膨らみやすい腹側の肺へと空気が入りがちですが（図29a），自発呼吸は横隔膜を使って行うため，背側の肺が広がります（図29b）．ARDSのように背側でより程度が強い病態では，このように背側の肺を開くのはガス交換改善に貢献すると考えられます．

プレッシャーサポートなしに自力だけで呼吸をするのは呼吸仕事量が大きくなるのではないか，と思われるかもしれません．しかし，第4章**9**で見たように，CPAPの作用によってコンプライアンスが改善するので，自発呼吸の呼吸仕事量は低下します．

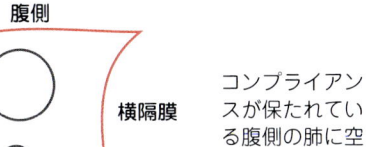

a) 器械呼吸　腹側　横隔膜　背側
コンプライアンスが保たれている腹側の肺に空気が入りやすい

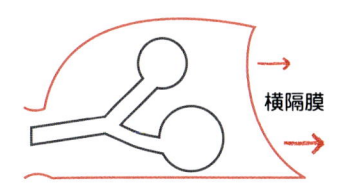

b) 自発呼吸（APRV）　横隔膜
横隔膜が背側でより大きく下がることで背側の肺が広がる

図29 ● 器械呼吸と自発呼吸での肺の広がり方の違い

4 APRVのエビデンス

現時点において，APRVが他のモードと比べて優れていることを示す良質なエビデンスはありませんので，標準的な治療法とは言えません．APRVの使い方に自信がない，あるいはAPRVが可能な人工呼吸器がないという場合には，他の標準的な人工呼吸管理ができればAPRVをあえて使う必要はありません．

POINT
- APRV = CPAP + release
- P high と T high で肺を広げる
- 自発呼吸を温存することで背側の虚脱した肺を開くことが期待される
- 明らかなエビデンスはない

18 APRVの人工呼吸器離脱

難易度 ★★★

APRVで人工呼吸管理していたARDS患者の呼吸状態が改善し，F_IO_2を40％にまで下げることができた．人工呼吸器離脱に向けて設定をどのように変更していくべきか？

APRVでの人工呼吸器離脱は，Maryland大学のNader Habashi先生が提唱する「Drop & Stretch」と呼ばれる方法で比較的簡単に行うことができます．**P highを下げ（drop）**

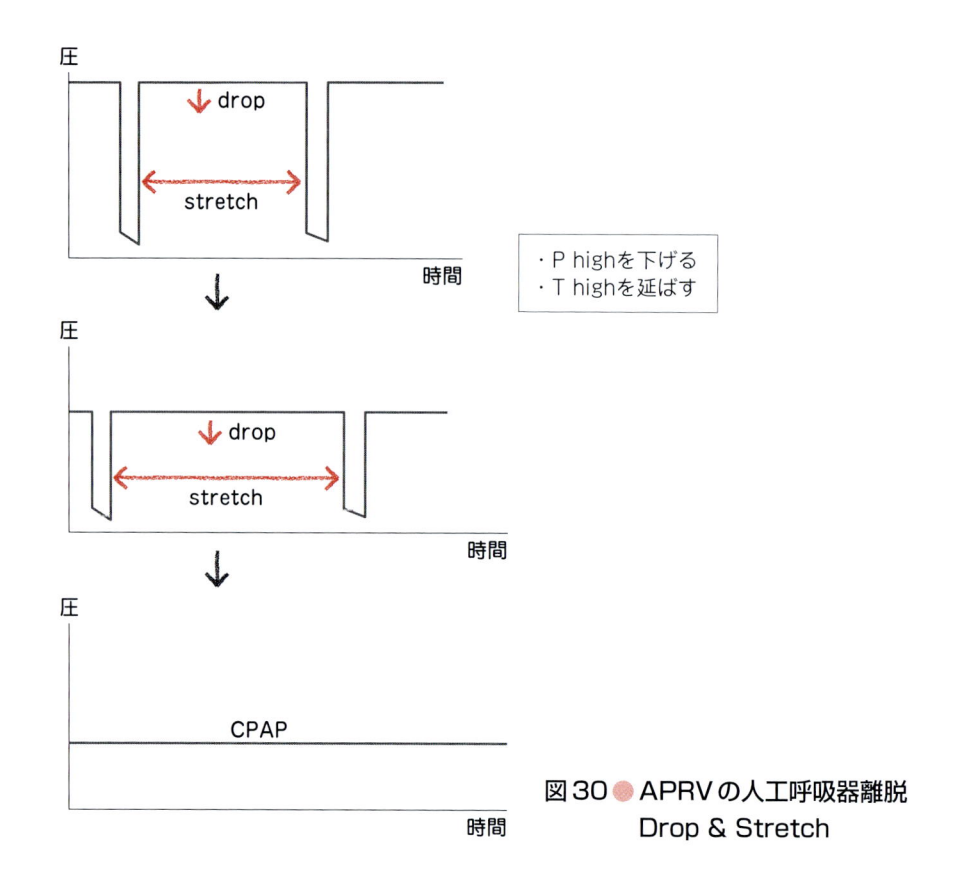

図30 ● APRVの人工呼吸器離脱
Drop & Stretch

・P highを下げる
・T highを延ばす

ながら，T highを延ばす（stretch）方法です．

　酸素化がよければPEEPを下げるのと同じ要領で，P highを下げていきます．急激に肺胞の虚脱が起こらないよう，数時間おきに2 cmH₂Oずつくらい下げるのがよいです．P highを下げるだけだと，下げた分だけ平均気道内圧が下がるので，酸素化が悪くなる恐れがあります．そこで，P highを下げると同時にT highを長くします（図30）．そうすれば，同じだけP highを下げた場合でも，平均気道内圧の下がりは少なくなります．

　T highを長くすると言うことはreleaseの頻度が減るので，換気補助が減ってしまうわけですが，回復期には自発呼吸による換気量も増えてきているはずなのでちょうどよい感じに落ち着きます．P highを下げるたびにT highを延ばすのを繰り返していくと，最終的には**CPAP**になります．この時点でCPAPの圧は10 cmH₂O台半ばになっています．このあとは，CPAPを次第に下げて人工呼吸器離脱へと向かいます．

POINT APRVの人工呼吸器離脱はDrop & Stretch

19 人工呼吸ではモードよりも設定にこだわる

難易度 ★☆☆

　第3～5章では人工呼吸器のモードと設定について見てきましたが，よく理解できたでしょうか？　世の中には，なんだかよくわからないアルファベットの略語がついた人工呼吸器モードが数多くあります．「これこれの病態ではPCVでなければだめだ」とか，「ARDSにはAPRVに限る」とか，「何をおいてもまずはBILEVELだ」とか，「うちの科では伝統的にSIMVに決まっている」とか主張する上司がいたりすると，さらに話がややこしくなります．本を読んで勉強しようと思っても，「このモードではこのように設定する」みたいな話ばかりで，結局どれが一番よいのか教えてくれません．

　実のところ，「このモードが一番よい」とか「このモードとあのモードを比較すると，こっちを使った方が死亡率が低くなった」などという無作為化比較試験（RCT）はなくて，**モードに関するエビデンスは限られている**のです．人工呼吸器設定が死亡率を低下させることを示した唯一のRCTであるARDSネットワークによるARMAでは，1回換気量を理想体重あたり6 mL/kgにすることで12 mL/kgにするよりも死亡率が低下することを示しましたが，この研究で用いられたモードはVCVでした[4]．人工呼吸器離脱におけるモードを比較したRCTでは，SIMVを使うことで人工呼吸器離脱までにかかる時間が延長することが示されています[5, 6]．モードを比較したRCTというのは，実はこれくらいしかなくて，それ以外にどれが優れているかはまだわかっていないのです．ですから，「ARDSではPCVだ」とか，「APRVじゃなきゃだめだ」などというのは今のところ意見でしかなく，エビデンスに基づくものではありません．

　十分なエビデンスのないモードよりもはるかに重要なのは，**人工呼吸器を適切に設定・モニターして安全な人工呼吸管理をすること**です．ARMAでは1回換気量を6 mL/kgにすることでARDSの死亡率が下がることがわかりましたが，せっかく設定を6 mL/kgにしても患者さんが二段呼吸をしているのを見逃してしまっては，実質は12 mL/kgの1回換気量を用いているのと同じことになり，安全な人工呼吸管理とは言えません．PCVを使った場合でも，吸気時間の設定が適切でなく患者—人工呼吸器の同調性が悪ければやはり安全な設定ではありません．絶対的に安全な人工呼吸器モードというのは存在しないので，どのモードを使うにせよ適切な設定とモニターを忘れないようにしたいところです．

　次章では人工呼吸器を安全に使うのに欠かせないモニターの話をします．

文献

1) Morris AH, et al : Randomized clinical trial of pressure-controlled inverse ratio ventilation and extracorporeal CO2 removal for adult respiratory distress syndrome. Am J Respir Crit Care Med, 149 : 295-305, 1994
2) Ferguson ND, et al : High-frequency oscillation in early acute respiratory distress syndrome. N Engl J Med, 368 : 795-805, 2013
3) Young D, et al : High-frequency oscillation for acute respiratory distress syndrome. N Engl J Med, 368 : 806-813, 2013
4) The Acute Respiratory Distress Syndrome Network : Ventilation with lower tidal volumes as compared with traditional tidal volumes for acute lung injury and the acute respiratory distress syndrome. N Engl J Med, 342 : 1301-1308, 2000
5) Esteban A, et al : A comparison of four methods of weaning patients from mechanical ventilation. Spanish Lung Failure Collaborative Group. N Engl J Med, 332 : 345-350, 1995
6) Brochard L, et al : Comparison of three methods of gradual withdrawal from ventilatory support during weaning from mechanical ventilation. Am J Respir Crit Care Med, 150 : 896-903, 1994

第6章 人工呼吸器モニター
～患者さんの肺の状態を把握しよう

1 人工呼吸器の診断的使い方

難易度 ★☆☆

　人工呼吸器は陽圧を使って患者さんの呼吸を手助けするのでした．人工呼吸器を**治療的**に使う目的には，

> ①呼吸仕事量を軽減する
> ②ガス交換を改善する

の2つがありましたね．しかし，人工呼吸器は目的を達成するためにめったやたらと力いっぱい使えばよいものではなく，合併症を起こさないことも重要なのでした．合併症には

> ①人工呼吸器関連肺傷害
> ②患者−人工呼吸器非同調

の2つがあります．合併症を減らすには，圧のかけ過ぎや過膨張のために肺傷害を起こす設定になっていないことを確認し，また患者さんの呼吸努力と人工呼吸器による手助けが同調していることを確認します．そこで有用なのが人工呼吸器のモニターです．

　合併症を防ぐだけでなく，人工呼吸器のモニターを使うことで，肺が固いとか気道が細いといった患者さんの肺の状態を知ることもできます．

　この章では，**診断的**に人工呼吸器を使う方法をお話しします．

2 人工呼吸器モニター　はじめに

難易度 ★☆☆

1 人工呼吸器画面の見方

人工呼吸器の画面は，目的に合わせて大きく2つに分かれています．1つは**設定**で，人工呼吸器で設定した内容がここに記されています．もう1つは**モニター項目**で，患者さんの肺の状態がまとめられています．それぞれの人工呼吸器で画面表示は異なりますが，これら2つは見やすいように分けて表示されています．

2 人工呼吸器用語の基礎知識

人工呼吸器のモニター画面にはさまざまな項目が表示されます．見慣れないものもあるかもしれませんので，ここまでであまり扱っていなかった用語を紹介します．

1）平均気道内圧（mean airway pressure：MAP）

血圧に平均血圧があるのと同様に，気道内圧にも平均気道内圧があります．これは設定する項目ではなく，人工呼吸器を設定した結果得られる値です．平均気道内圧は酸素化と関連します（第5章 16 参照）．

2）分時換気量（minute ventilation：MV）

1分あたりの換気量で，**呼吸回数×1回換気量**で計算できます．換気の指標です．

3）1回換気量（V_{TI}とV_{TE}）

1回換気量の表示にはV_{TI}とV_{TE}の2種類があります．**V_T（tidal volume）は1回換気量**です．Iはinspiredで吸気を示し，Eはexpiredで呼気を示すので，**V_{TI}とV_{TE}はそれぞれ吸気と呼気の1回換気量のことです**．V_{TE}がV_{TI}よりも著しく低いときには，人工呼吸器から送られた空気が帰ってきていないわけですから，リークがあることを示します．

4）I：E比

吸気時間（I）と呼気時間（E）の比率です．直接設定することもありますが，他の項目を設定することで間接的に決まることもあります．「I：E比＝1：2〜1：3」みたいな数字にこだわる人もいますが，健康な人の普段の呼吸ではこれくらいというだけの話で，人工呼吸管理中にも常に当てはまるわけではありません．閉塞性肺疾患で適切な人工呼吸器設定をした場合，I：E比が1：10くらいになることもよくあります．

3 グラフィックの見方

難易度 ★☆☆

> 人工呼吸器グラフィックでは何を見ればよいのか？ グラフィックから何がわかるのか？

　人工呼吸器にまだ慣れていない人にとっては，画面に表示されている摩訶不思議なグラフィックはとっつきにくいものに見えるかも知れません．しかし，慣れてくると患者さんの状態をリアルタイムに知るために，これほど心強い味方はありません．まずはグラフィックの見方から話します．

1 グラフィックの種類

　人工呼吸器が測定しているのは，**圧，流量，換気量の3つ**です．これに時間を合わせてグラフにした，**圧波形（圧—時間曲線），流量波形（流量—時間曲線），換気量波形（換気量—時間曲線）**が基本となる3つの波形です（**図1**）．この3波形に加えて，圧と換気量，流量と換気量をそれぞれ組み合わせた，**圧—換気量曲線**と**流量—換気量曲線**もありますが，こちらは曲線が閉じた輪になるので**ループ**と呼ばれています（**図2**）．理論的には圧と流量を合わせた曲線もできそうですが，有用性が低いので用いません．したがって人工呼吸器で使うのは，**時間を横軸に取った3波形**と，**ループ2種類**の併せて5種類になります．

2 まずは3波形から

　時間を横軸にした3波形の方が直感的にわかりやすいのに対して，慣れるまでは時間軸が表示されない2つのループは解釈が難しく感じるかも知れません．まずは前者の3波形

a）圧波形　　　　　　b）流量波形　　　　　　c）換気量波形

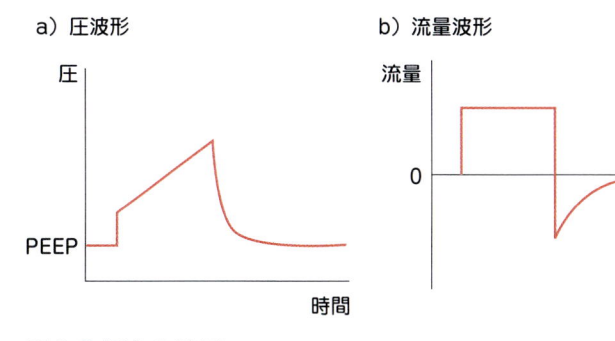

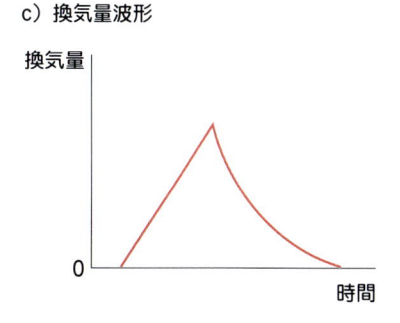

図1 ● 基本3波形

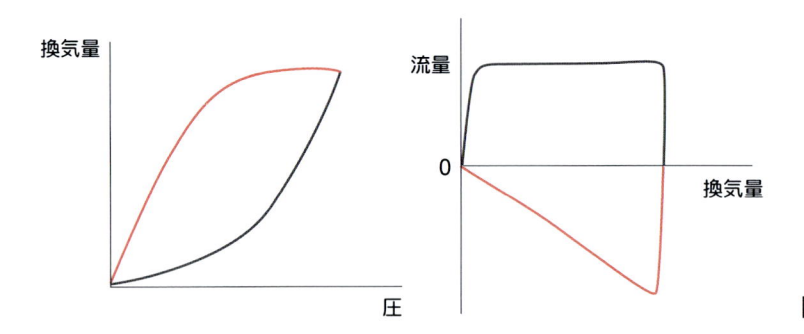

図2 ● ループ2種類

をキッチリ理解したあとで，ループに挑戦するのがよいと思います．ループから得られる情報で，3波形からはわからない情報はありませんので，常に5種類のグラフィックをすべて使いこなさなければならないわけではありません．

> **POINT**
>
> グラフィック5種類
> - 時間を横軸にとった波形
>   ①圧波形（圧―時間曲線）
>   ②流量波形（流量―時間曲線）
>   ③換気量波形（換気量―時間曲線）
> - ループ
>   ①圧―換気量曲線
>   ②流量―換気量曲線

4 圧波形の見方

難易度 ★☆☆

　人工呼吸では「圧」を意識するのが大事だという話をしました．人工呼吸器に表示されるグラフィックのなかで，**圧倒的に最も重要なのが圧波形**です．この見方がわかれば，人工呼吸の見方がかなり変わります．

　VCVであれPCVであれ，人工呼吸器は陽圧で肺へ空気を送り込みます．したがって，人工呼吸器回路で測定する気道内圧は吸気時に陽圧になります．呼気は肺の弾性によって受動的に行われるので，人工呼吸器は陽圧をかけるのをやめるだけです．人工呼吸器が息を吸い取るわけではなかったですよね？

圧波形は人工呼吸器のグラフィックのなかで最もよく使いますので，まずはこの波形から見てみましょう．

1 圧波形の特徴

VCVとPCVでは圧のかけ方が異なります．VCVでは吸気中の流量が設定通りになるよう，PCVでは吸気中の気道内圧が設定通りになるように圧をかけます．圧波形はそれぞれ図3のようになります．いずれの場合も気道内圧は吸気終末で最も高くなっていることがわかります．

VCVでは流量設定に矩形波と漸減波があるのでした（第4章 14 参照）．矩形波とは常に一定の流量で空気を流す方法で，漸減波では始めが速く次第にゆっくりになる方法です．漸減波を使うと吸気での圧波形の上がり方がなだらかになり，PCVの波形に近くなります（第4章 14 参照）．

A/CやSIMVでは人工呼吸器が吸気を始めるときには，圧が基線から上がっていきます．一方，患者さんの吸気努力が人工呼吸器をトリガーして吸気が始まるときには，吸気の始めに小さな下向きの波形ができます．これは患者さんの呼吸（陰圧呼吸）で気道内圧がいったん下がるためです（第4章 13 参照）．

2 圧波形の流れ （図3）

①**吸気の始まり**：圧がかかり始めます．患者さんの吸気努力が人工呼吸器をトリガーして始まる吸気では，最初に小さな下向きの波形ができます．人工呼吸器が始める呼吸ではこの圧の低下はみられません．

②**吸気の途中**：VCVでは右上がりに圧が上がります．PCVでは急速に気道内圧が設定圧に達し吸気時間を通じて維持します．

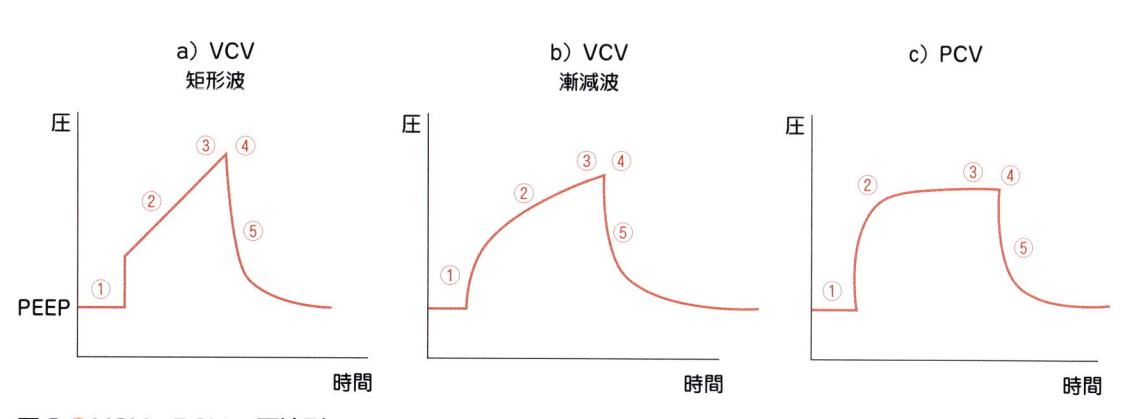

図3 ● VCV，PCVの圧波形

③&④ **吸気の終わりと呼気の始まり**：VCVでは設定した1回換気量に達したところで，PCVでは設定した吸気時間に達したところで吸気が終わります．人工呼吸器がかけていた陽圧が解除されるので，肺胞内圧の方が気道内圧よりも高くなり，肺胞から空気が出てきます．

⑤ **呼気の途中**：気道内圧は設定PEEPまで低下していきます．

5 流量波形の見方

難易度 ★☆☆

流量波形を見てみましょう．先ほどの圧波形はプラス方向（上向き）でしたが，流量波形は横軸（時間軸）を挟んで，プラス方向にもマイナス方向（下向き）にも動きます（図4）．**プラス方向が吸気，マイナス方向が呼気**というのが決まりごとなので，勝手にひっくり返したりはできません．

1 流量波形の特徴

1）吸気

VCVでは吸気流量を設定するのでした．したがって，VCVの吸気波形を見ると直線状になります．矩形波では吸気を通して一定，漸減波では最初が一番流量が大きく，次第に小さくなります．先ほど見た圧波形と合わせて見てください（図4a, b）．

PCVの流量波形はVCVの漸減波に少し似ていて，最初が最も高く，次第に低くなります（図4c）．吸気の始めには，人工呼吸器からの気道内圧（高い）と患者さんの肺胞内圧（低い）の差が最も大きいので流量が最も大きく，そのあと肺胞内圧が上昇するにつれて圧較差が低下するので流量も小さくなります．最終的に肺胞内圧が気道内圧と等しくなると，流量＝0となります（第5章 ❹ 参照）．

2）呼気

呼気波形を見てみましょう．呼気始め（＝吸気終末）で肺胞は最も大きく，肺胞内圧は最も高くなりますので，圧較差を反映して呼気流量は最も大きくなります．息を吐くにつれて肺は縮んで肺胞内圧は低下し，肺胞内圧と気道内圧の圧較差は低下するので，次第に呼気流量は低下し，最終的に肺胞内圧＝気道内圧（＝設定PEEP）となったところで呼気流量＝0になります．**呼気の波形は人工呼吸器モードにかかわらず同じです．**

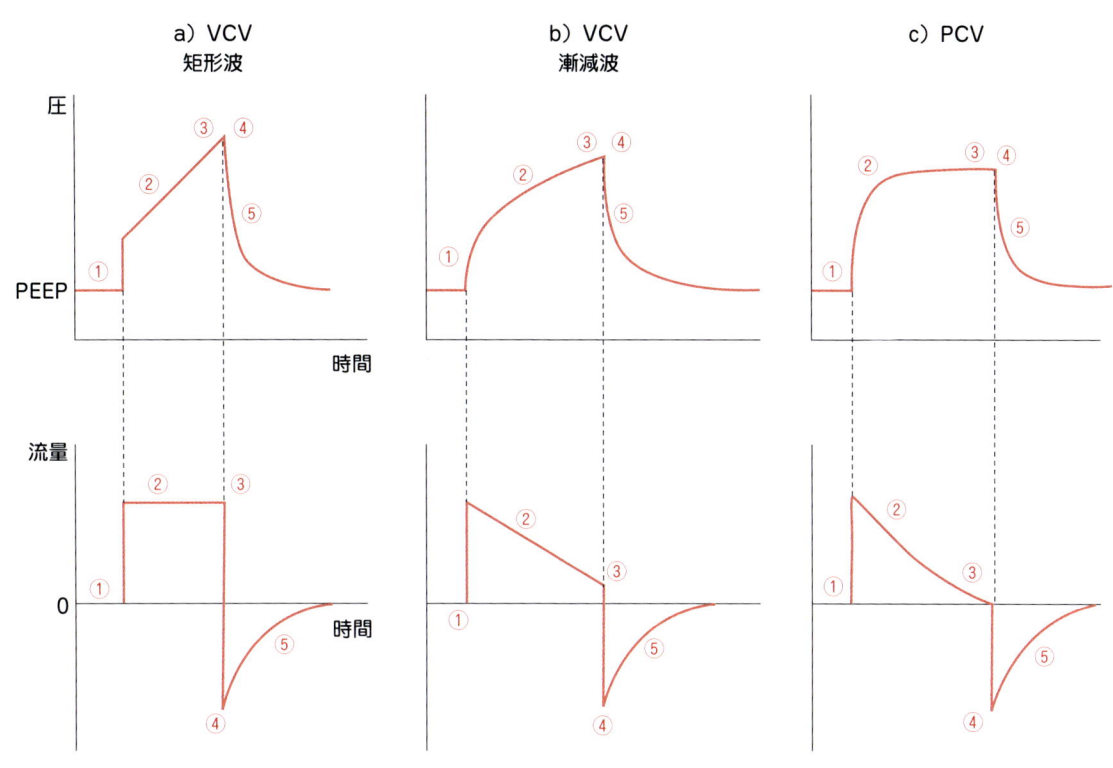

図4 ● VCV, PCVの圧波形と流量波形

2 流量波形の流れ（図4）

①**吸気の始まり**：VCVでは設定した吸気流量が流れ始めます．PCVでは吸気の始めが最も圧較差が大きいため，吸気流量も最も大きくなります．

②**吸気の途中**：VCVでは吸気流量を設定するので，矩形波でも漸減波でも流量波形は直線になります．PCVでは気道内圧と肺胞内圧の圧較差が次第に小さくなっていくので，吸気終末に向かって吸気流量も小さくなります．

③**吸気の終わり**：VCVの矩形波では吸気流量は最後まで変わりませんが，VCVの漸減波やPCVでは吸気の終わりに吸気流量は最も小さくなります．

④**呼気の始まり**：呼気は人工呼吸器で設定するわけではなく，患者さんの肺が縮むことで受動的に行われるので，モードを問わず同じ形になります．肺胞内圧（高い）と気道内圧（低い）の圧較差が最も大きい呼気始めに呼気流量は最も大きくなります．

⑤**呼気の途中**：肺胞が縮んで肺胞内圧が低くなるにつれて，肺胞内圧と気道内圧（＝設定PEEP）の圧較差が小さくなるので，次第に呼気流量も小さくなり，最終的に肺胞内圧が気道内圧に等しくなるところで流量＝0となり呼気が終わります．

6 換気量波形の見方

難易度 ★☆☆

1 換気量波形の特徴

　換気量波形は**1回換気量をグラフ化**したものです．肺に空気が入っていく吸気で上がり，肺から空気が出てくる呼気では下がる曲線を描きます．形は若干異なりますが，VCVでもPCVでも吸気で上がって呼気で下がる山の形になっているのがわかります．吸気終末に肺の中に最も多くの空気が入っているので，ここがテッペンです（図5）．

2 換気量波形の流れ（図5）

①**吸気の始まり**：換気量が大きくなり始めます．
②**吸気の途中**：モードにかかわらず肺に空気が入るにつれて換気量は大きくなります．
③&④**吸気の終わりと呼気の始まり**：肺に入った空気が最も多くなるので，山のテッペンになります．
⑤**呼気の途中**：空気が肺から出て行くにつれて次第に小さくなります．

7 圧―換気量曲線

難易度 ★★☆

　すでに説明した時間を横軸にした3波形に比べると，初学者にはループはわかりにくいかもしれません．前述の3波形に慣れてからループを見ることをおすすめします．

1 圧―換気量曲線

　圧―換気量曲線は，気道内圧と換気量の関係をグラフにしたものです．時間の概念はこのグラフにはありません．肺に圧をかけると肺が膨らんでいくので息を吸うときには右上がりの曲線になります．圧をかけるのを止めると肺は縮みますので，息を吐くときには逆に左下がりの曲線になります．吸気と呼気とで異なる曲線を描くのはヒステリシス（hysteresis）という現象なのですが，詳しい話は必要ないので，ザックリと行きと帰りは違うとだけ知っておいてもらえればよいです．

　圧―換気量曲線は器械呼吸では反時計回りになります（図6）．患者さんが自分で呼吸し

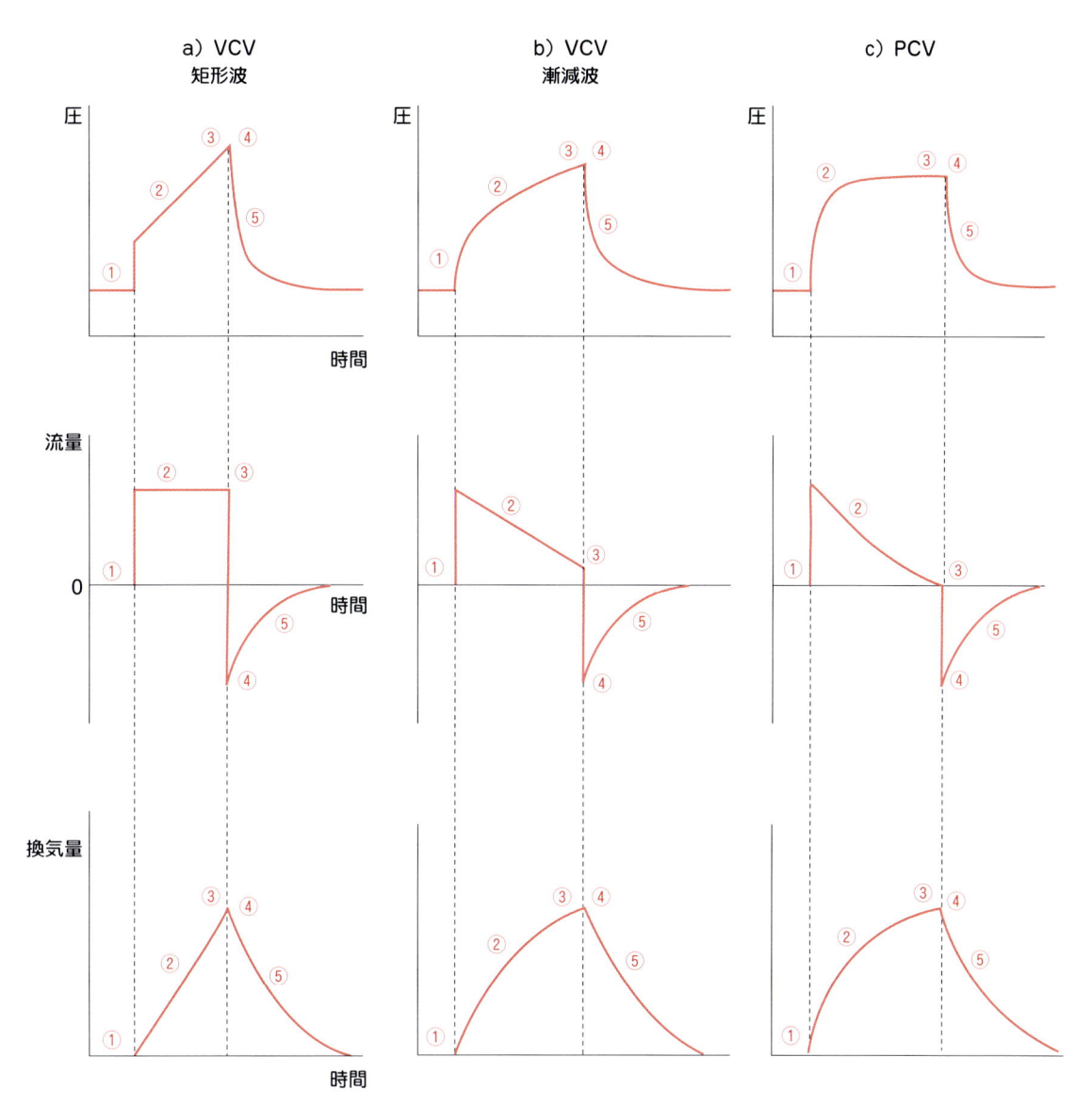

図5 ● VCV，PCVの3波形の比較

 ているときには逆に時計回りになります．自分でする呼吸は陰圧呼吸ですので，吸気では圧がマイナスになります（図7）．
 　患者さんが自分の呼吸で人工呼吸器をトリガーして，そのあとから器械呼吸が始まる場合には，最初は時計回りにマイナス側に曲線を描き，その後から陽圧呼吸を反映して反時計回りにプラス側に曲線を描きます（図8）．
 　PEEPを使っている場合には，圧が0ではなく設定PEEPのところから始まります（図9）．

図6 ● 圧―換気量曲線

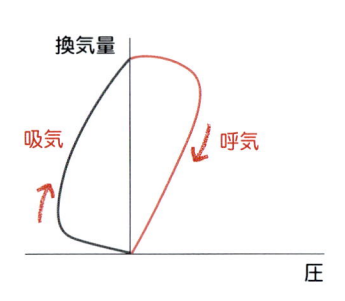

図7 ● 自力で呼吸する場合の圧―換気量曲線

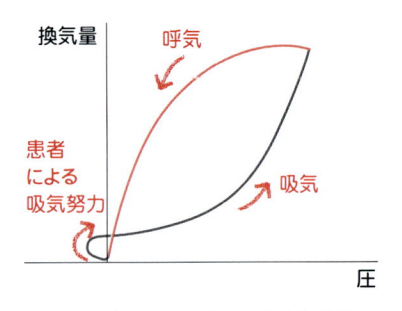

図8 ● 患者トリガーの器械呼吸の圧―換気量曲線

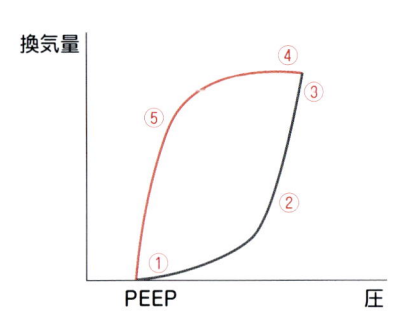

図9 ● PEEP使用時の圧―換気量曲線

2 圧―換気量曲線の流れ（図9）

①**吸気の始まり**：人工呼吸器による陽圧がかかり始めます．
②**吸気の途中**：陽圧が高くなるにつれて換気量が大きくなります．
③&④**吸気の終わりと呼気の始まり**：圧と1回換気量が最も大きくなります．人工呼吸器からの陽圧が止まり，呼気が始まります．
⑤**呼気の途中**：圧と1回換気量がともに小さくなります．

8 流量―換気量曲線

難易度 ★★☆

1 流量―換気量曲線

　　流量―換気量曲線は，流量と換気量の関係をグラフにしたものです．圧―換気量曲線と同様に時間の概念は含まれていません．呼吸機能検査を見たことがある人にはおなじみの

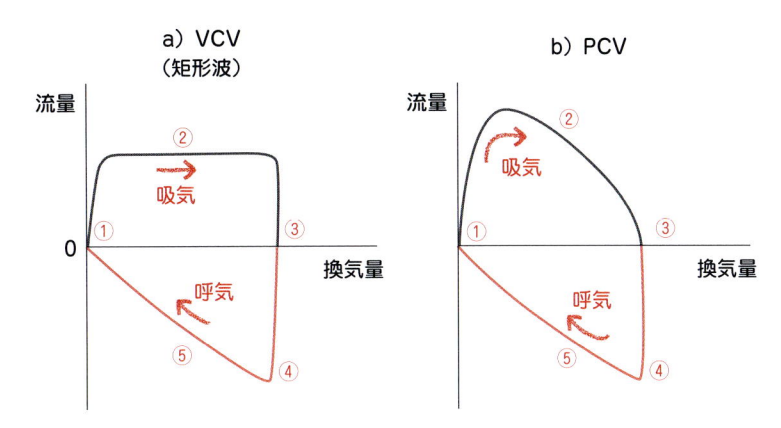

図10 ● VCVとPCVの流量―換気量曲線

曲線かもしれませんが，なぜか**呼吸機能検査とは上下が逆さま**で，吸気を上向き，呼気を下向きに表示することが多いです（図10）．強制呼気ではない点も呼吸機能検査とは異なります．

吸気を上向きにした流量―換気量曲線では，時計回りに進みます．流量波形でも見たように，VCVとPCVでは吸気の波形が異なります．VCVでは吸気流量を設定するので直線になります．PCVでは気道内圧と肺胞内圧の圧較差を反映して，吸気の始めにもっとも吸気流量が大きく，肺が大きくなって肺胞内圧が高くなるにつれて吸気流量は小さくなります．

呼気は受動的に行われるので，流量波形で見たのと同様に**モードにかかわらず呼気側の曲線は同じ形**になります．

2 流量―換気量曲線の流れ（図10）

①**吸気の始まり**：肺へ空気が流れ始めます．
②**吸気の途中**：VCVでは直線になり，PCVでは換気量が小さいときに流量が大きく，換気量が大きくなるにつれて流量は小さくなります．
③**吸気の終わり**：肺への空気の流れが終わり，呼気の始まり（④）へと続きます．
④**呼気の始まり**：呼気は人工呼吸器で設定するわけではなく，患者さんの肺が縮むことで受動的に行われるので，モードを問わず同じ形になります．肺が大きく，肺胞内圧（高い）と気道内圧（低い）の圧較差が最も大きい呼気始めに呼気流量は最も大きくなります．
⑤**呼気の途中**：肺胞が縮むにつれて，肺胞内圧と気道内圧（＝設定PEEP）の圧較差が小さくなるので，次第に呼気流量は小さくなり，最終的に肺胞内圧が気道内圧に等しくなるところで流量＝0となり呼気が終わります．

9 グラフィックの異常

　これまでは正常波形を紹介しましたが，ここからは異常波形の見つけ方を示します．心電図を見るときに，急性心筋梗塞での異常パターンを知らなければ心筋梗塞がわからないように，グラフィックも異常のパターンを知らなければ何が起こっているかはわかりません．漫然と見てわかるわけではないのです．とはいっても，心電図と比べると異常のバリエーションははるかに少ないのでご安心ください．心筋梗塞を診るときには心電図のST–T波が重要なのと同様に，グラフィックでも病態によって見るところは限られています．ポイントを絞って知りたい情報を手っ取り早く知る方法をお示しします．
　ここで扱うのは以下です．

1 基本3波形

1）圧波形からわかること

- 吸気流量不足（VCV）
- 過剰な1回換気量（VCV）または吸気時間（VCV, PCV）
- コンプライアンス・気道抵抗の変化（VCV）
- オートPEEP測定（VCV, PCV）

2）流量波形からわかること

- オートPEEPとミストリガー（すべてのモード）
- 気道分泌物，回路の結露（すべてのモード）
- 吸気時間の設定が適切か（PCV）
- コンプライアンス・気道抵抗の変化（PCV）

3）換気量波形からわかること

- リーク（すべてのモード）

4）どの波形からでもわかること

- 2段呼吸（VCV, PCV, 稀にPS）

2 ループ

1）圧―換気量曲線からわかること

- 気道抵抗の変化（VCV，PCV）
- コンプライアンスの変化（VCV，PCV）
- 過剰な1回換気量（VCV）
- 吸気流量不足（VCV）
- リーク（すべてのモード）

2）流量―換気量曲線からわかること

- 気道抵抗の変化（VCV，PCV）
- リーク（すべてのモード）
- オートPEEP（すべてのモード）

10 圧波形からわかること

難易度 ★☆☆

圧波形の形からわかることは，まず以下の2つです．

①吸気流量不足（VCV）
②過剰な1回換気量（VCV）または吸気時間（VCV，PCV）

これら2点はいずれも**吸気**部分の波形からわかります．呼気ポーズを行わなければ，**圧波形の呼気部分にはあまり情報はありません**．吸気または呼気の終末にいったん空気の流れを止める（ポーズ）ことで，さらに次の2つもわかります．

③肺メカニクス（VCV）
　・気道抵抗
　・コンプライアンス
④オートPEEP（VCV，PCV）

この2つについては後の「 16 VCVでの肺のメカニクスの見方①」と「 20 ， 21 オートPEEP」で詳しく説明します．

1 吸気流量不足

VCVでは吸気流量を設定しますが，吸いたい量に設定が追いついていなければ，患者さ

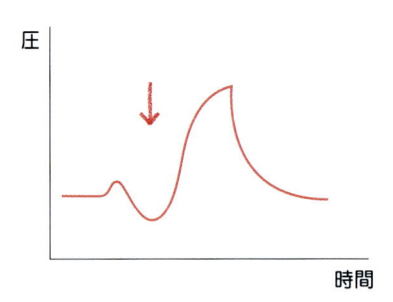

吸気の途中で圧が下がる　　図11 ● 吸気流量不足（VCV）の圧波形

んは息が吸えずに苦しい思いをすることになります（第4章 14 参照）．VCVの正常圧波形では矩形波であれ漸減波であれ，吸気終末に向かって気道内圧は上がっていくのが特徴でした（第6章 4 ）．吸気流量が足りないときには，患者さんががんばって息を吸おうとする（陰圧呼吸）ので，**この波形が下向きに凹みます**（図11）．このような波形を見たときには，吸気流量が足りないので設定を上げます．

2 過剰な1回換気量（VCV）または吸気時間（VCV, PCV）

　この2つは同じものではありませんが，グラフィックでの見え方が似ているので一緒に紹介します．

1）過剰な1回換気量

　まず，VCVにおける過剰な1回換気量です．肺に空気を入れすぎると肺はパンパンに膨らんで，それ以上は膨らみにくくなります．このような肺に無理に空気を入れようとすると圧が急激に高くなってしまいます．これを示したのが図12です．**吸気終末で圧波形が上向きに尖っている**のがわかりますね．このような波形を見たら，1回換気量設定を下げるようにします．第4章で説明したように，1回換気量を6〜8 mL/kgに設定していればまず起こりません．

2）過剰な吸気時間

　次に過剰な吸気時間です．このときも吸気終末で圧波形が上向きに尖った形をすることがあります．VCVまたはPCVであまりに吸気時間が長すぎると，患者さんは自力で息を吐こうとします．**人工呼吸器による陽圧と患者さんの呼気努力がぶつかって，圧波形の最後に上向きの波ができます**（図13）．このような波形を見たら吸気時間を短縮します．PCVでは呼気時間を設定しますので，設定を短くします．VCVでは吸気時間を決めるのは1回換気量と吸気流量の関係なので，1回換気量を下げるか吸気流量を上げます．プラトー時間（p.171 Side Note 参照）を設定しているときにはオフにするか，短くします．

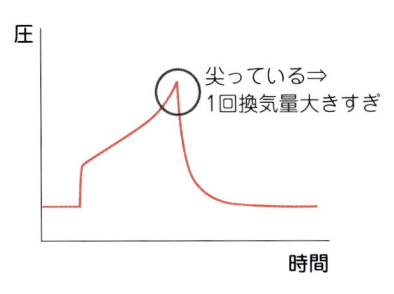

図12 ● 過剰な1回換気量（VCV）の圧波形（尖っている⇒1回換気量大きすぎ）

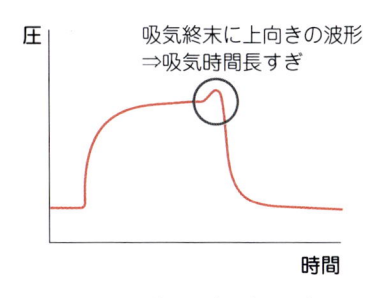

図13 ● 過剰な吸気時間（VCV, PCV）の圧波形（吸気終末に上向きの波形⇒吸気時間長すぎ）

　以上が圧波形の形からわかる典型的な異常です．吸気ポーズや呼気ポーズを行うことによってわかる異常については，それぞれ 16 以降の「メカニクス」と「オートPEEP」についての項で詳しく説明します．

> **POINT**
> 圧波形からわかること
> ①吸気流量不足（VCV）：吸気の途中で圧波形が凹む
> ②過剰な1回換気量（VCV）または吸気時間（VCV，PCV）：吸気終末に上向きの波形

Side Note：プラトー時間とは

　VCVではプラトー時間を設定することができます．これは吸気の終わりで息を吸った状態を保持する時間です．吸気流量と吸気時間の両方を設定できる人工呼吸器で，吸気時間を長くしても同じです（p.106 Side Note「吸気流量と吸気時間」参照）．虚脱した肺胞を開くという意図で使われることがあるようですが，患者さんは毎回息を吸い終わったところで息ごらえをさせられるので，苦しい呼吸になります．PCVでの長すぎる吸気時間同様に，ルーチンでは使わない方がよいでしょう．

　肺メカニクスを知るために吸気ポーズをしてプラトー圧を測定しますが，こちらは毎呼吸ではなく測定したいときだけ行います．

11 流量波形からわかること

難易度 ★☆☆

流量波形からわかることは以下の4つです．

①オートPEEPとミストリガー（すべてのモード）
②気道分泌物，回路の結露（すべてのモード）
③吸気時間の設定が適切か（PCV）
④コンプライアンス・気道抵抗の変化（PCV）

1 オートPEEPとミストリガー

　圧波形とは異なり，**流量波形では呼気に重要な情報があります**．人工呼吸器は吸気を助けるけど，呼気は患者さん任せなのでした．人工呼吸器で設定できない分，息を吐き切れているか観察する必要があります．正常に呼気が終わっているかどうかは気流量が0に戻ることからわかります．0に戻っていなければ，**エア・トラッピング**と**オートPEEP**があります（図14）．

　息を吐ききれなければ，人工呼吸器をトリガーして次の息を始めることが難しくなります．人工呼吸器をトリガーできないことを**ミストリガー**と呼びますが，これも流量波形から見つけることができます（22 参照）．流量波形の呼気部分の見方は「20，21 オートPEEP」で詳しく説明します．

2 気道分泌物，回路の結露

　流量波形がギザギザになっているときには流量がスムーズにならない原因すなわち，気

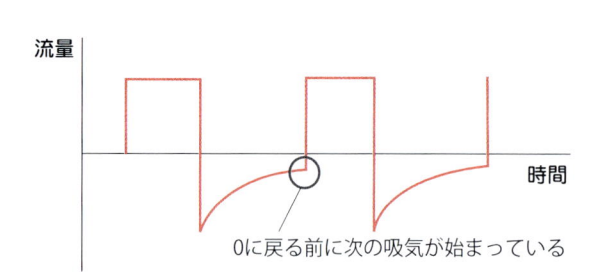

図14 ● エア・トラッピングとオートPEEPがある場合の流量波形
（0に戻る前に次の吸気が始まっている）

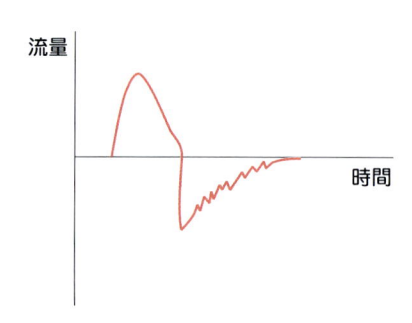

図15 ● 気道分泌物や回路の結露がある場合の流量波形

道分泌物か回路の結露が存在します（図15）．このような場合には，人工呼吸器回路の結露を取り除き，気管内吸引によって気道分泌物を取り除きます．波形がスムーズになれば原因が取り除かれたことがわかります．

3 吸気時間の設定が適切か？

第5章 4 で説明したように，PCVでの吸気時間の設定の目安に吸気流量を用いることができます．流量＝0となるところを目安にして吸気時間を設定すれば，ピーク圧（最高気道内圧）＝プラトー圧と考えてよいのでしたね．

4 コンプライアンス・気道抵抗の変化

PCVではコンプライアンスや気道抵抗の変化が流量波形に反映されます．詳しくは「19 PCVでの肺メカニクスの見方②」で説明します．

> **POINT**
> 流量波形からわかること
> ①吸気時間設定（PCV）：吸気流量＝0を目安に
> ②オートPEEPとミストリガー：呼気の流量波形に注目
> ③気道分泌物，回路の結露：波形がギザギザ
> ④コンプライアンス・気道抵抗の変化（PCV）

注：APRVでT lowを設定するときにも流量波形は重要ですが，ここでは一般的な設定についてのみ述べています．APRVの設定については第5章 17 参照．

12 換気量波形からわかること

難易度 ★☆☆

換気量波形からわかる異常は，ズバリ「リーク」です．それ以外にはあまり情報がありません．

1 リーク

換気量波形で見なければならないのは，**人工呼吸器が肺に送った空気の量と，肺から帰っ**

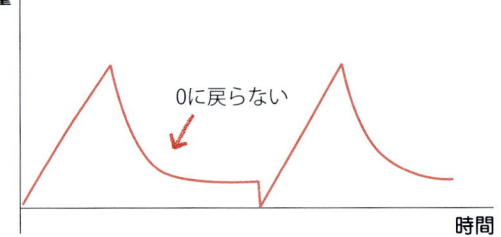

図16 ● リークがある場合の換気量波形

てきた空気の量が等しくなることです．きわめて当たり前のことですよね．患者さんの肺が空気を吸い取ったりしない限り，吸気の1回換気量と呼気の1回換気量は同じハズです．しかし，**気管チューブが抜けかけていたり，人工呼吸器回路に漏れがあったり，気胸に対して胸腔ドレーンが入っていたり**すると，吸気の1回換気量よりも呼気の1回換気量の方が小さくなります．これを換気量波形から見つけます．

VCVでもPCVでも換気量波形は山の形をしていました．山は0から始まって0に戻ります．リーク（漏れ）があると，人工呼吸器が送った空気のうちリークした分は人工呼吸器に戻ってこないので，山は0に戻りません（図16）．このような波形を見たら漏れを探してください．特に，患者さんを搬送などで動かした後に起こった場合には，気管チューブの抜けや回路のゆるみなどがないか再点検が必要です．

> **POINT** 換気量波形からわかること
> ● リーク：呼気で波形が0に戻らない

13 どの波形からもわかること　難易度 ★☆☆

どの波形を見てもわかる異常は

　2段呼吸

です．どれを見てもわかるので，最もよく使う圧波形で見つけられるようにしておけばよいでしょう（図17）．

2段呼吸とは，**患者さんが1回息を吸って，吐く前にもう一度続けて息を吸うこと**を意

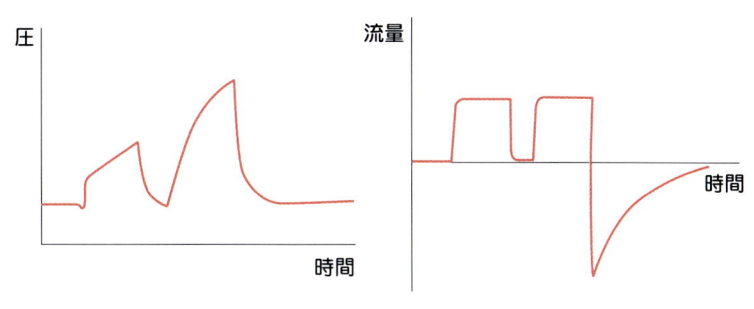

図17 ● 2段呼吸
呼気をせずに続けて吸気をしている

味します．2段では収まらず，3段になることもあります．VCVやPCVのような器械呼吸を用いるモードで起こりますが，稀にプレッシャーサポート（PS）で起こることもあります．2段呼吸が起こるのは患者さんに吸気努力があるときに限られていて，深い鎮静や筋弛緩のために吸気努力をしていないときには起こりません．

2段呼吸は，**吸気時間か1回換気量の設定が本人の吸気努力に対して低く設定されているとき**に起こります．吸気時間を延ばすには，PCVの場合には吸気時間設定を直接調節できます．VCVでは吸気流量を低くします．VCVでは1回換気量設定が低くても2段呼吸が起こります．特にARDSのように低い1回換気量設定を用いているときに起こることがあります．解決法として，1回換気量を増やす余地があれば増やしますが，肺傷害の危険性があるために増やせない場合には対応が難しくなります．一般には，①鎮静を深くして呼吸努力を減らす，あるいは②他のモードに変更する，といった対応をとります．

PSで2段呼吸が起こるのは，ARDSや肺線維症など肺が固い場合です．吸気流量の下がりが早いため，患者さんが吸気を続けていても人工呼吸器が吸気終了と判断するのが原因です．この場合，ターミネーションクライテリアを低く設定します（第5章 **12** 参照）．

> **POINT** どの波形からもわかること
> ● 2段呼吸：吸気が2回（以上）続けて行われる

14 圧—換気量曲線からわかること

難易度 ★★☆

圧—換気量曲線からわかるのは主に次の4点です．

①肺メカニクス
・気道抵抗
・コンプライアンス

②過剰な1回換気量
③吸気流量不足
④リーク

1 肺メカニクス

　圧—換気量曲線の特徴として，**コンプライアンスは曲線の傾き，気道抵抗は曲線の幅**で表されるので，変化をパッと見てわかりやすい点が挙げられます．それぞれの値を求めるには，後述の ⑰〜⑲「肺メカニクスの見方」にあるように，測定を行う必要があります．

　傾きが減って**曲線が寝そべった形**になっているときにはコンプライアンスが**低下**しています．**ARDS**がこのパターンをとります．逆に，傾きが増えて**曲線が立ち上がった形**になっているときにはコンプライアンスが**上昇**しています．**肺気腫**がこのパターンです*（図18）．

　気道抵抗の見方ですが，曲線の幅が広くなっていれば気道抵抗が上昇しています（図19）．閉塞性肺疾患ではこのパターンになります．治療により気道抵抗が低下すれば，曲線の幅は狭くなっていきます．

> ＊ここで見ているのは**動的**コンプライアンスなので，厳密に言うと気道抵抗の要素も含まれています（p.187 Side Note参照）．

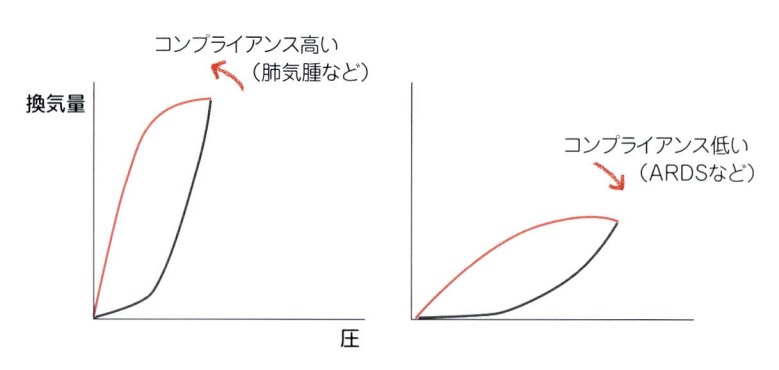

図18 ● コンプライアンスと圧—換気量曲線

図19 ● 気道抵抗と圧—換気量曲線

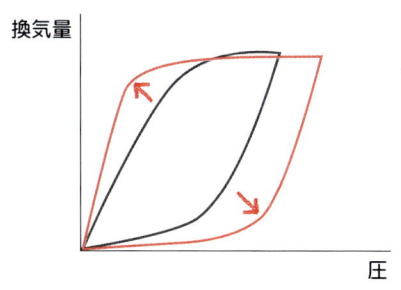

気道抵抗が上昇すると圧—換気量曲線は幅広になる（閉塞性肺疾患など）

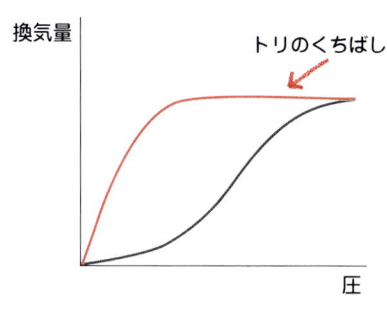

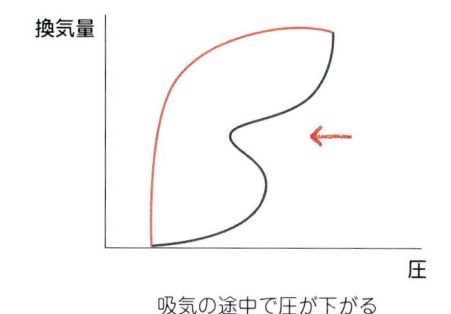

図20 ● 過剰な1回換気量と圧—換気量曲線

図21 ● 吸気流量不足の圧—換気量曲線

2 過剰な1回換気量設定

　VCVで過剰な1回換気量設定をしたときの圧波形の特徴を覚えているでしょうか？ 吸気の終わりに近づくにしたがって，肺が広がりにくくなるので最後には圧が急に上がって尖った形になるのでした（ 10 「圧波形からわかること」参照）．圧—換気量曲線でも同じことが起こります．過膨張して広がりにくくなった肺では，圧を加えても換気量はそれほど増えなくなるので図20のような形になります．ちょうど**トリのくちばし**のように見えるので，「Beaking」と呼ばれます．

3 吸気流量不足

　VCVでは吸気流量の設定が患者さんの吸気努力に対して低すぎる場合，気道内圧が吸気の途中で下がるパターンになるのでした（第4章 14 ，第6章 10 参照）．同じことが圧—換気量曲線でもわかります．吸気途中で気道内圧が下がるのを反映して，圧—換気量波形は左向き（圧が下がる方向）に凹みます（図21）．

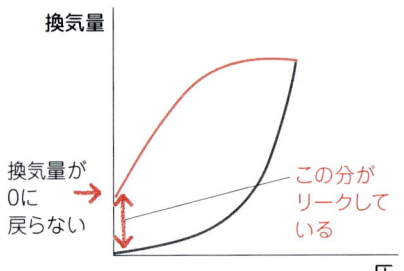

図21 ● リークと圧―換気量曲線

4 リーク

リークがあれば、換気量波形で肺に入っていった空気よりも出てきた空気の方が少なくなるのでした（ 12 「換気量波形からわかること」参照）．それと同じことが、圧―換気量曲線からもわかります．ここで見るのは呼気波形の最後の部分です．**換気量が最後に0に戻らずにループが閉じなければリークがある**ことがわかります（図22）．

> **POINT**
> 圧―換気量曲線からわかること
> ①肺メカニクス
>   ● コンプライアンス：高ければ傾きが急になり，低ければ傾きが緩やかになる
>   ● 気道抵抗：高ければ幅が広くなる
> ②過剰な1回換気量（VCV）：Beaking
> ③吸気流量不足（VCV）
> ④リーク：換気量が0に戻らない

15 流量―換気量曲線からわかること

難易度 ★★☆

流量―換気量曲線からわかることは以下の3点です．

①気道抵抗の変化（気道閉塞と気管支拡張薬への反応）
②オートPEEP
③リーク

1 気道抵抗の変化

　気管支喘息やCOPDといった閉塞性肺疾患では，気道閉塞のために流量が低下します．閉塞の程度が強ければ強いほど流量は低下し，治療により閉塞が改善すれば流量は増加します．呼吸機能検査を見るときと同じです．

　人工呼吸器のモードにかかわらず，呼気は受動的に行われるため，**気道閉塞の所見は呼気でみられます**．VCVでは吸気流量を設定するので，閉塞の有無にかかわらず**吸気の流量は設定通りになります**（図23a）．PCVでは閉塞があれば，**吸気でも流量が低下します**（図23b）．

　気管支拡張薬を投与することで気道抵抗が改善すると，VCVでは呼気の流量が増加し，PCVでは吸気・呼気両方の流量が増加します．

2 オートPEEP

　気道閉塞のために息を吐ききれていないことは，流量波形の呼気を見ることでわかるのでしたね（「11 流量波形からわかること」参照）．同じことが，流量-換気量曲線からもわかります．ここでも見るのは呼気の最後です．**流量が0に戻らずに次の吸気が始まっていれば，オートPEEPが存在します**（図24）．

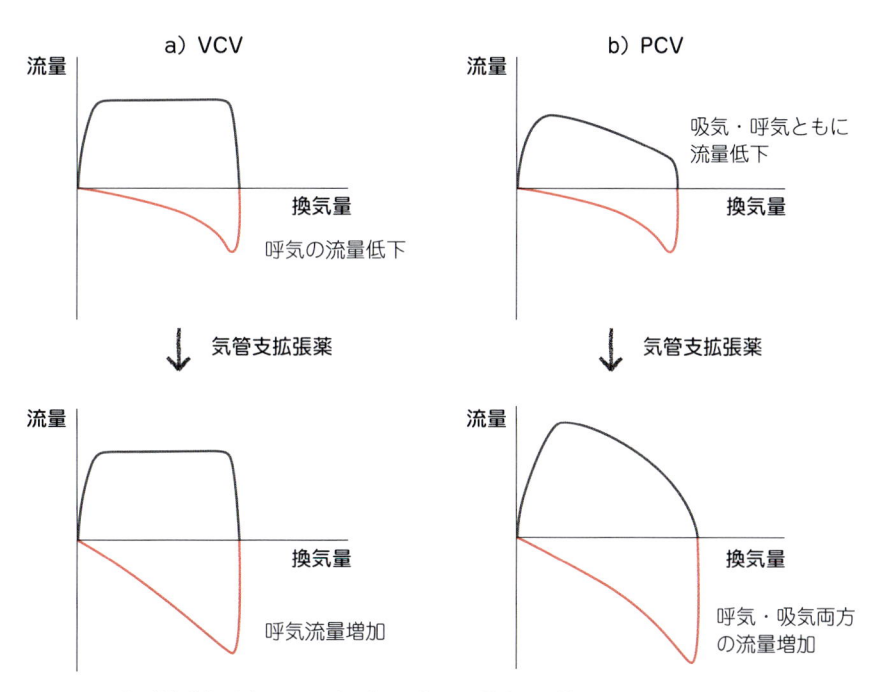

図23 ● 気道抵抗が上昇した場合の流量—換気量曲線

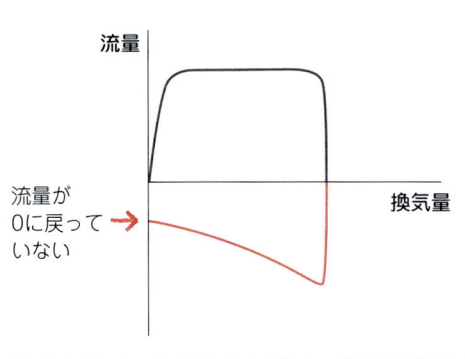

図24 ● オートPEEPと流量―換気量曲線

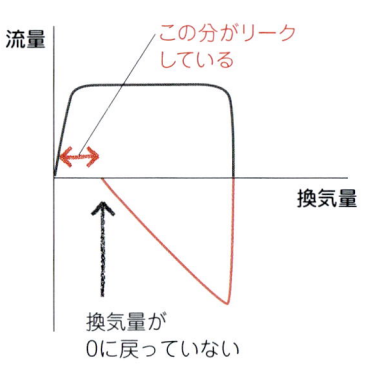

図25 ● リークと流量―換気量曲線

3 リーク

　リークがあれば，換気量波形で肺に入っていった空気よりも出てきた空気の方が少なくなるのでした（「12 換気量波形からわかること」参照）．それと同じことが，流量―換気量曲線からもわかります．ここで見るのは呼気波形の最後の部分です．**換気量が最後に0に戻らずにループが閉じなければリークがあることがわかります**（図25）．

> **POINT**
> 流量―換気量曲線からわかること
> ①気道閉塞：流量の低下
> ②オートPEEP：呼気の流量が0に戻らない
> ③リーク：呼気の換気量が0に戻らない

16 VCVでの肺メカニクスの見方①

難易度 ★☆☆

第6章 人工呼吸器モニター

1 肺メカニクスとは

　ここまでは人工呼吸器のグラフィックの形からわかるパターンを示しました．ここからは少し内容が変わって，**肺メカニクス**について話をします．肺の状態を，**気道抵抗**と**コンプライアンス**という2つの指標で表すことができたのを覚えていますか？ここまでは概念としてこの2つの指標を扱ってきましたが，実は数値化することができるのです．

　「気管支喘息の患者さんの気道抵抗が25 cmH$_2$O/L/秒から15 cmH$_2$O/L/秒に下がった」といえば，発作がよくなってきていることがわかりますし，「ARDSの患者さんのコンプライアンスが40 mL/cmH$_2$Oから20 mL/cmH$_2$Oに下がった」といえば，肺がより固くなっている，すなわち病状が進行したことがわかります．このように**2つの指標を経時的に記録**しておけば，何か変化が起こったときにも原因を考えやすいですね．この項 **16** と次の項 **17** で，気道抵抗とコンプライアンスの求め方と，それぞれの値が変化したときの原因の考え方を話します．

2 肺メカニクスを知るために

　肺メカニクスを理解するためにさらに深く圧波形を見てみます．吸気圧には2つの成分があったのを覚えていますか？1つは気道に空気を通すための圧で，2つめは肺胞に空気を入れるための圧です（第2章 **5**，第4章 **16** 参照）．

　　　　吸気圧＝気道に空気を通す圧＋肺胞に空気を入れる圧

　この2つを区別できれば，気道の問題（気道抵抗上昇）が起こっているのか，肺胞の問題（コンプライアンス低下）が起こっているのかがわかります．とはいえ，人工呼吸器は2つを区別して表示してくれません．ここではプラトー圧を測定することで2つを区別する方法を見ていきます．

3 VCVでの圧波形の見方

　圧波形の内訳を考えてみましょう．まずはVCVで矩形波を用いた場合です．これは吸気流量が常に一定になる設定でした．**気道に空気を通す圧**はオームの法則で

　　　　気道に空気を通す圧＝吸気流量×気道抵抗

となります．吸気を通じて気道抵抗は一定だと考えられるので，この圧は一定になります．これが図26の圧波形での ■ 部分になります．吸気圧のうち，気道に空気を通すための圧を除くと何が残りますか？ **肺胞に空気を入れる圧**ですね．図の三角の部分に相当します．吸気終末に向かって高くなっていくのがわかります．肺胞に空気を入れる圧にPEEPを加えたのが**肺胞内圧**で，図の（---）で示されます．

このように考えると，VCVでの気道内圧とは，気道に空気を通す圧と肺胞に空気を入れる圧の2つにPEEPを合わせた3つの成分で構成されていることがわかります．圧傷害の指標になる肺胞内圧（---）は，肺胞に空気を入れる圧にPEEPを加えたものになります．

4 圧波形とプラトー圧

残念ながら人工呼吸器の圧波形では，このように気道内圧の内訳をきれいに表示してくれたりはしません．そのため，肺胞内圧を調べるためにはある操作が必要になります．吸気の終わりでピーク圧から気道に空気を通す圧を除いた肺胞内圧だけを知りたいのですから，気道に空気を通す圧＝0となるように**吸気ポーズ**という操作を人工呼吸器で行います．吸気終末でいったん空気の流れを止めるのです．操作といってもボタン1つ押すだけです（4章 16 参照）．

空気の流れがないということは，圧較差が存在しないので，

　　気道内圧＝肺胞内圧

の状態になります．このときに測定した気道内圧がプラトー圧です．先ほど考えた気道内圧の内訳で言うと，

　　プラトー圧＝肺胞に空気を入れる圧＋PEEP

です．一方で，ピーク圧（最高気道内圧）とは気道に空気を通す圧も含めた圧なので，

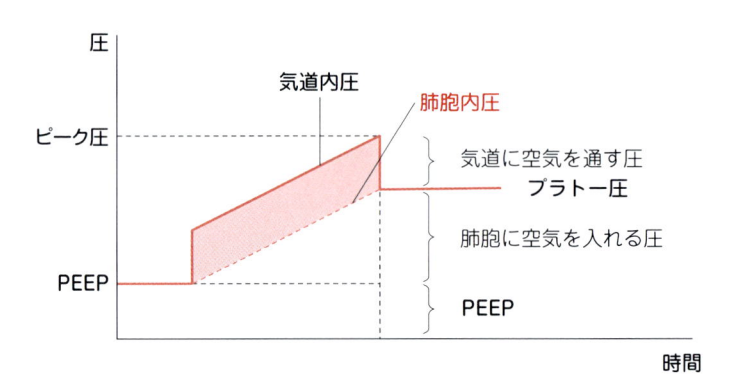

図26 ● VCVの圧波形における気道内圧の内訳

> ピーク圧＝**気道に空気を通す圧＋肺胞に空気を入れる圧＋PEEP**

となります．したがって，**ピーク圧とプラトー圧の差が気道に空気を通す圧である**ことがわかります．

5 気道抵抗・コンプライアンスと圧波形の関係

1回換気量を設定するVCVでは気道内圧は患者さんの肺の状態によって変化します．それでは気道抵抗が上昇すると圧波形にどのような変化が起こるでしょうか？

> 気道に空気を通す圧＝吸気流量×気道抵抗

が大きくなるので，■■■ すなわちピーク圧とプラトー圧の差が大きくなります．気管支攣縮や痰詰まりなどで気道抵抗が上昇した場合には，典型的に図27a のような波形になります．ピーク圧が高くなり，プラトー圧は変化しないパターンです．

コンプライアンスが低下するとどうでしょうか？今回は，気道に空気を通す圧は変化しませんが，肺胞が膨らみにくくなるので，肺胞に空気を入れる圧が大きくなります．したがって，圧波形は図27b のように変化します．ピーク圧とプラトー圧の両方が同じだけ高くなるパターンです（ピーク圧とプラトー圧の差は変わりません）．気道抵抗上昇とコンプライアンス低下の両方が起これば，両方の圧が大きくなります（図27c）が，ピーク圧の上昇がプラトー圧上昇を上回ります．

気道内圧上昇と言っただけでは，肺のどの部分に問題が起こっているのかすぐにはわかりませんが，このように気道内圧の内訳を考えることで原因を考えるのに役立ちます．さて，これで気道抵抗とコンプライアンスを調べる準備が整いました．次項 **17** ではこの2つを実際に計算してみます．

a）気道抵抗上昇　　　b）コンプライアンス低下　　　c）気道抵抗上昇＋コンプライアンス低下

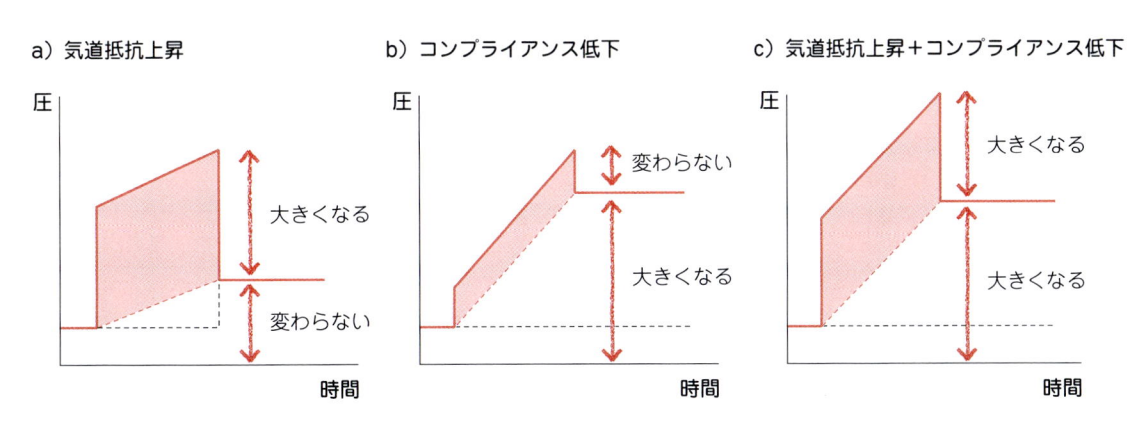

図27 ● 気道抵抗・コンプライアンスの変化と圧波形

> **POINT** VCVでの圧の変化
> - 気道抵抗上昇：ピーク圧↑，プラトー圧→
> - コンプライアンス低下：ピーク圧↑，プラトー圧↑，ピーク圧とプラトー圧の差→

17 VCVでの肺メカニクスの見方②

難易度 ★☆☆

> 気管支喘息重積発作で人工呼吸管理となった患者を担当している．気道内圧が上昇し，人工呼吸器のアラームが鳴り始めた．気道内圧が上昇した原因を調べる方法は？

1 気道内圧上昇とは

　VCVでは，気道抵抗またはコンプライアンスの変化が気道内圧の変化として表れるのでした．気道内圧が上昇するということは，**気道に空気を通す圧か，肺胞に空気を入れる圧のどちらか（あるいはどちらも）が高くなっています**．前項では呼気ポーズをした圧波形のパターンからどちらの圧が高くなっているのか調べる方法を見ましたが，評価の方法がいささか主観的なので，自分が評価するのと同僚が評価したのが必ずしも同じになるとは限りません．そこで，肺の状態を表す2つの指標である気道抵抗とコンプライアンスを数値化してみます．

　気道に空気を通す圧が高くなっているときには気道抵抗が上昇しており，肺胞に空気を入れる圧が高くなっているときにはコンプライアンスが低下しています．気道抵抗とコンプライアンスがわかれば，**気道内圧上昇の原因を突き止めるのに役立ちます**．また，気道抵抗やコンプライアンスを経時的に測定すれば，**経過を見るのにも役立ちます**．

2 気道抵抗の計算

　気道抵抗を調べるには，**モードをVCVにして矩形波を使います**．前項で，気道内圧を気道に空気を通す圧，肺胞に空気を入れる圧，PEEPの3つの成分に分けましたね．気道に空気を通す圧はピーク圧とプラトー圧の差でした．

　VCVでは吸気流量は設定通りになるので，オームの法則の式に入れれば気道抵抗がわかります．

$$\text{気道抵抗} = \frac{\text{気道に空気を通す圧}}{\text{吸気流量}}$$

$$= \frac{\text{ピーク圧} - \text{プラトー圧}}{\text{吸気流量}}$$

実際の例で考えてみます．VCV 1回換気量 500 mL，PEEP 5 cmH$_2$O，吸気流量 60 L/分の設定において，ピーク圧 35 cmH$_2$O，プラトー圧 15 cmH$_2$O であったとします．この場合の気道抵抗を計算してみます（図28）．

ピーク圧とプラトー圧の差は 20 cmH$_2$O で，この圧が気道に空気を通す圧になります．あとは吸気流量設定を使えば気道抵抗が求められますが，その前にもう一段階あります．**気道抵抗の計算では吸気流量を L/分から L/秒に変換しなければならない**のです．ちょっと面倒ですね．「だったら，初めから L/秒で表示しておけばいいじゃん！」と思いますよね．全くその通りなのですが，ガマンして先に進めましょう．

60 L/分＝1 L/秒

なので，これを前述の式に入れると，

気道抵抗＝20 cmH$_2$O/L/秒

となります．気管チューブの径にも影響されるのですが，**正常は 6～12 cmH$_2$O/L/秒**です．気道抵抗が上昇する原因として，気管チューブの詰まりや曲がり，気道分泌物，気管支攣縮があります（表1）．

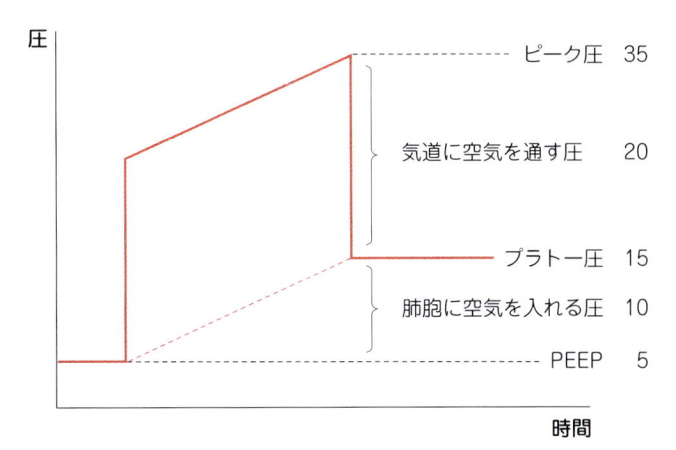

図28 ● 圧の内訳

- ピーク圧 35
- 気道に空気を通す圧 20
- プラトー圧 15
- 肺胞に空気を入れる圧 10
- PEEP 5

第6章 人工呼吸器モニター

表1 ● 気道抵抗上昇とコンプライアンス低下の原因

気道抵抗上昇	コンプライアンス低下
・気管チューブの詰まり，曲がり ・気道分泌物 ・気管支攣縮	・肺炎 ・心原性肺水腫 ・ARDS ・肺胞出血 ・オートPEEPによる過膨張 ・気胸 ・腹部コンパートメント症候群 ・重度の肥満

3 コンプライアンスの計算

次にコンプライアンスを計算します．

プラトー圧を測定することで，肺胞に空気を入れる圧がわかるのでした．図28と同じ設定と測定値で考えてみます．プラトー圧 15 cmH$_2$OでPEEPが5 cmH$_2$Oですから，肺胞に空気を入れる圧は10 cmH$_2$Oになります．10 cmH$_2$Oの圧で1回換気量500 mLが肺に入るので，コンプライアンスは

$$\text{コンプライアンス} = \frac{1\text{回換気量}}{\text{プラトー圧} - \text{PEEP}} = 500 \div 10 = 50 \text{ mL/cmH}_2\text{O}$$

となります．**正常のコンプライアンスは50〜100 mL/cmH$_2$O**です．コンプライアンスが低下する原因として，肺炎や心原性肺水腫，ARDS，肺胞出血などの肺疾患や，気胸，腹部コンパートメント症候群，肥満などがあります．息を吐ききれずにオートPEEPが生じているときも，肺の過膨張からコンプライアンスは低下します（表1）．

ここでは，気道抵抗とコンプライアンスを計算で求める方法を示しましたが，**人工呼吸器でプラトー圧を測定するとこれらの値を表示してくれます**ので，いちいち計算する必要はありません．計算が面倒だと感じた方もご安心ください．

なお，気道抵抗とは異なり，コンプライアンスは漸減波でもPCVでも計算して求めることができます．

POINT
- 気道抵抗＝（ピーク圧－プラトー圧）/吸気流量
- コンプライアンス＝1回換気量/（プラトー圧－PEEP）
- 気道抵抗を計算するにはモードをVCVにして矩形波を用いる

Side Note: 静的コンプライアンスと動的コンプライアンス

　本文で「コンプライアンス」として紹介したのは，より厳密に言うと「静的コンプライアンス」です．吸気ポーズでいったん空気の流れを止めることから，「静的」という名前がついています．静的に対して「動的コンプライアンス」もあります．これは空気の流れを止めずに測定するもので，ピーク圧から計算します．

　図28の例で考えてみます．VCV 1回換気量 500 mL，PEEP 5 cmH₂O，吸気流量 60 L/分の設定において，ピーク圧 35 cmH₂O，プラトー圧 15 cmH₂O であったので，

> **（静的）コンプライアンス＝ 500 ÷ 10 ＝ 50 mL/cmH₂O**

でした．一方，動的コンプライアンスは

> **動的コンプライアンス＝ 500 ÷ 30 ≒ 16.7 mL/cmH₂O**

になります（図Ⅰ）．
　動的コンプライアンスは，気道に空気を通す圧と肺胞に空気を入れる圧の両方を含めて考えているため，両者を区別することができません．動的コンプライアンスが下がったとしても，気道抵抗とコンプライアンスのどちらが変化したのかわからないので，原因を調べるのには有用でありません．そのため本書では動的コンプライアンスは使わず，静的コンプライアンスのことをコンプライアンスとして統一します．

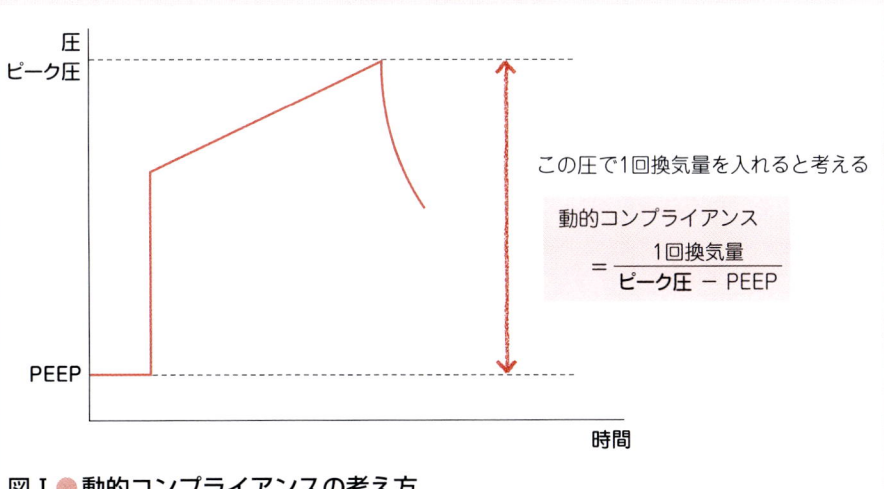

この圧で1回換気量を入れると考える

$$\text{動的コンプライアンス} = \frac{\text{1回換気量}}{\text{ピーク圧} - \text{PEEP}}$$

図Ⅰ● 動的コンプライアンスの考え方

18 PCVでの肺メカニクスの見方①

難易度 ★★☆

> PCVで，吸気圧10 cmH₂O，PEEP 5 cmH₂Oの設定において，1回換気量が500 mLであった．コンプライアンスは？気道抵抗を調べることはできるか？

1 PCVでの圧波形の見方

　　今度はPCVで肺メカニクスを調べてみます．PCVでは気道内圧はすみやかに設定した圧にまで上昇し，吸気が終わるまで一定を保ちますが，そのときに肺胞内圧がどのように変わるのかは第5章 ❸ で見ましたね．肺胞内圧は人工呼吸器には表示されませんが，吸気流量が肺胞内圧（と気道内圧の差）を反映するので，**吸気流量を見ることで肺胞内圧の変化がわかる**のです．

2 PCVでのコンプライアンスと気道抵抗

　　まず，**吸気流量＝0**となるのを目安に吸気時間を設定した場合を考えてみます（図29a）．吸気流量＝0になるように吸気時間を設定すれば，吸気終末でピーク圧＝プラトー圧となります（第5章 ❼ 参照）．吸気圧10 cmH₂Oで500 mLの1回換気量を肺に入れていることになるので，コンプライアンスは

$$\begin{aligned}
\text{コンプライアンス} &= 1回換気量 \div (\text{プラトー圧} - \text{PEEP}) \\
&= 1回換気量 \div 吸気圧 \\
&= 500 \div 10 \\
&= 50 \text{ mL/cmH}_2\text{O}
\end{aligned}$$

となるのがわかります．プラトー圧を測る必要もなくカンタンですね．

　　それでは気道抵抗はどうでしょうか？矩形波のVCVでは吸気流量が一定なので，

　気道に空気を通す圧＝吸気流量×気道抵抗

が吸気を通じて一定になるのでしたね．しかし，**PCVでは気道に空気を通す圧が吸気の間に変化するため**（図29　部分），計算で求めることはできないのです．

a）吸気流量＝0となっているので
吸気終末では気道内圧＝肺胞内圧

b）吸気流量＝0になっていないので
吸気終末では気道内圧＞肺胞内圧
（プラトー圧の測定が必要）

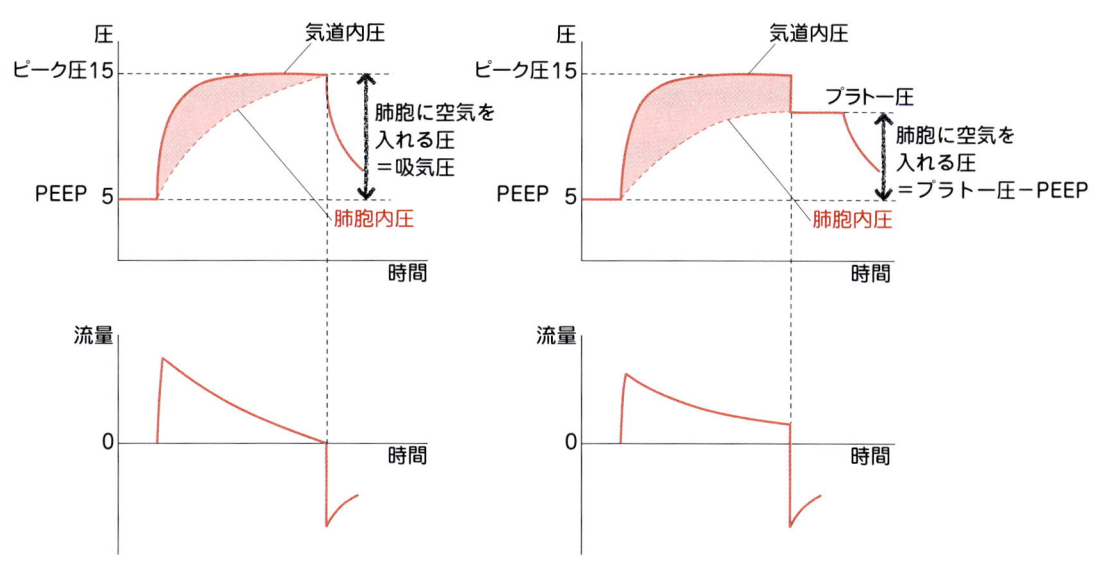

図29 ● PCVの圧波形における気道内圧の内訳

3 吸気流量＝0にならない場合は？

次に，吸気流量＝0にならない場合を考えてみます（図29b）．閉塞性肺疾患のように吸気に時間がかかるようなときには，吸気流量＝0になる前に吸気が終わるように吸気時間を設定するのでした（第5章 5 参照）．

空気が肺へ流れているということは，吸気終末でも気道内圧の方が肺胞内圧よりも高いことを意味します．この場合には，肺胞内圧を知るためには吸気終末でいったん空気の流れを止めて（吸気ポーズ），プラトー圧を測定するのでしたね（第5章 7 参照）．肺胞に空気を入れる圧はVCVの場合と同様に，プラトー圧－PEEP　となります．

したがって，

> コンプライアンス＝1回換気量÷（プラトー圧－PEEP）

で計算できます．

もし，この症例でプラトー圧＝10 cmH₂Oであったとしたら，

> コンプライアンス＝500÷（10－5）
> 　　　　　　　　＝100 mL/cmH₂O

になります．

> **POINT**
>
> PCVでの肺メカニクス
> - コンプライアンス
>   a. 吸気終末に流量＝0になる場合
>   コンプライアンス＝1回換気量÷吸気圧
>   （プラトー圧を測らなくてもよいのでカンタン！）
>   b. 吸気終末に流量＝0にならない場合
>   コンプライアンス＝1回換気量÷（プラトー圧－PEEP）
> - 気道抵抗は計算できない

19 PCVでの肺メカニクスの見方②

難易度 ★★☆

> PCVでコンプライアンスが低下したときに圧波形はどのように変化するか？ 気道抵抗が上昇したときには？

　VCVでは気道抵抗やコンプライアンスの変化が気道内圧に反映されるのに対し，PCVでは変化が**1回換気量**に反映されます（後述の通り，**例外がある**ので注意です）．

　PCVでは圧を設定するので，**コンプライアンスが変わろうと，気道抵抗が変わろうと圧波形は変わりません**．しかし，グラフィックには表示されませんが，肺の状態によって肺胞内圧は変化します（図30）．肺胞内圧の変化を反映して，**流量波形**が変化するので，ここから肺の状態の変化を読み解くことができます．

　PCVのグラフィックと肺メカニクスのまとめとして，気道抵抗やコンプライアンスが変化したときのグラフィックの特徴を考えてみることにします．

1 コンプライアンス低下

　コンプライアンスが低下すると，肺が固くなるので，吸気圧が同じであれば**1回換気量は低下**します（第5章 ❷）．コンプライアンスが低下していると肺が広がりにくいわけですから，空気を入れるとすぐに肺胞内圧が上昇して，**肺胞内圧が気道内圧に等しくなるまでの時間が短縮**します（図30左）．吸気は気道内圧と肺胞内圧の圧較差によって起こるので，**吸気流量の波形が0になるまでの時間が短くなる**形でグラフィックに表れます．また，コ

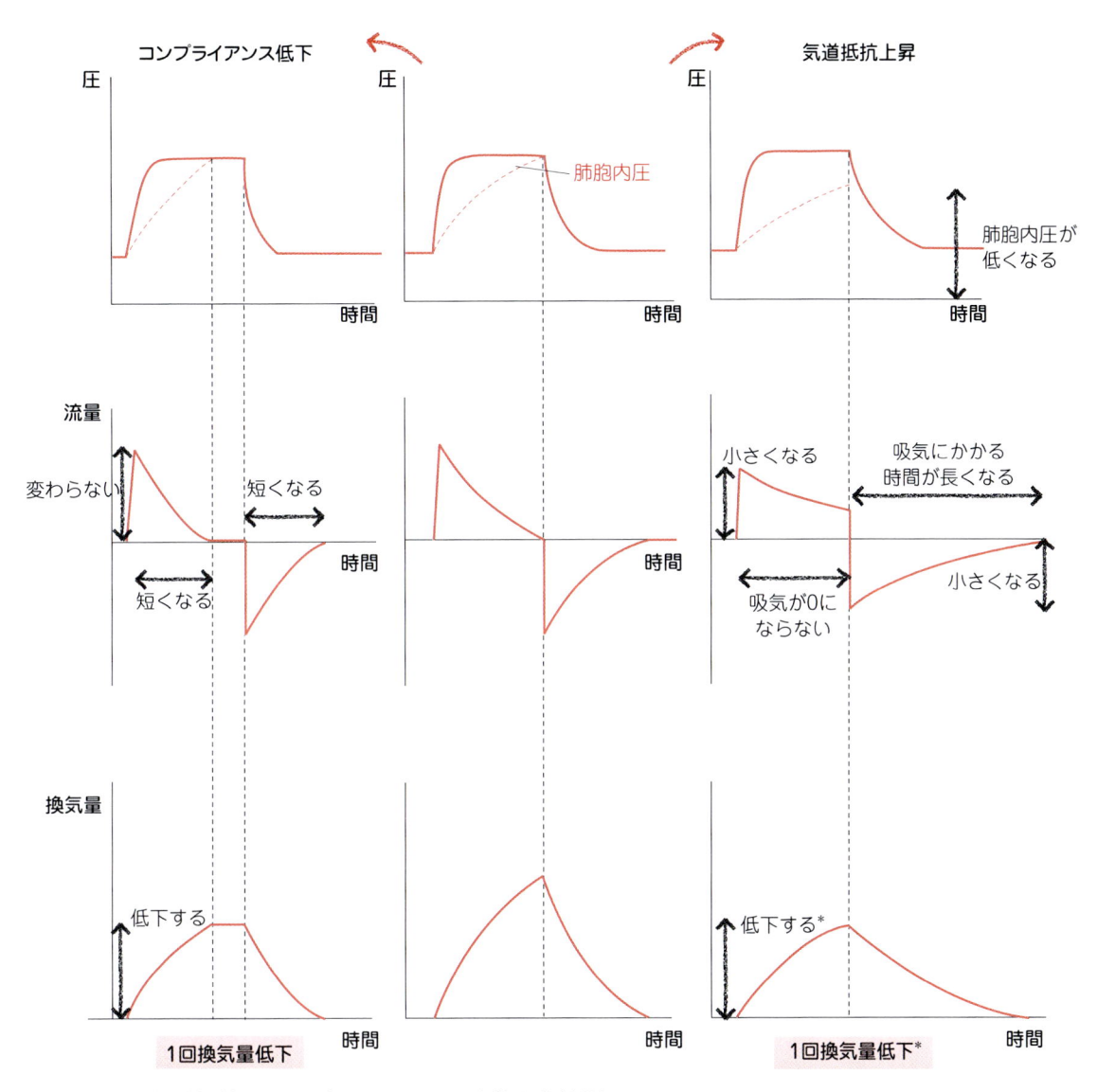

図30 気道抵抗・コンプライアンスの変化と各波形

＊ 吸気時間を変更しなければ

　ンプライアンスが低下した肺は縮みやすいので，**呼気にかかる時間も短縮**します（第2章 ❼）．コンプライアンスが上昇すると，ここで述べたのと正反対の変化が起こります．

　なお，PCVでもコンプライアンスは測定できるので，測定値からも変化がわかります（第6章 ⓲）．

2 気道抵抗上昇

1）肺胞内圧が下がれば1回換気量も低下

　気道抵抗が上昇した場合，グラフィックはどのように変化するでしょうか？コンプライアンスが変化したときと同じく，圧波形は変化しませんが，肺胞内圧の内訳を反映して流量波形が変化します．

　気道が細くなるのですから，同じ圧をかけても空気はゆっくりしか流れませんね．ですから，**吸気・呼気ともに流量は小さく**なります．流量が小さくなって，肺に空気が入って膨らむのに時間がかかるようになると，肺胞内圧が上昇するのにも時間がかかることになります（図30右）．もし，**吸気時間の設定を変えなければ，吸気終末でも肺胞内圧は気道内圧よりも低いまま**で，吸気流量の波形は0にならず，**1回換気量は低下**します．

　また，気道抵抗が上昇すると肺から空気が出て行きにくくなるので，呼気にかかる時間も延長します（第2章 7）．

　なお，PCVでは気道抵抗を測定できないので，測定値から変化を見つけることはできません．

2）1回換気量が変化しない場合とは？

　ここまでをまとめると，「PCVではコンプライアンスが低下しても，気道抵抗が上昇しても1回換気量が低下する」と言えそうですが，**例外があります**．

　元の吸気時間が長めだったとします．あるいは，流量波形を見て吸気時間を長く変更してしまった，というのでも構いません．その場合，**気道抵抗が高くなっても吸気圧の設定が同じである限り1回換気量は変化しません**（図31）．どんなに細いストローでつながっていたとしても，圧をかけ続ければ最終的には肺は圧に応じた大きさにまで広がるのです（図32）．

　PCVでは，**気道抵抗が上昇しても1回換気量が下がらなかったり，または下がっても変化がはっきりしなかったりすることも少なくありません**．1回換気量の変化だけに頼らず，流量波形など他のグラフィックや身体所見も併せて判断する必要があります．

3 まとめると

　VCVでは，気道抵抗やコンプライアンスの変化は必ず気道内圧の変化として表れます．それに対して，PCVでは**コンプライアンスが変化すれば必ず1回換気量が変わる**のでわかりやすいですが，**気道抵抗が変わったときの1回換気量の変化は吸気時間設定によって異なります**．VCVに比べるとスッキリしない感じですね．

　実際に，PCVを使っていて気管チューブに痰が詰まって気道抵抗が上昇しているのが，かなり進行するまで気付かれないこともあります．人工呼吸器初心者にとっては，**VCVの方が患者さんの肺の変化を見つけやすい**のではないかと思います．

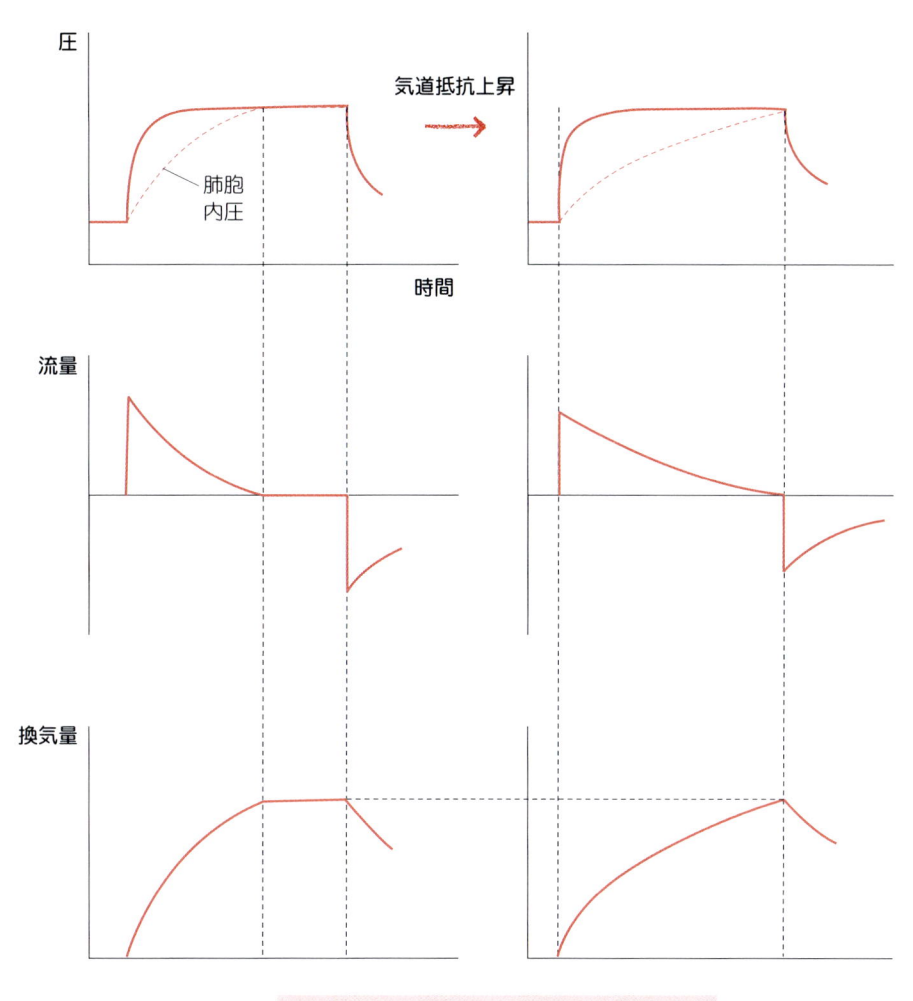

気道抵抗が上昇しても1回換気量は変化しない

図31 ● もともと吸気時間が長めだった場合

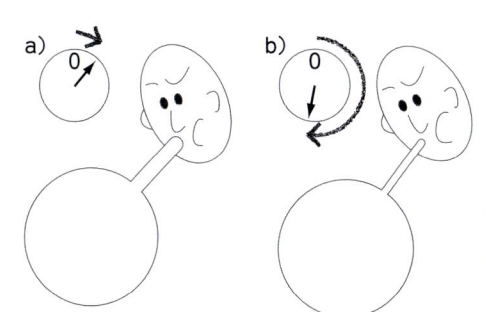

図32 ● 圧とストローと風船

ストローが細い方が時間は長くかかるが，同じだけの圧をかけ続ければ最終的に風船の中の圧と風船の大きさは同じになる

POINT PCVでのグラフィックと肺メカニクスの変化

- コンプライアンス低下：
  - ①1回換気量↓
  - ②呼気・吸気にかかる時間↓
  - ③コンプライアンス測定値の低下
- 気道抵抗上昇：
  - ①1回換気量の変化は吸気時間の設定によって異なる
    吸気時間短いときには↓，長いときには変化なし
  - ②吸気・呼気流量↓
  - ③吸気・呼気にかかる時間↑

20 オートPEEP ①

難易度 ★☆☆

> 気管支喘息重積発作の患者にVCVで人工呼吸を開始したところ，次第に血圧が低下し，脈が触れにくくなった．人工呼吸器モニターでは気道内圧上昇アラームが出ている．原因に何を考えるか？

ここまでは主に吸気のモニターについて説明してきましたが，ここから**呼気**のモニターについてお話しします．人工呼吸器はとどのつまり陽圧を使って吸気を手助けする器械なので，吸気は調節可能です．しかし，呼気を手助けすることはなく，完全に患者さん任せになります．人工呼吸器が肺から息を吸い取ってくれるのではありません．人工呼吸器で設定できない部分だからこそ，しっかりとモニターして息を吐き切れていることを確認する必要があります．特に注意して見ておかないといけないのは，**気管支喘息重積発作やCOPD急性増悪といった閉塞性肺疾患**のある患者さんの場合です．ここからは人工呼吸の呼気を極めるためのお話です．

1 人工呼吸中の呼気の仕組み

呼気についておさらいします．人工呼吸器は吸気に陽圧を加えるので，肺は膨らみ肺胞内圧は上昇します．吸気が終わると人工呼吸器は陽圧をかけるのをやめて気道内圧は設定PEEPまで低下するので，呼気では肺胞内圧の方が気道内圧よりも高くなります．

気道内圧（＝設定PEEP）＜肺胞内圧

したがって，圧の高い肺胞から，圧の低い人工呼吸器回路へと空気が流れ出るわけです（図33a）．これが呼気の仕組みです．正常では呼気は肺胞内圧が気道内圧（＝設定PEEP）と等しくなったところで止まります．圧が等しければ空気は流れませんね．このときの肺の大きさが**機能的残気量（FRC）**です．

2 閉塞性肺疾患での呼気

閉塞性肺疾患での呼気はどのようになるでしょうか？閉塞性肺疾患では気道抵抗が上昇，すなわち空気の通り道が細くなっています．したがって，同じ圧較差であっても空気の流れは遅くなります．これを視覚的にしたのが，人工呼吸器グラフィックでの**流量波形の呼気部分**です．流量が低くなっているため，肺から空気が出るのに時間がかかります（図34）．

a）正常の場合

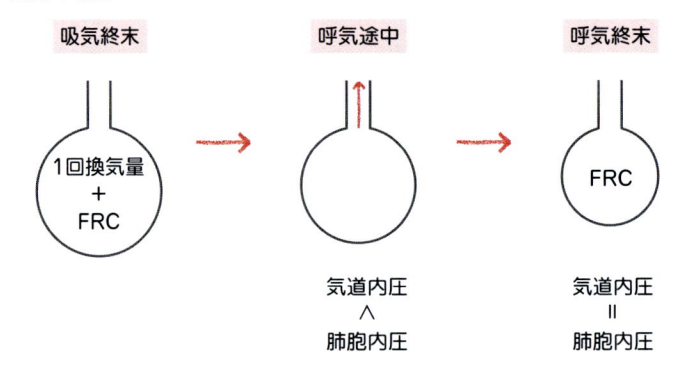

吸気終末 → 呼気途中 → 呼気終末

1回換気量 + FRC

気道内圧 ∧ 肺胞内圧

FRC

気道内圧 ＝ 肺胞内圧

b）エア・トラッピングが存在する場合

1回換気量 + FRC より大きい

気道内圧 ∧ 肺胞内圧

FRC より大きい

気道内圧 ∧ 肺胞内圧

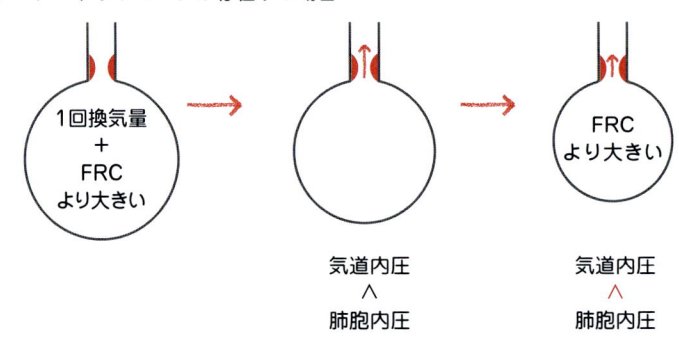

図33 ● 呼気のメカニズム

3 エア・トラッピングとオートPEEP

　呼気の流量が低下することは肺にどのような影響を及ぼすでしょうか？　呼気に長く時間がかかるため，人工呼吸器の設定が適切でなければ，息を吐き終わる前に人工呼吸器によって次の吸気が送り込まれてきます（図33b）．次の息も吐き切る前にまた次の息が送り込まれてくると，次第に肺はパンパンに膨らんで過膨張した状態になってしまいます．このように肺に余分な空気が残った状態を**エア・トラッピング（air trapping）**と言います．トラップ（trap）というのは「捕まえる」という意味ですので，肺の中に空気がとらえられて出て来ないことを指します（図35）．

　同じことを圧の観点から考えてみましょう．患者さんが息を吐き切れない，すなわち空気が流れている状態ではまだ圧較差が存在します．

　　気道内圧＜肺胞内圧

なわけです（図33b）．ここで，次の息が入ってきて，これもまた吐き出すことができなければ，

a）正常の流量波形　　　　b）閉塞性肺疾患の流量波形

吸気
呼気
小さい
呼気に時間がかかる
息を吐き終わる前に次の吸気が始まる

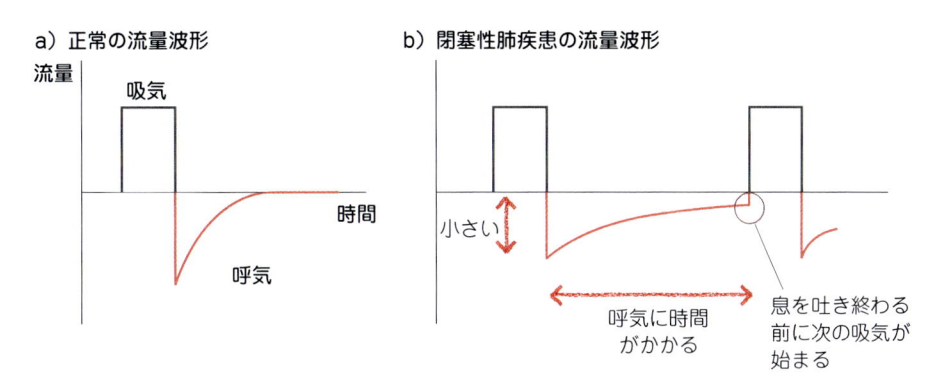

図34 ● 流量波形で見る閉塞性肺疾患での呼気の様子

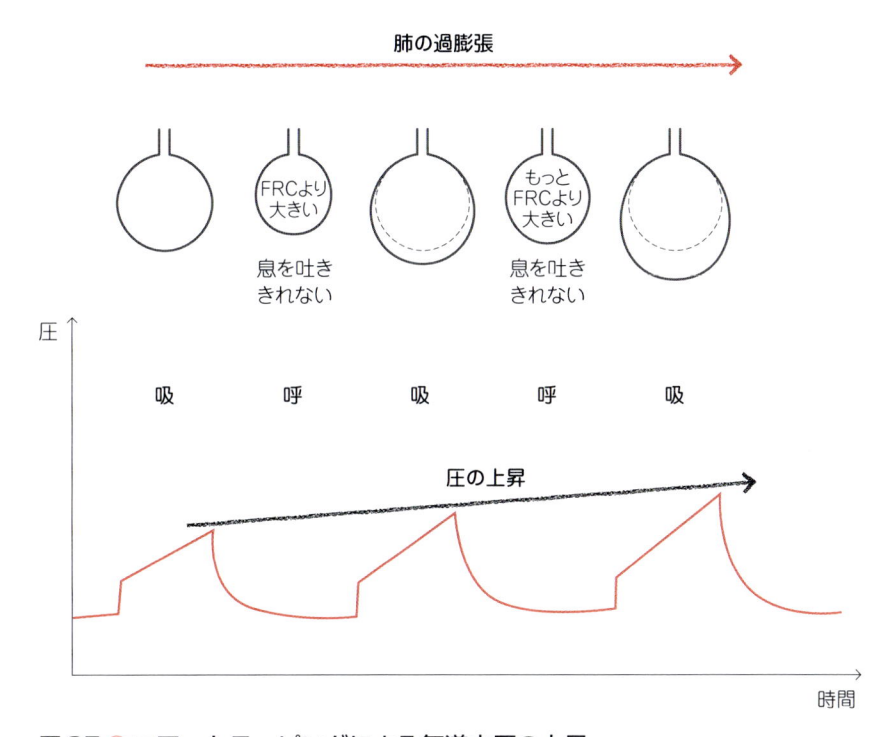

肺の過膨張

FRCより大きい　息を吐ききれない
もっとFRCより大きい　息を吐ききれない

吸　呼　吸　呼　吸

圧の上昇

図35 ● エア・トラッピングによる気道内圧の上昇

気道内圧≪肺胞内圧

となり，呼気終末での肺胞内圧が気道内圧よりも高くなります．このように肺胞に余分な圧が残った状態を，**オートPEEP（auto-PEEP）**と言います．「auto-」が付いているのは，人工呼吸器で設定するPEEPではなく，患者さんの肺が勝手に作りだしているPEEPという意味です．

このように，**エア・トラッピングとオートPEEPは，同じ現象をそれぞれ「量」と「圧」**

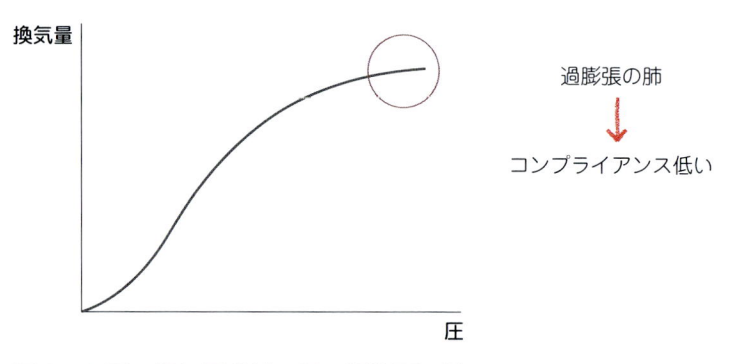

図36 ● 圧―換気量曲線で見る過膨張の肺

の観点から見ているわけです．

4 エア・トラッピングとオートPEEPの弊害

　息を吐ききれなければ，肺がパンパンに膨らんだ過膨張の状態になります．これを肺の圧―換気量曲線で見てみると，圧をかけても肺が膨らんでいかない右端の部分に来ているわけです（図36）．**コンプライアンスが低下**しているのですね．VCVでは気道内圧が上昇し，PCVでは1回換気量が低下します．

　息を吐いても肺胞に圧が残っている（オートPEEP）ため，胸腔内圧は常に高くなります．そのため，**静脈血が胸腔内にある右心に戻る静脈還流が妨げられ，血圧が低下します**．先の患者さんの血圧が低下したのはこのためです．オートPEEPによる血圧低下は，重度の場合には心停止にまで到ることもあります．

　過膨張して肺胞内圧が高くなった肺では，容量傷害（volutrauma）や圧傷害（barotrauma）といった人工呼吸器関連肺傷害の危険性が高くなります．

　このように，人工呼吸器を装着した患者が息を吐ききれなければ，エア・トラッピングとオートPEEPからさまざまな弊害が起こります（図37）．

> **POINT**
> - 呼気終末に肺胞に空気が残る＝エア・トラッピング
> - 呼気終末に肺胞に陽圧が残る＝オートPEEP
> - エア・トラッピングとオートPEEPは呼吸・循環に悪影響を及ぼす

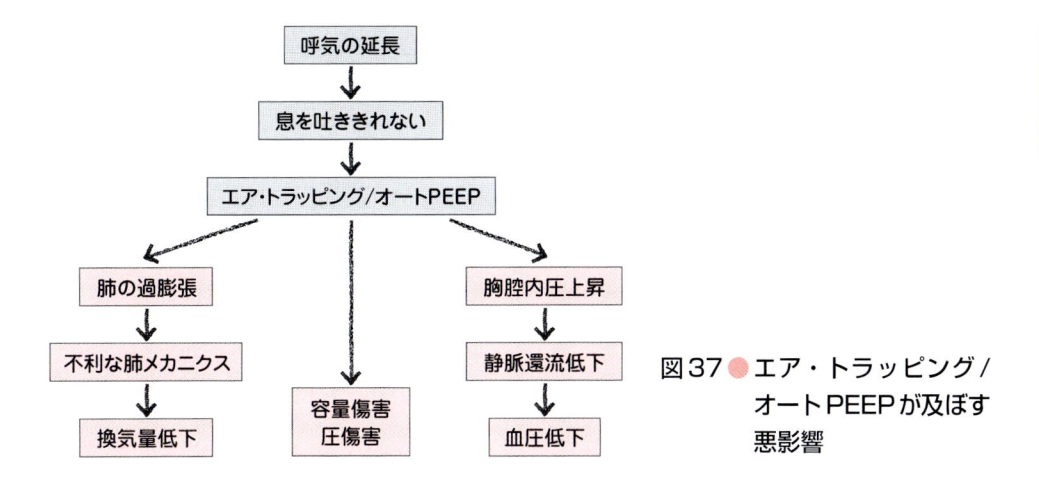

図37 ● エア・トラッピング／オートPEEPが及ぼす悪影響

21 オートPEEP②

難易度 ★☆☆

> オートPEEPがよくないことがわかったが，どのように見つけるべきか？ 圧の問題なので，グラフィックで圧波形を見ていればわかるのか？

1 オートPEEPの見つけ方

　オートPEEPが存在するということは，息を吐き切れていないわけなので，見つけるためには**流量波形**に注目します．見るのは呼気の部分です．流量が呼気の終わりまでに0に戻らなければ，息を最後まで吐き切れていないので，オートPEEPがあることがわかります（図37）．

2 オートPEEPの計り方

　呼気の後で肺胞に余分な圧が残っているのがオートPEEPなのですから，呼気の圧波形を見ればオートPEEPがわかるでしょうか？ わかりませんね．何度も繰り返していますが，**人工呼吸器が測定している気道内圧は肺胞内圧ではない**のです．呼気終末に息を吐き切れておらず，まだ「肺胞→人工呼吸器回路」向きの空気の流れがあるのであれば，

　　気道内圧＜肺胞内圧

の関係になっています．呼気終末には気道内圧（＝設定PEEP）に等しくなるはずなのに，

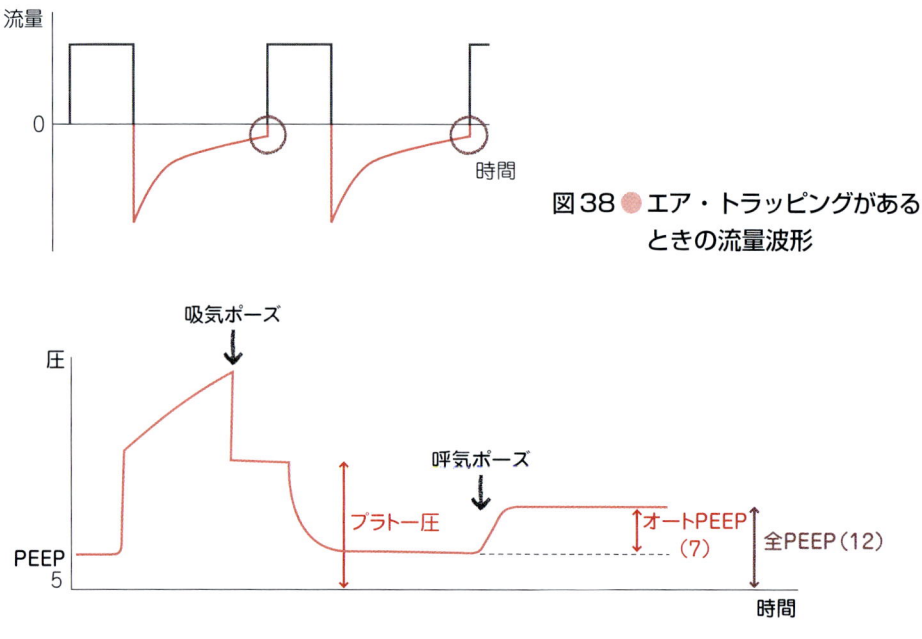

図38 エア・トラッピングがあるときの流量波形

図39 呼気ポーズを用いたオートPEEPの測定

肺胞内圧が下がりきっていないわけです．そこで，呼気終末の肺胞内圧を測定するためには特別な操作をしなければなりません．呼気終末にいったん空気の流れを止めて圧較差をなくすことで，

　　気道内圧＝肺胞内圧

の状態を作り出します．どこかで聞いたような話ですね．そう，吸気終末にプラトー圧を測定するときにやった方法です．プラトー圧測定は吸気だったので吸気ポーズという名前でしたが，今回は呼気に行うので**呼気ポーズ**といいます．もしオートPEEPがあれば，呼気ポーズをして測定した気道内圧は設定したPEEPより高くなります．このときの気道内圧（＝肺胞内圧）と設定PEEPとの差がオートPEEPです．例えば，設定PEEPが5 cmH$_2$Oで，呼気ポーズで測定した気道内圧が12 cmH$_2$Oであれば，オートPEEPは7 cmH$_2$Oとなります（図39）．

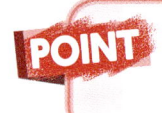

> **POINT**
> - オートPEEPの有無は呼気の流量波形で読み解く
> - 呼気ポーズをすることでオートPEEPを測定できる

Side Note　オートPEEP測定の問題点

　オートPEEPの測定では，呼気終末にいったん空気の流れを止めて気道内圧と肺胞内圧を等しくするので，患者さんが吸気または呼気のための努力を行っていないことが重要です．吸気努力を行っていれば，オートPEEPの測定は本来よりも低くなり，呼気努力を行っていれば本来よりも高く測定してしまうことになります．

　また，呼気ポーズを行って測定できるのは，気道が開存している場合のみです．閉塞性肺疾患では気道閉塞の程度は必ずしもすべての気道で同じではありませんので，比較的閉塞の程度の弱い部分のオートPEEPのみ測定して，閉塞の程度の強い部分を考慮しないことも起こりえます（図Ⅱ）．したがって，測定したオートPEEPは真のオートPEEPを過小に評価している可能性があります．

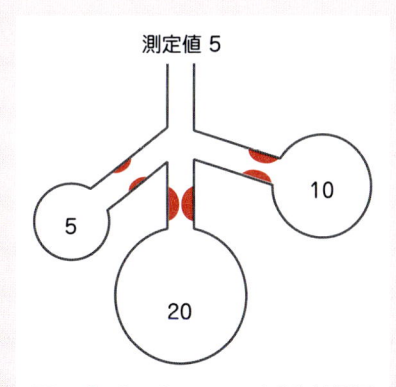

図Ⅱ●オートPEEPを過小評価してしまう場合

22 ミストリガーとは

難易度 ★★☆

> COPD急性増悪の患者を人工呼吸管理している．胸部の聴診をしようとしたところ，患者は息をしようとしているのに，人工呼吸器は吸気を送らないことがあるのに気がついた．原因は何か？

ミストリガーと呼ばれる現象です．ミス（miss）というのは未婚女性のことではなく，「見逃す」という意味です．トリガーが見逃される，すなわち患者さんは息を吸おうとして努力をしているのに，人工呼吸器が気づかないのです．息を吸いたいのに空気が送られてこなければ苦しいですよね．というわけでよくない現象なのですが，閉塞性肺疾患で起こることが多いです．原因を考えてみましょう．

1 トリガーおさらい

そもそも人工呼吸器が患者さんの吸気をどのように感知するか覚えていますか？ 患者さんが自分で息を吸い始めると，人工呼吸器の回路に圧の変化（圧トリガー）または流量の変化（フロートリガー）として伝わることで，感知されるのでしたね（第4章 13）．そのためには患者さんの吸気努力が人工呼吸器回路にまで伝わらなければなりません．肺の中だけでこっそり努力してみても，人工呼吸器には伝わらないのです．

2 ミストリガーが起こる原因

まず1つに患者さんの**吸気努力が弱い**ことが挙げられます．トリガー感度は，圧トリガーで1〜2 cmH$_2$O，フロートリガーで2〜3 L/分程度に設定しますが，患者さんの努力が小さくて，人工呼吸器回路にそれだけの圧あるいは流量の変化を起こせなければ，人工呼吸器をトリガーできないことになります．例えば，圧トリガー感度を2 cmH$_2$Oに設定したとすると，患者さんが自分で気道内圧を−2 cmH$_2$Oにするだけの吸気努力をしなければ，人工呼吸器には吸気をしていると気づいてもらえません．

もう1つの原因に，**トリガー感度の設定が高すぎる**（感度が鈍い）ことがあります．患者さんは吸気努力をしているのに，人工呼吸器の感度が鈍いためにそれに気づかないわけです．上記いずれの場合もトリガー感度の設定を下げる（感度を鋭くする）ことで，ミストリガーを減らすことができます．

しかし，閉塞性肺疾患では**トリガー感度を変えても解決しない**ミストリガーが起こることがあります．原因はここまで話してきたオートPEEPです．

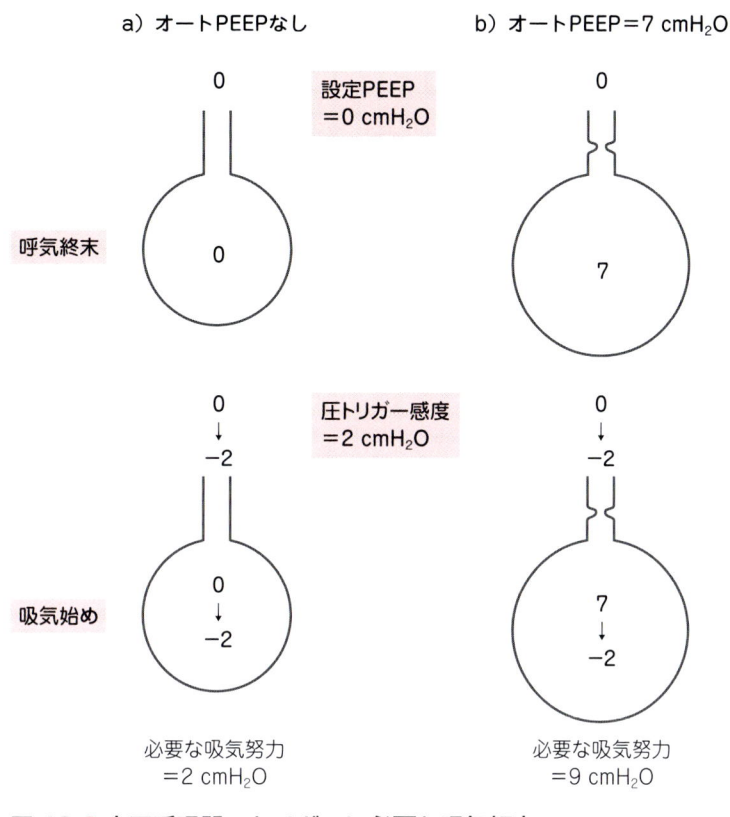

a）オートPEEPなし　　　　　b）オートPEEP＝7 cmH₂O

図40 ● 人工呼吸器のトリガーに必要な吸気努力

3　オートPEEPからミストリガーが起こるしくみ

　オートPEEPが存在すると，肺が過膨張したり，血圧が下がったり，肺傷害のリスクが高くなったりと悪いことが起こるのは説明しました（**20**「オートPEEP①」参照）．吸気努力のある人工呼吸患者では，もう1つ「**人工呼吸器をトリガーしにくくなる**」という弊害も起こります．呼気のあとには吸気が来ますので，呼気がうまく終わらなければ次の吸気をうまく始められなくなるのです．

　このしくみを圧トリガーの例で考えてみます．設定を2 cmH₂Oとします．設定PEEPは0 cmH₂Oとします．患者さんは人工呼吸器をトリガーするために，気道内圧が−2 cmH₂Oになるだけの吸気努力を行えばよいわけです（**図40a**）．繰り返しますがここで重要なのは，**人工呼吸器が見ているのは肺胞内圧ではなく気道内圧**であるということです．

　閉塞性肺疾患のため息を吐ききれずに，肺胞に7 cmH₂OのオートPEEPがある場合を考えてみます．呼気の終わりになっても，肺胞内圧が気道内圧と等しく0 cmH₂Oにはならず，7 cmH₂Oのままになっているわけです．この患者さんが人工呼吸器をトリガーするためには，気道内圧を−2 cmH₂Oまで下げなければなりませんので，肺胞内圧を−2 cmH₂Oま

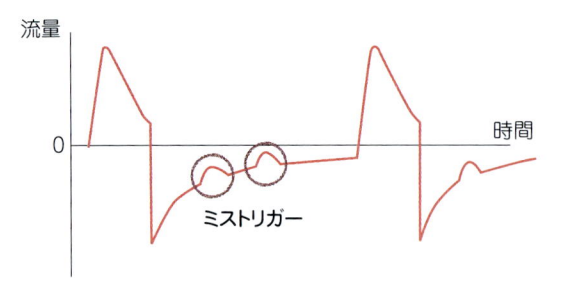

図41 ● ミストリガーがあるときの特徴的な流量波形

で下げる必要があります．そのためには，オートPEEPの7 cmH$_2$O分だけ大きな9 cmH$_2$O分の吸気努力をしなければなりません（図40b）．それより小さな吸気努力では人工呼吸器をトリガーすることができず，ミストリガーになります．トリガー感度の問題ではないので，**オートPEEPによるミストリガーはトリガー感度を変更しても改善しません**．

4 ミストリガーの見つけ方

　オートPEEPが起こるような閉塞性肺疾患の患者さんでは，ミストリガーが起こっていないか注意してみる必要があります．人工呼吸器アラームには表示されないので，見逃されることが多いです．見つけ方は，**①胸に手を置いて考える，②グラフィックの流量波形を見る**，の2つです．

　胸に手を置くといっても，自分の胸に手を置くわけではありません．患者さんの胸に手を置きます．患者さんが自分で息を吸おうとすれば，胸が持ち上がります．それと同時に人工呼吸器の画面を見て，人工呼吸器から吸気が送られていなければミストリガーがあることがわかります．

　もう1つは，グラフィックの流量波形を見る方法です．見るのは呼気の波形です．呼気の波形がスムーズに基線に戻らず，途中で**ラクダのこぶ状の上向きの波**ができている場合，患者さんが息を吸おうとして努力していることを示します．これもミストリガーを見つける手がかりになります（図41）．

　ミストリガーに気づかずに人工呼吸器に表示される数字だけ見ていると，呼吸回数の評価を誤ってしまいます．**人工呼吸器はミストリガーの分の呼吸は数えていないので，本当の呼吸回数よりも少ない回数を表示します**．40回/分の吸気努力があっても，そのうちの半分しか人工呼吸器に感知されなければ，20回/分と表示されるわけです．ミストリガーがあって患者さんは苦しい呼吸をしているのに，モニター上は「いい感じ」の呼吸になってしまうことがあるので要注意です．

5 フロートリガーなら心配ナシ？

「オートPEEPという圧の問題なのだから，フロートリガーにすればいいんじゃないの？」と考えるかもしれませんが，話はそれほど単純ではありません．空気の流れを起こすには圧較差が必要です．肺胞内圧を気道内圧よりも低くして空気を流さなければ，フロートリガーにしても人工呼吸器は吸気努力には気づきません．ですから，**フロートリガーにしてもオートPEEPによるミストリガーは解決しません**．

POINT
- オートPEEPがあると人工呼吸器をトリガーするのに余分な吸気努力が必要になる
- ミストリガーを見つけるには視診・触診と流量波形
- フロートリガーにしてもミストリガーは解決しない

23 アラームの使い方

難易度 ★☆☆

> ARDSの患者に人工呼吸管理を開始した．肺の状態がさらに悪化し，コンプライアンスが低下することを懸念している．VCVではどのような変化が予測されるか？PCVでは？

人工呼吸器を使って肺の状態をモニターする方法をここまで話してきましたが，最後にアラームの使い方を説明します．アラームというと「やたらと鳴って対応に困るもの」というネガティブな印象があるかもしれません．しかし，使いようによっては患者さんの安全を守りますし，みなさんの仕事を手助けします．ここではアラームの使い方の原則を説明します．

A/CまたはSIMVで呼吸回数を15回/分に設定したときに，呼吸回数が15回/分を下回ることはあるでしょうか？最低でも15回/分の呼吸回数が保証されていて，本人の呼吸回数が15回/分より多ければさらに増えますが，15回/分よりも少なくなることはありません．一方で，CPAPやCPAP＋PSの場合はどうでしょうか？患者さんが呼吸努力をしなければ，呼吸回数が下がります．したがって，呼吸回数を設定できないモードを用いるときには，呼吸回数や分時換気量（＝呼吸回数×1回換気量）が低くなりすぎないようにアラームを設定します．要は，**設定できないものの変化はアラームで見つける**のです．

1 VCVでのアラームの設定

　VCVを用いた場合を考えます．1回換気量500 mL，呼吸回数20回/分と設定すれば，1回換気量は毎回500 mLですし，分時換気量は10 L/分を下回ることはありません．ですから，これらの項目を見張る意味はあまりありません．では，気道内圧はどうでしょうか？人工呼吸器では1回換気量か吸気圧のどちらかしか設定できないのでした（第5章 **1** 参照）．したがって，VCVを用いた場合，気道抵抗が上昇するかコンプライアンスが低下すると，気道内圧は上昇します．このような変化を見逃さないように，**気道内圧上限**を設定するわけです．例えば，「今の気道内圧は25 cmH$_2$Oだけど，30 cmH$_2$Oを超えるようだとよくないのでその前に気づきたい」というときには，気道内圧上限アラームを30 cmH$_2$Oに設定しておくのです．

2 PCVでのアラームの設定

　PCVを用いた場合ではどうでしょうか？吸気圧20 cmH$_2$O，PEEP 5 cmH$_2$Oと設定すれば，ピーク圧は肺の状態にかかわらず25 cmH$_2$Oです．ですから，VCVの場合とは異なり気道内圧上限のアラームは変化を見つけるのに役立ちません．では，コンプライアンスが変化したら何で見つければよいでしょうか？PCVで設定できない1回換気量ですね．コンプライアンスが低下すれば，同じ吸気圧でも1回換気量は減少しますし，コンプライアンスが上昇すれば，1回換気量は増加します．早期に見つけるためには，**1回換気量の上限と下限**を決めておきます．

　このように，患者さんの呼吸状態に変化が起こると，設定した項目ではなく，設定できない項目に変化が現れます．アラームは，設定できない項目の変化を見つけられるように設定します．アラームへの対応を含めたトラブルシューティングについては第8章でお話しします．

> **POINT** アラームの基本
> ● 設定できない項目の変化を見つける

付録A　グラフィックパターンのまとめ

ここまでに紹介したグラフィックパターンをまとめます．

①吸気流量不足（VCV）

a）圧波形

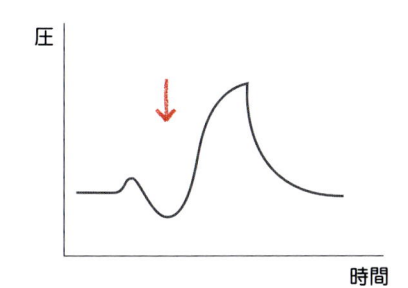

圧／時間

吸気の途中で圧が下がる

b）圧－換気量曲線

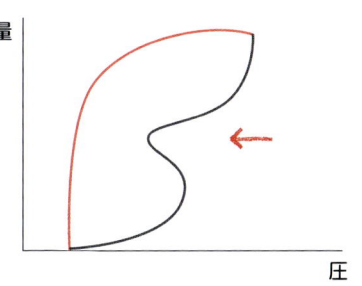

換気量／圧

吸気の途中で圧が下がる

②過剰な1回換気量設定（VCV）

a）圧波形

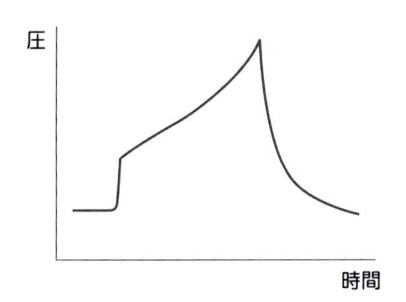

圧／時間

吸気終末に圧が急激に上がる

b）圧－換気量波形

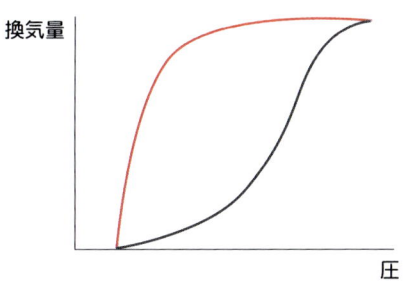

換気量／圧

トリのくちばし

③吸気時間の設定（PCV）

● 流量波形

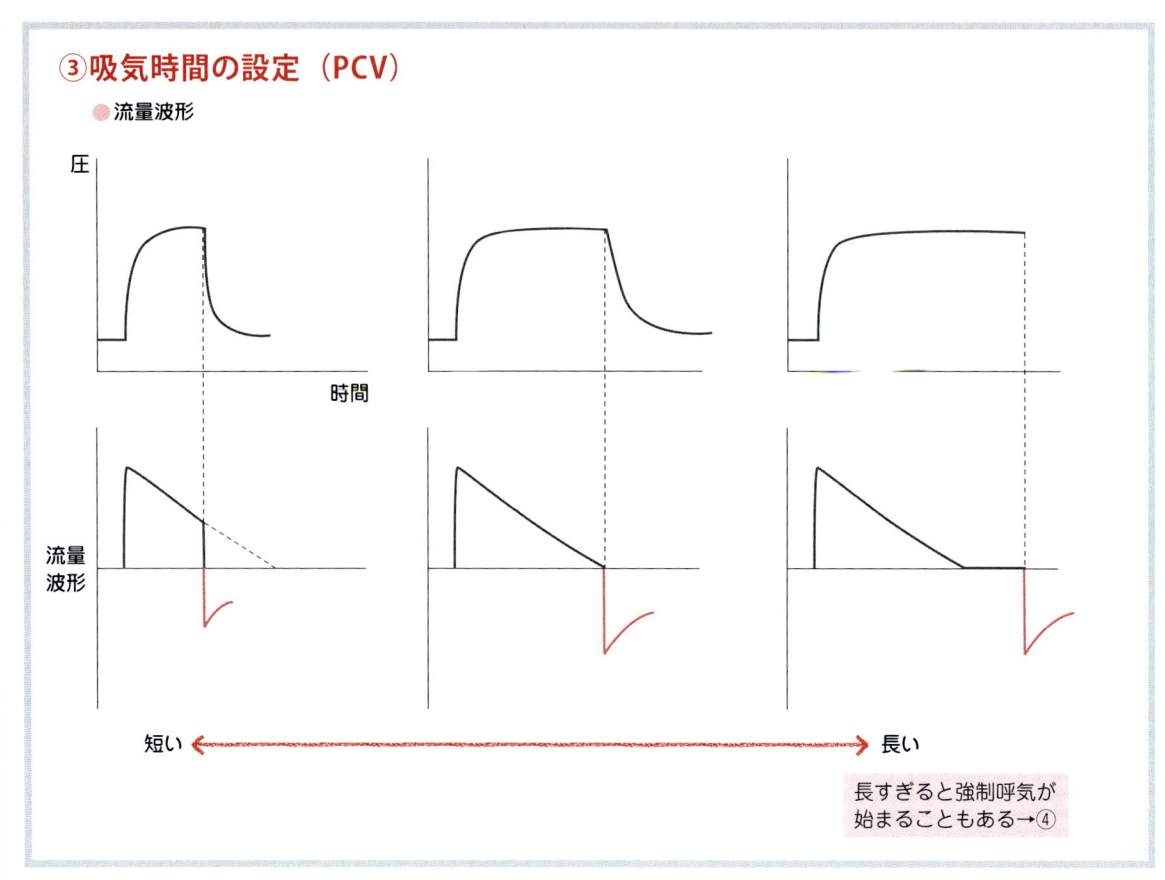

短い ← → 長い

長すぎると強制呼気が
始まることもある→④

④長すぎる吸気時間（VCV，PCV）（③とも関連）

● 圧波形

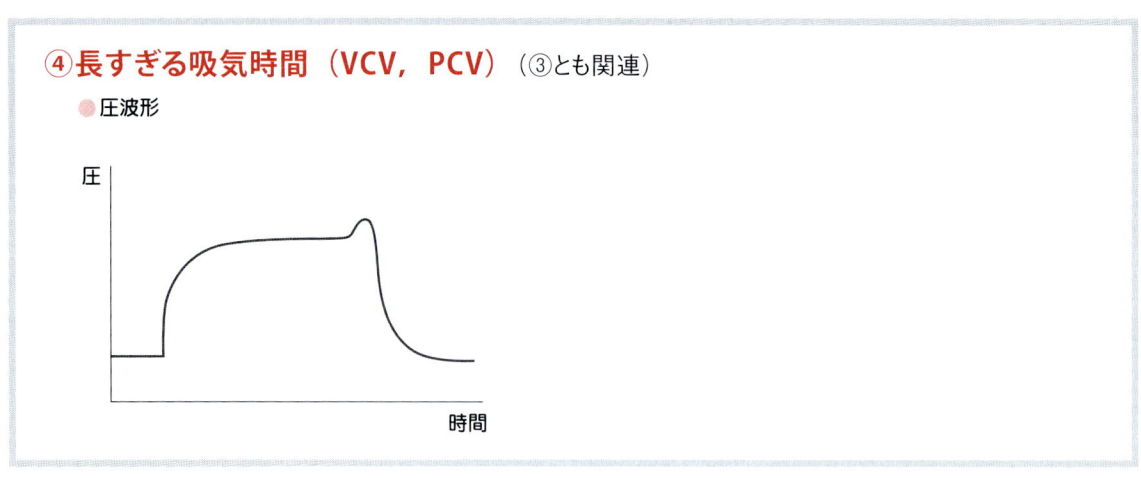

⑤ リーク

a）換気量波形

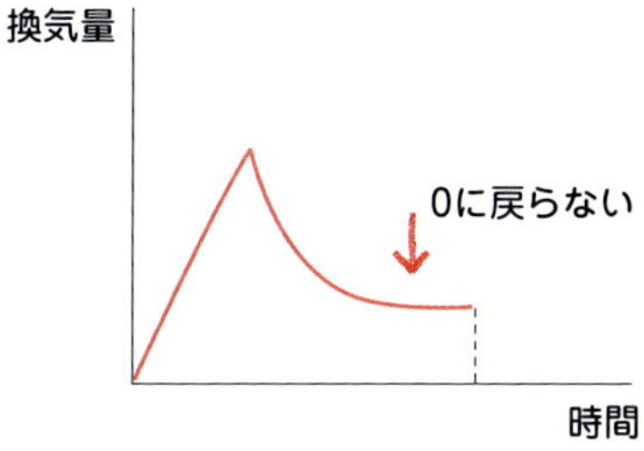

換気量 / 時間
0に戻らない
換気量が0に戻らない

b）圧－換気量曲線

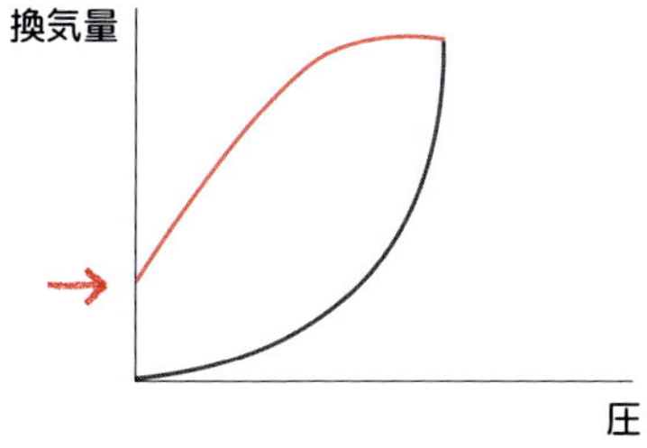

換気量 / 圧

c）流量－換気量曲線

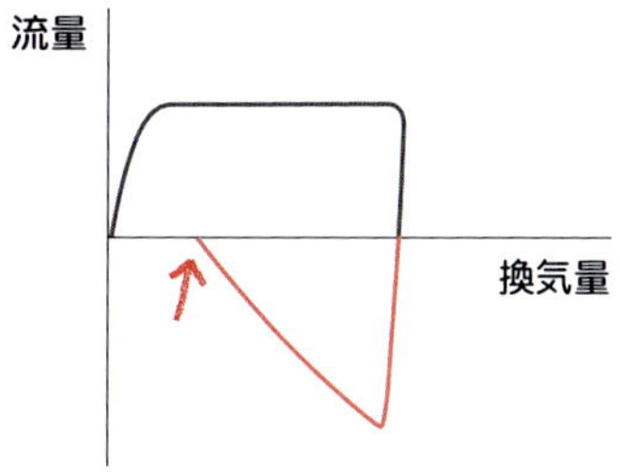

流量 / 換気量

⑥ 気道分泌物，回路内の結露

● 流量波形

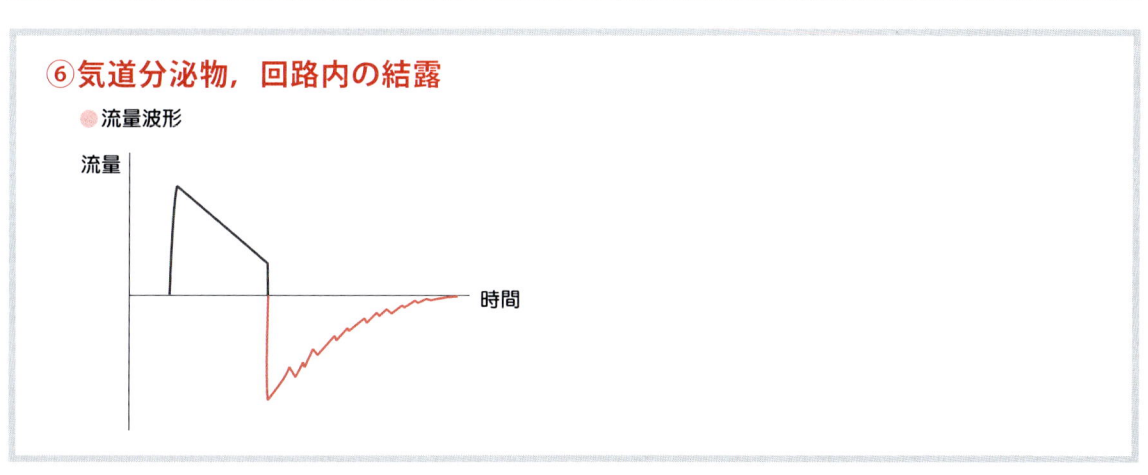

流量 / 時間

⑦ 2段呼吸

a）圧波形

圧 / 時間

b）流量波形

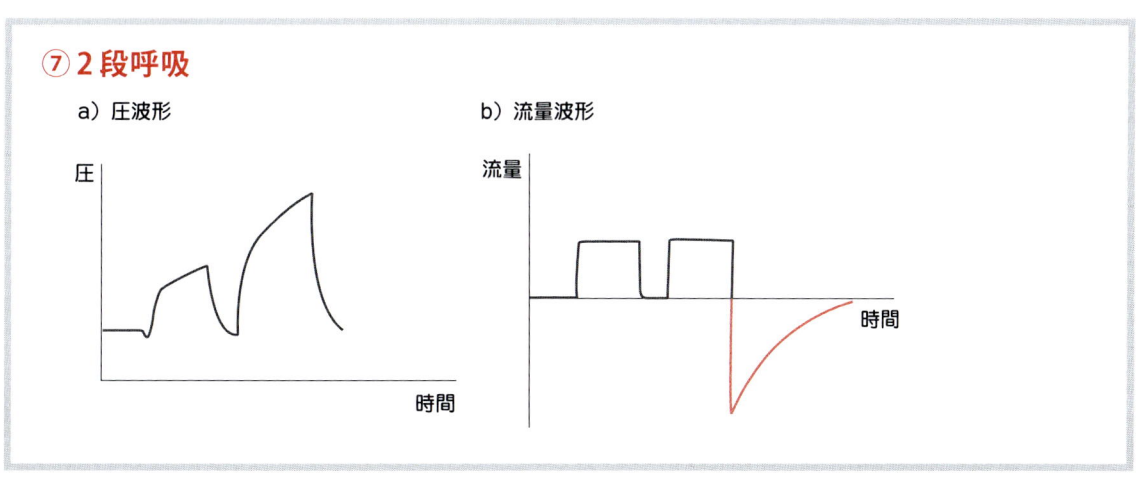

流量 / 時間

⑧オートPEEP

a）流量波形

b）流量－換気量曲線

流量が0に戻らない

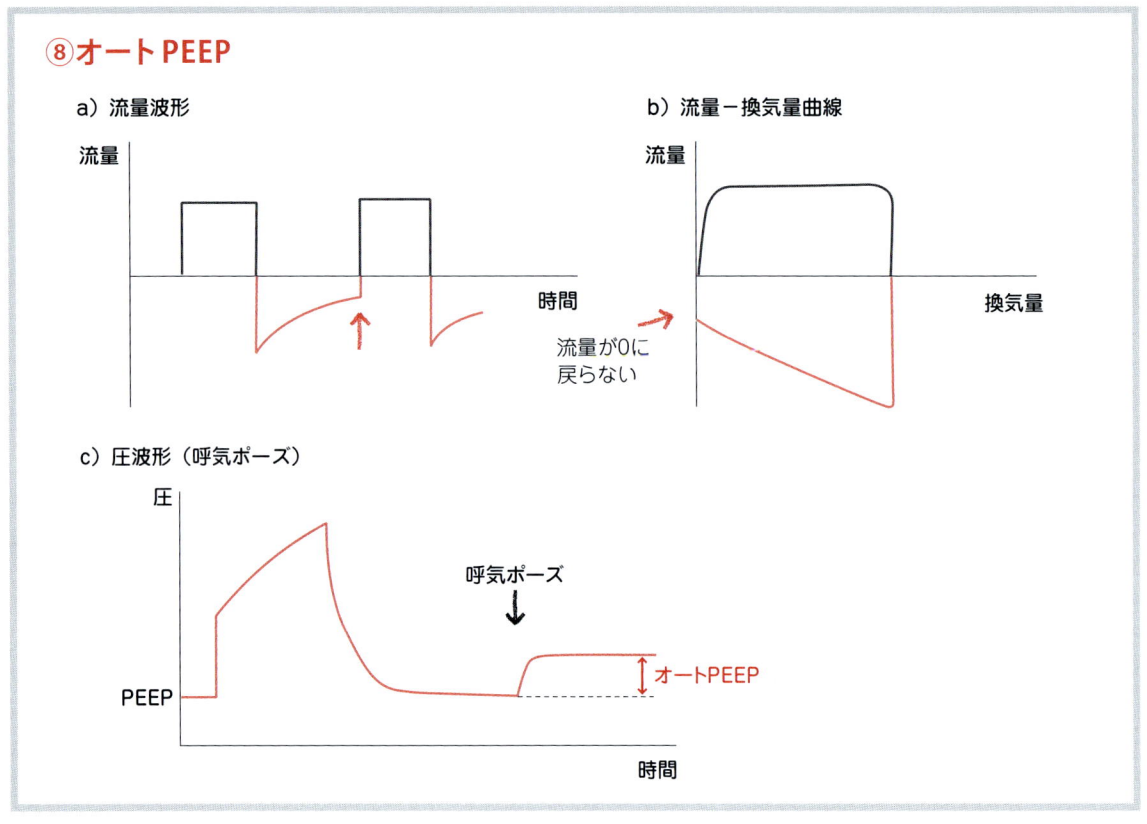

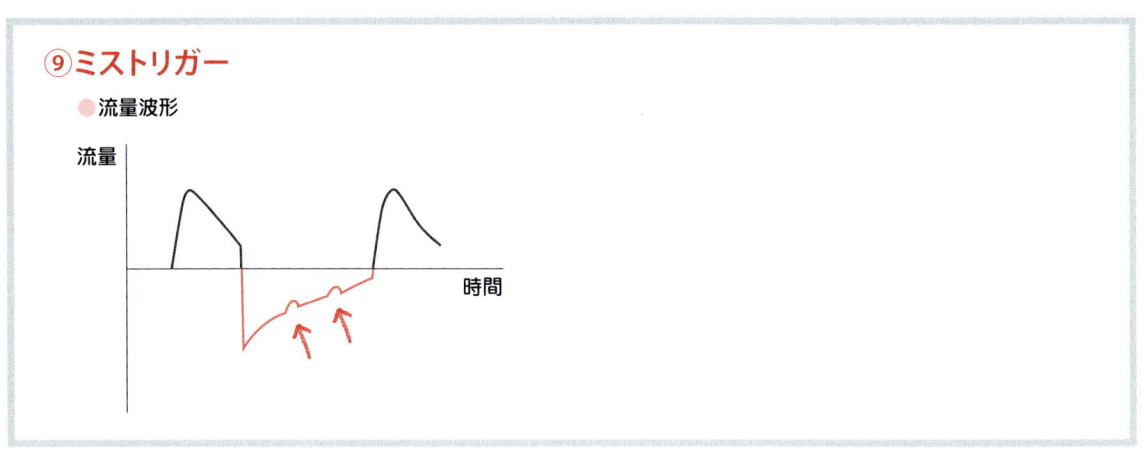

c）圧波形（呼気ポーズ）

呼気ポーズ

PEEP　オートPEEP

⑨ミストリガー

● 流量波形

付録B　肺メカニクスのまとめ①

肺メカニクスのまとめです．気道抵抗，コンプライアンスが変化したときにVCVとPCVでそれぞれグラフィックにどのような変化が起こるのかを示します．

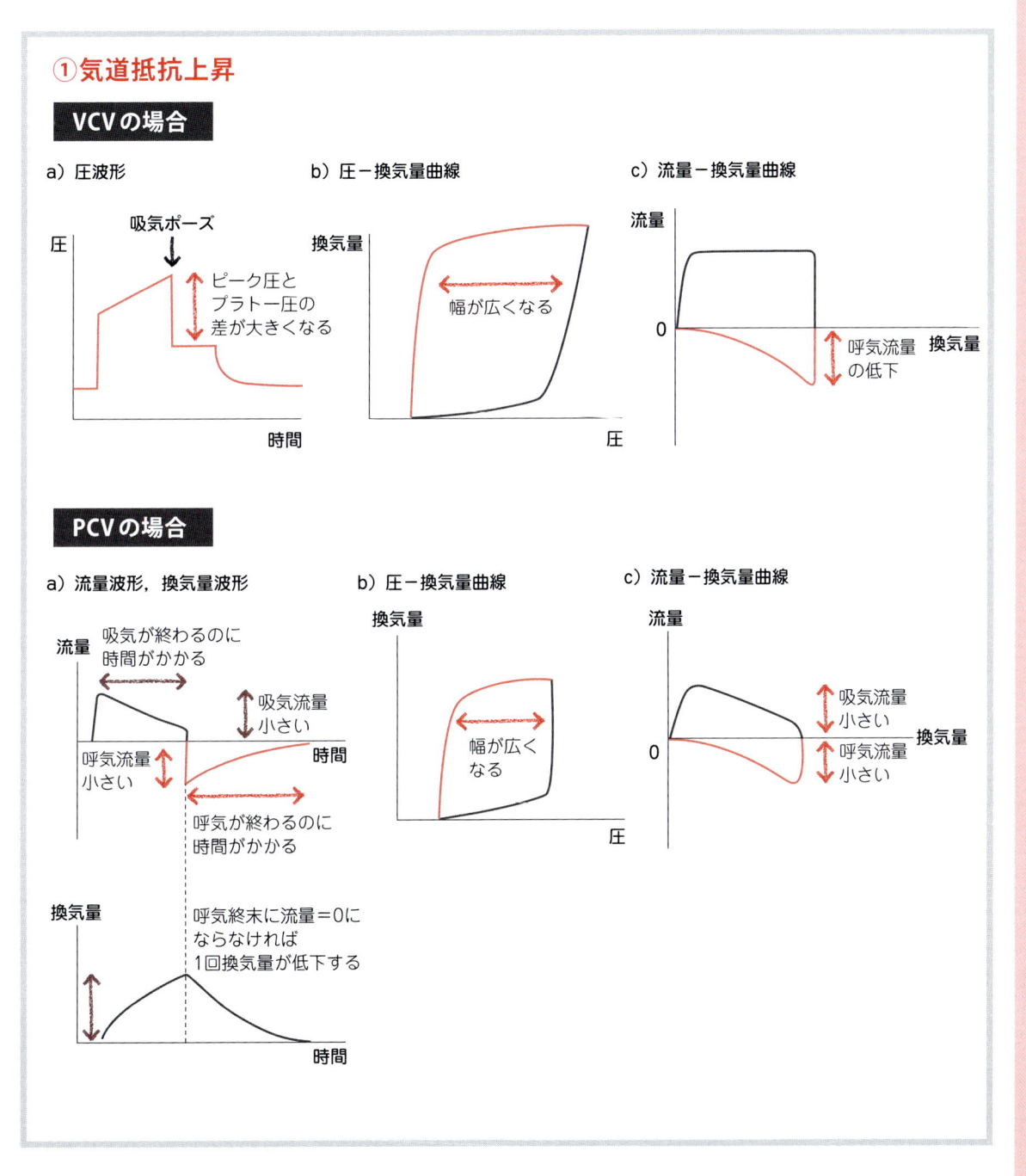

①気道抵抗上昇

VCVの場合

a）圧波形

吸気ポーズ
ピーク圧とプラトー圧の差が大きくなる
圧／時間

b）圧−換気量曲線

幅が広くなる
換気量／圧

c）流量−換気量曲線

呼気流量の低下
流量／換気量

PCVの場合

a）流量波形，換気量波形

吸気が終わるのに時間がかかる
吸気流量小さい
呼気流量小さい
呼気が終わるのに時間がかかる
呼気終末に流量＝0にならなければ1回換気量が低下する
流量／時間
換気量／時間

b）圧−換気量曲線

幅が広くなる
換気量／圧

c）流量−換気量曲線

吸気流量小さい
呼気流量小さい
流量／換気量

②コンプライアンス低下

VCVの場合

a）圧波形

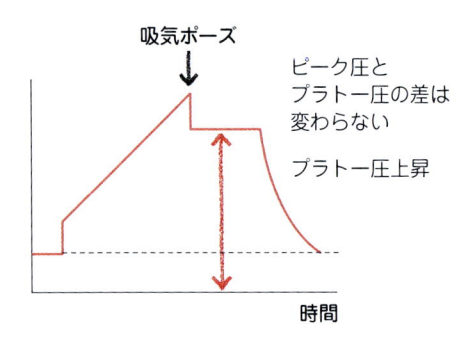

吸気ポーズ

ピーク圧と
プラトー圧の差は
変わらない

プラトー圧上昇

時間

b）圧-換気量曲線

換気量

傾きが減る

圧

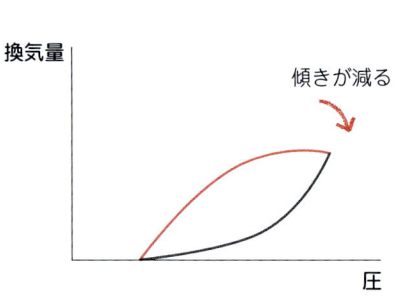

PCVの場合

a）流量波形，換気量波形

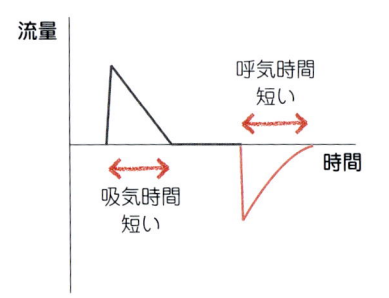

流量

吸気時間
短い

呼気時間
短い

時間

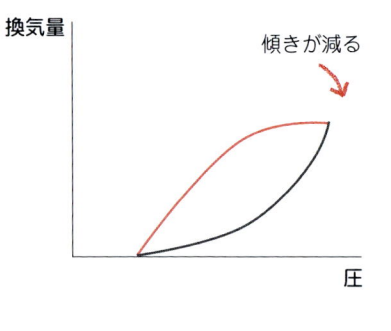

換気量

1回換気量
低下

時間

b）圧-換気量曲線

換気量

傾きが減る

圧

付録C　肺メカニクスのまとめ②

気道抵抗とコンプライアンスの求め方をまとめます．
気道抵抗を数値で求められるのは**VCVで矩形波**を使った場合です．
コンプライアンスは**VCV（矩形波，漸減波），PCV**のどちらでも調べられます．

①気道抵抗の求め方

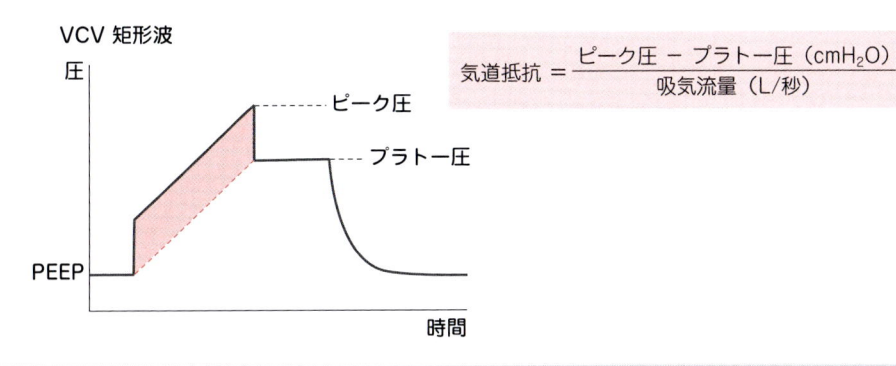

$$\text{気道抵抗} = \frac{\text{ピーク圧} - \text{プラトー圧（cmH}_2\text{O）}}{\text{吸気流量（L/秒）}}$$

②コンプライアンスの求め方

a）VCV　矩形波・漸減波

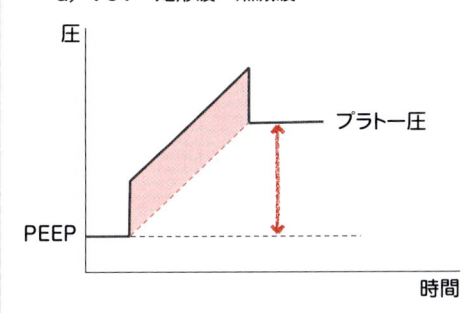

$$\text{コンプライアンス} = \frac{\text{1回換気量（mL）}}{\text{プラトー圧} - \text{PEEP（cmH}_2\text{O）}}$$

b）PCV　吸気流量＝0になっている場合

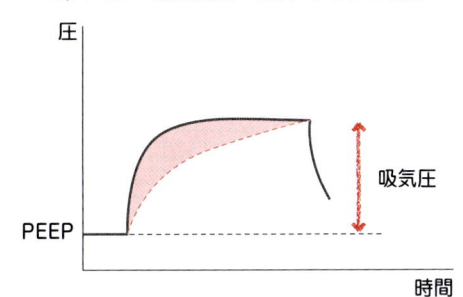

$$\text{コンプライアンス} = \frac{\text{1回換気量（mL）}}{\text{吸気圧（cmH}_2\text{O）}}$$

c）PCV　吸気流量＝0になっていない場合

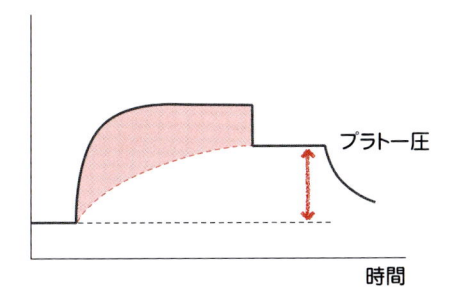

$$\text{コンプライアンス} = \frac{\text{1回換気量（mL）}}{\text{プラトー圧} - \text{PEEP（cmH}_2\text{O）}}$$

第7章

酸－塩基平衡
～血液ガスを使いこなそう

1　酸－塩基平衡の基本と代償のしくみ

難易度 ★☆☆

> COPDで外来通院中の患者の血液ガスを測定したところ，
>
> pH 7.36，PaCO₂ 55 mmHg，HCO₃⁻ 28 mEq/L
>
> という結果であった．どのような酸－塩基平衡異常があるか？

1　酸－塩基平衡とは

　酸－塩基平衡のお話をします．「塩基」という言葉は耳慣れないかも知れませんが，アルカリという意味です．酸－塩基平衡とは要するに「酸とアルカリのバランス」のことです．酸－塩基平衡だけで1冊の本になるくらい膨大な内容ですので，すべてをお話しすることはできません．この章では呼吸管理の視点から見た内容を説明します．

　酸－塩基平衡と聞いてまず思い浮かべる式がありますね．そうです，かの有名な**ヘンダーソン・ハッセルバルヒ（Henderson–Hasselbalch）の式**です．お察しの通りヘンダーソンさんとハッセルバルヒさんの考えた式で，

$$pH = 6.1 + \log \frac{HCO_3^-}{0.03 PaCO_2}$$

と表されます．あまりに有名でどの教科書にも載っていますが，日常診療のなかでは対数（log）の計算など面倒でできません．ですから，この式を使わずに酸－塩基平衡を考え

てみます．

ヘンダーソン・ハッセルバルヒの式の勘所は

$$CO_2 + H_2O \rightleftarrows H^+ + HCO_3^-$$

という化学式です．CO_2 は二酸化炭素，H_2O は水，H^+ は水素イオン，HCO_3^- は重炭酸イオンです．ここでキッチリ知っておいてほしいのは，**CO_2 は酸で，HCO_3^- はアルカリ**であることです．体はこの両者のバランスをとるように働きます．**CO_2 を体から放出するのが肺の役割で，HCO_3^- を体内に取り込むのが腎臓の役割**です（図1）．CO_2 と HCO_3^- のバランスがpHになります．酸性に傾くとpHは低下し，アルカリ性に傾くとpHは上昇します．化学的にはpH＝7が中性ですが，体の中での**正常値はpH＝7.4**です．

2 4種類の酸−塩基平衡異常

CO_2 と HCO_3^- の関係を秤に例えると，図2のようになります．この秤は$PaCO_2$ 40 mmHg，HCO_3^- 24 mEq/Lでちょうど釣り合っていて，そのときのpHが7.4です．これが正常の状態です．**酸性ではpHは7.4より低くなり，アルカリ性ではpHは7.4よりも高くなります**．

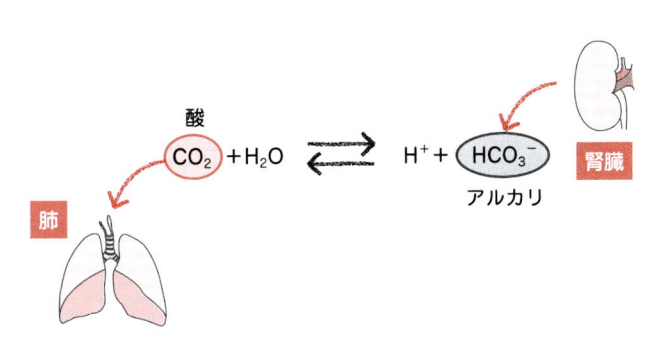

図1 ● CO_2 と HCO_3^- の体内バランス

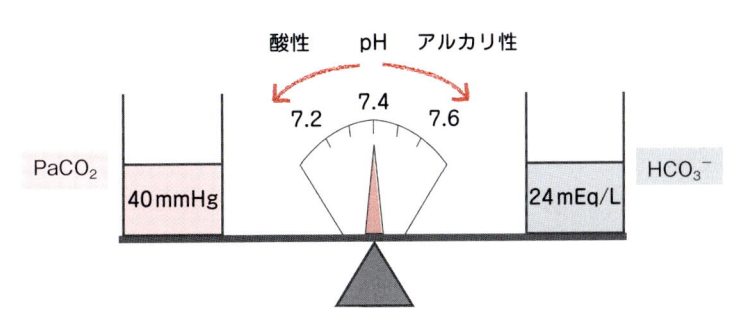

図2 ● 酸−塩基平衡の概念

$PaCO_2$ が40 mmHgより増えるか，HCO_3^- が24 mEq/Lより減ると，秤は左に傾きpHは低下します．これらの状態をそれぞれ**呼吸性アシドーシス，代謝性アシドーシス**と呼びます（図3a, b）．逆に，$PaCO_2$ が減るか，HCO_3^- が増えると，秤は右側に傾きpHは上昇します．これらの状態をそれぞれ**呼吸性アルカローシス，代謝性アルカローシス**と呼びます（図3c, d）．呼吸性（肺が原因）と代謝性の酸－塩基平衡異常に，それぞれアシドーシスとアルカローシスがあるわけです（表1）．pHが7.4から離れれば離れるほど重度の酸－塩基平衡異常があると言えます．

a）呼吸性アシドーシス

b）代謝性アシドーシス

c）呼吸性アルカローシス

d）代謝性アルカローシス

図3● 4種類の酸－塩基平衡異常

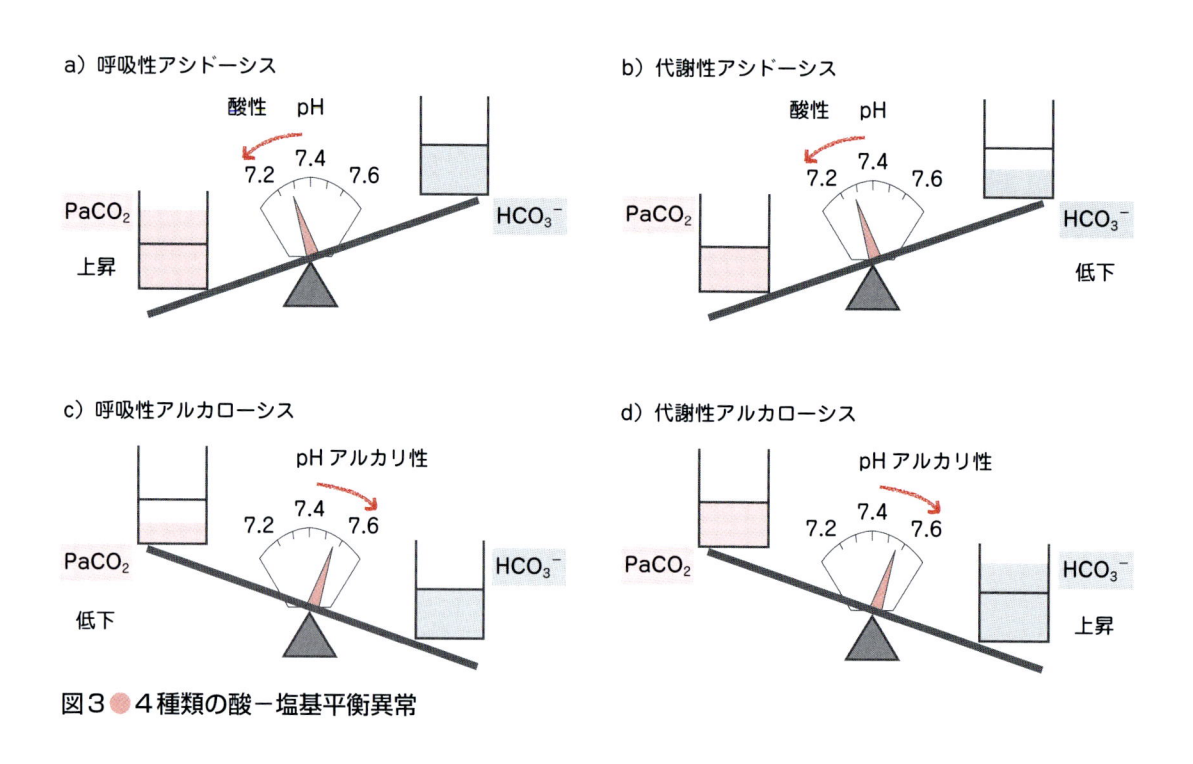

表1● 酸－塩基平衡異常4種類

原因	呼吸性	代謝性
酸性	呼吸性アシドーシス	代謝性アシドーシス
アルカリ性	呼吸性アルカローシス	代謝性アルカローシス

3 代償という考え方

症例の血液ガスを見てみましょう．pHが7.36と低下して秤は若干酸性に傾いていますね．pHの値から，$PaCO_2$上昇（呼吸性アシドーシス）か，HCO_3^-低下（代謝性アシドーシス）が存在することがわかります．ここでは$PaCO_2$が40 mmHgよりも高くなっているので，**呼吸性アシドーシス**です．COPDの既往とも合致します．

血液ガスの結果を見るとHCO_3^-も上昇していますが，なぜでしょうか？ これが**代償**というメカニズムなのです．仮に，$PaCO_2$のみが上昇してHCO_3^-が変化しなかったとします．秤は$PaCO_2$が増えた分だけ酸性側に傾きます．しかし，pHが著しく変化するのは体にとって好ましいことでありません．したがって，体を守るべく，pHがあまり7.4から離れないようにするためHCO_3^-も増やすのです（図4）．HCO_3^-を増やすのは腎臓の働きです．

$PaCO_2$かHCO_3^-のどちらかが増えると，代償の働きによりもう一方も増え，どちらかが減ると他方も減ります．代償では**同じ方向に変化します**．もう1つ大事なのは，**pHが完全に正常になるまで代償するわけではない**ことです．ここの例でいうと，代償によってHCO_3^-が31よりさらに増えてpHが7.4になったり，HCO_3^-がもっと増えてpHが7.4より高くなったりはしないのです．

呼吸性の異常が起こったときに腎臓がきっちり代償するには数日を要します．一方で，代謝性の異常が起こったときには，肺はすぐに換気量を変えられるので（コントロールするのは中枢神経ですが），呼吸性の代償はすぐに行われます．

> **代償のルール**
> ①$PaCO_2$とHCO_3^-は同じ向きに動く
> ②pHは正常に近づくが，完全に正常化はしない
> ③肺による代償は早く，腎による代償は遅い

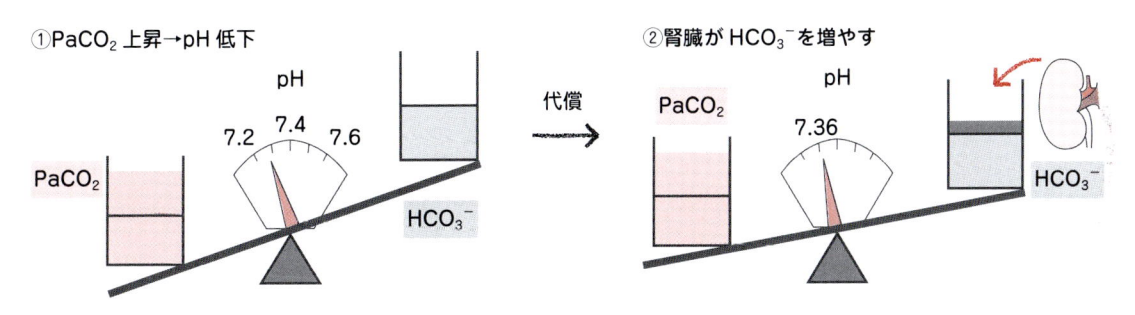

第7章　酸—塩基平衡

図4 ● 呼吸性アシドーシスと代償

4 急性呼吸性アシドーシス vs. 慢性呼吸性アシドーシス

先ほどの血液ガスでは，HCO_3^- が上昇することでpHは比較的正常値に近くなっています．これは，$PaCO_2$ の上昇が数日以上にわたって続いていることを意味します．$PaCO_2$ が上昇しているものの適切に代償されているので，慢性的に $PaCO_2$ が上昇している**慢性呼吸性アシドーシス**の状態であることがわかります．$PaCO_2$ が高いからといって慌てて人工呼吸器の準備をしたりする必要はありません．

次のような血液ガスの場合はどうでしょうか？

pH 7.25，$PaCO_2$ 55 mmHg，HCO_3^- 24 mEq/L

$PaCO_2$ は先ほどと同じく 55 mmHg なのですが，HCO_3^- の上昇がない（代償していない）ためpHが下がっています．代償する間もなく $PaCO_2$ が急性に上昇したことを示します．代償されていない呼吸性アシドーシスを見た場合には，**急性呼吸性アシドーシス**と考えて人工呼吸器を含めた治療を考慮します．第1章 3 で診た患者さんも急性呼吸性アシドーシスです．

POINT
- 酸－塩基平衡異常は，酸（CO_2）とアルカリ（HCO_3^-）のバランスが崩れた状態
- 酸－塩基平衡異常には4種類ある（呼吸性／代謝性×アシドーシス／アルカローシス）
- 代償はpHをなるべく7.4から離さないように働く
- pHが著しく低い（代償されていない）呼吸性アシドーシスでは，人工呼吸が必要

2 急性？ 慢性？ それが問題だ
～呼吸性アシドーシスの見方

難易度 ★☆☆

先ほどのCOPD患者が呼吸苦を訴えて救急外来を受診した．血液ガスを測定したところ，

pH 7.24，$PaCO_2$ 70 mmHg，HCO_3^- 30 mEq/L

という結果であった．どのような酸－塩基平衡異常があるか？ どのように治療するか？

1 「Acute on chronic」とは

あなたは，この血液ガスをどのように解釈しますか？ せっかく血液ガスの読み方を勉強しているので，「$PaCO_2$が高いからヤバイ」的な脊髄反射のような見方ではなく，もう少し情報を得られないか見てみましょう．

まずはpHを見てどれほどバランスが崩れているのかを評価します．7.24ですからかなり正常値から離れていますね．酸性に傾くような重度の異常があることがわかります．この場合，$PaCO_2$が上昇しているので**呼吸性アシドーシス**があることがわかります．また，この患者さんは普段でも$PaCO_2$が50 mmHgくらいに上がっているのでしたね．普段の$PaCO_2$を知っていれば有用ですが，知らなくてもHCO_3^-が30 mEq/Lに上昇していることから，普段の$PaCO_2$が高いことが（同時に代謝性アルカローシスを起こすような原因がなければ）推測できます．

結局この血液ガスから何がわかるのでしょうか？ **慢性**に$PaCO_2$が高いものの，代償性にHCO_3^-も上昇しているため，pHは正常値近くに保たれていました．そこに$PaCO_2$のさらなる上昇が**急性**に起こったため，腎臓で代償できずにpHが低下したのです（図5）．COPD急性増悪でよくみられる血液ガスの所見です．このように**慢性呼吸性アシドーシスにさらに急性の悪化が重なることを**，英語では「**acute on chronic**」といいます．換気を手助けするため人工呼吸（気管挿管＋人工呼吸器，またはNPPV）が必要になります．

2 血液ガスを読むコツはpH

血液ガスを読むときに最も重要なのは，**普段の状態と比べてどれくらいバランスが崩れているか判断すること**です．そのためにはpHを見ます．この症例ではpHが7.24まで低下しているので，普段よりかなり悪いことがわかります．代償する間もなく$PaCO_2$が上昇したためにバランスが崩れているのが重要なのであって，$PaCO_2$の値だけで判断するのではありません．

例えば，$PaCO_2$が同じ70 mmHgであっても血液ガスが，

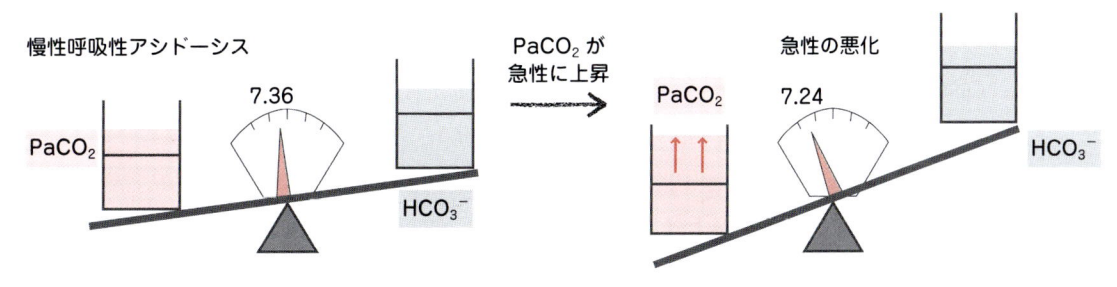

図5● acute on chronicの呼吸性アシドーシス

pH 7.37, $PaCO_2$ 70 mmHg, HCO_3^- 40 mEq/L

であれば，この患者さんにとってはバランスのとれた状態であることを示します．かなり $PaCO_2$ が上昇した慢性呼吸性アシドーシスがあるものの，人工呼吸器を要するような急性の変化はありません．

POINT
- 血液ガスで最も重要なのはpH
- 慢性呼吸性アシドーシスがあるときにpHが低下していれば，急性の悪化が合併している（acute on chronic）

3 代謝性アシドーシスと呼吸管理

難易度 ★☆☆

> 糖尿病の既往のある25歳女性が，全身倦怠感を主訴に救急室を受診した．呼吸回数30回/分，SpO_2 は室内気で99％である．呼吸器疾患を疑って検査を行うべきか？

呼吸回数がかなり高くなっています．呼吸器疾患を疑って胸部X線を撮ったり，肺塞栓疑いで胸部CTを撮るまえに，賢明なあなたは血液ガスを測定することにしました．結果は以下の通りです．

pH 7.21, $PaCO_2$ 20 mmHg, PaO_2 120 mmHg, HCO_3^- 8 mEq/L

同時に測定した血糖値は600 mg/dL台でした．糖尿病性ケトアシドーシスが疑われますね．それではなぜ呼吸回数が上昇しているのでしょうか？

代謝性の酸-塩基平衡異常では HCO_3^- が変化します．HCO_3^- の変化だけではpHが著しく変化してしまうので，pHの変化を最低限に抑えるため代償性に $PaCO_2$ も変化します．HCO_3^- が低下する代謝性アシドーシスでは $PaCO_2$ も代償性に低下し，HCO_3^- が上昇する代謝性アルカローシスでは $PaCO_2$ も上昇します（図6）．代償するのは**肺**の役割です．

$PaCO_2$ を下げるには換気量を増やさなければなりません．そのため典型的に**代謝性アシドーシスでは呼吸回数が上昇**します．この場合，**頻呼吸があっても必ずしも呼吸器疾患とは限りません**．代謝性アルカローシスでは逆に換気量は減少して $PaCO_2$ は上昇します．こ

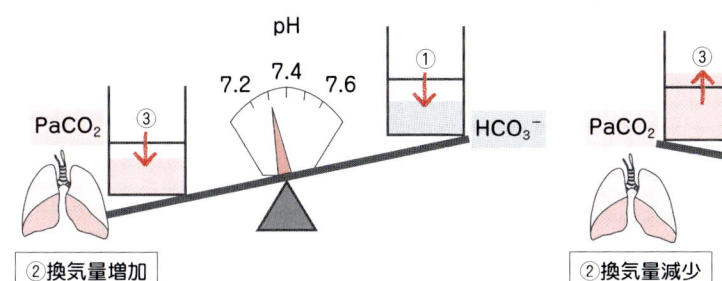

a) 代謝性アシドーシス b) 代謝性アルカローシス

図6 ● 代謝性酸-塩基平衡異常と呼吸による代償

のような呼吸の調節は延髄にある呼吸中枢が行います．

1 人工呼吸と代謝性アシドーシス

　　人工呼吸器を要する患者さんが代謝性アシドーシスを合併することはよくあります．代謝性アシドーシスは大きくアニオン・ギャップが上昇するタイプと上昇しないタイプの2種類に分けられます．アニオンとは陰イオンのことで，**アニオン・ギャップ**は血清中の主な陽イオンであるナトリウムから，陰イオンの塩素と重炭酸イオンを引いた値です．正常のアニオン・ギャップには，リン酸塩や硫酸塩などの通常の生化学検査で測定されない陰イオンや，アルブミンのように陰性荷電したタンパクが含まれます．

　　アニオン・ギャップが上昇するタイプの代謝性アシドーシスの原因には**乳酸アシドーシス**（ショックによる），**腎不全**，**ケトアシドーシス**，**中毒**（アスピリン，エチレングリコール，メタノールなど）の4つがあります（表2）．重炭酸イオンが減少する分，測定されない陰イオンが増えるので，アニオン・ギャップが上昇します（図7）．

　　アニオン・ギャップが上昇しないタイプの代謝性アシドーシスの主な原因には，**下痢**と**尿細管性アシドーシス（RTA）**の2つがあります．その他に，ショックの治療に生理食塩水を大量投与した場合にも，アニオン・ギャップが正常の代謝性アシドーシスとなります（表2）．重炭酸イオンが減少する分，塩素イオンが増えるので，アニオン・ギャップは変化しません（図7）．

　　代謝性アシドーシスでは原因となる疾患を治療しますが，すぐにHCO_3^-が正常化するわけではないので，それまでは呼吸が代償します．人工呼吸器をつけていない患者さんは，前述の症例のように$PaCO_2$を低く保つよう自力で頑張って換気量を増やしますが，人工呼吸器を装着している患者さんでは，**$PaCO_2$を低くしてpHを保てるように換気量を多くした設定**にしなければなりません．

表2 ● 代謝性アシドーシスの原因

アニオン・ギャップが上昇するタイプ		アニオン・ギャップが正常のタイプ	
乳酸アシドーシス		下痢	
腎不全		尿細管性アシドーシス（RTA）	・Type1 ・Type2 ・Type4
ケトアシドーシス	・糖尿病性（DKA） ・アルコール性 ・飢餓性		
		その他	・生理食塩水の大量投与 ・アセタゾラミド投与 ・回腸導管
中毒	・サリチル酸（アスピリン） ・エチレングリコール ・メタノール		

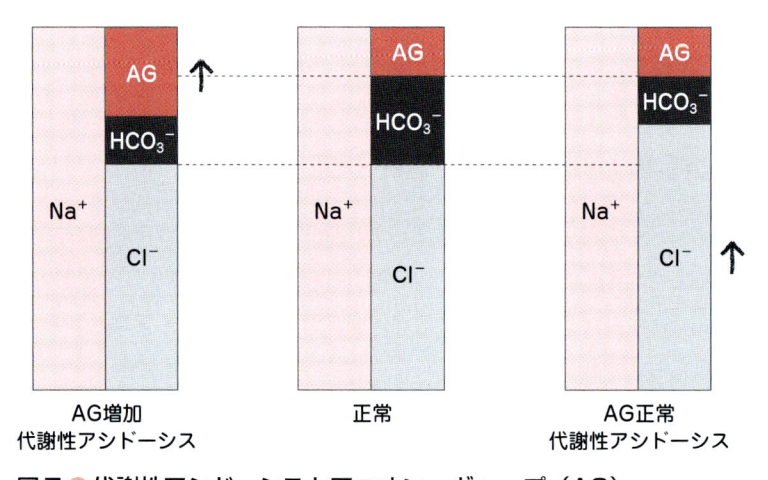

図7 ● 代謝性アシドーシスとアニオン・ギャップ（AG）

POINT
- 代謝性アシドーシスでは，代償性に $PaCO_2$ は低下する
- 代謝性アルカローシスでは，代償性に $PaCO_2$ は上昇する
- 代謝性アシドーシスを合併した呼吸不全では，pHを保つよう換気量が多くなるような人工呼吸器設定にする

4 代謝性アルカローシスと呼吸管理

難易度 ★★☆

> ❷のCOPDの患者は気管挿管され人工呼吸管理となっている．呼吸状態がよくなってきているので，人工呼吸器のモードを現在のA/CからCPAPに変更してSBTを行う予定である．SBT前に血液ガスを測定したところ，
>
> pH 7.51，$PaCO_2$ 38 mmHg，HCO_3^- 30 mEq/L
>
> という結果であった．代謝性アルカローシスに対してアセタゾラミドを投与すべきか？

1 代謝性アルカローシスの原因

　代謝性アルカローシスになっていますね．原因は何でしょうか？代謝性アルカローシスの主な原因には嘔吐やNGチューブ吸引，利尿薬の使用があります．もう1つ，人工呼吸器を使用しているときに知っておかないといけないのは，「**高二酸化炭素血症の急な補正**」です（表3）．

　慢性的に$PaCO_2$が上昇している患者さんではHCO_3^-が上昇しています．この患者さんに人工呼吸器をつけて$PaCO_2$だけを急に補正してしまうと，代償で上昇しているHCO_3^-が下がるのに時間がかかるために代謝性アルカローシスになります．症例の患者さんもこの状態です．慢性呼吸性アシドーシスのある患者さんが急性に悪化した場合，急激にふだんよりも$PaCO_2$を下げるのは避けます．

2 代謝性アルカローシスの治療

　代謝性アルカローシスは症状がないことが多いですが，重度の場合には不穏になったり

表3 ● 代謝性アルカローシスの原因

嘔吐/NGチューブ	人工呼吸
	・高二酸化炭素血症の急な補正
利尿薬	まれ（5％）
・ループ ・チアジド	・原発性高アルドステロン症 ・Barter症候群

痙攣を起こしたりします．また，代謝性アルカローシスがあると**呼吸中枢が抑制されて，代償性に換気量が減ります**．人工呼吸器を要するような呼吸器疾患のある患者さんでは，呼吸抑制がかかるのは不利ですね．そこで，pHが7.5を超えるような代謝性アルカローシスでは，呼吸性アシドーシスがなければ**アセタゾラミド（ダイアモックス®）**を投与します．アセタゾラミドは近位尿細管でのHCO_3^-再吸収を阻害することで，HCO_3^-を尿中に排泄します．

3 慢性呼吸性アシドーシスのある場合の代謝性アルカローシスの治療

症例の患者さんは元気なときでも$PaCO_2$が上昇しているのでした．そのため代償性に普段からHCO_3^-も上昇しています．この患者さんにアセタゾラミドを投与してHCO_3^-を下げてもよいでしょうか？

慢性呼吸性アシドーシスがある患者さんの場合，人工呼吸器離脱に向けて人工呼吸器設定を下げていくと，$PaCO_2$は普段の値くらい（正常よりも高め）には上昇することが予測されます．となると，代償のために高いHCO_3^-が必要になります．しかしここでアセタゾラミドを投与してHCO_3^-を下げてしまうと，呼吸性アシドーシスが代償されなくなりpHが低下します．ですから，この患者さんのように普段の$PaCO_2$が高い場合には，HCO_3^-も治療せずに高いままにしておきます（図8）．

COPDや結核後遺症などで**慢性呼吸性アシドーシスがある患者さんでは，HCO_3^-を無理に正常化しない**のが大事です．

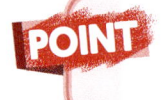

POINT
- 慢性呼吸性アシドーシスがある場合，人工呼吸器離脱前にHCO_3^-を正常化しない

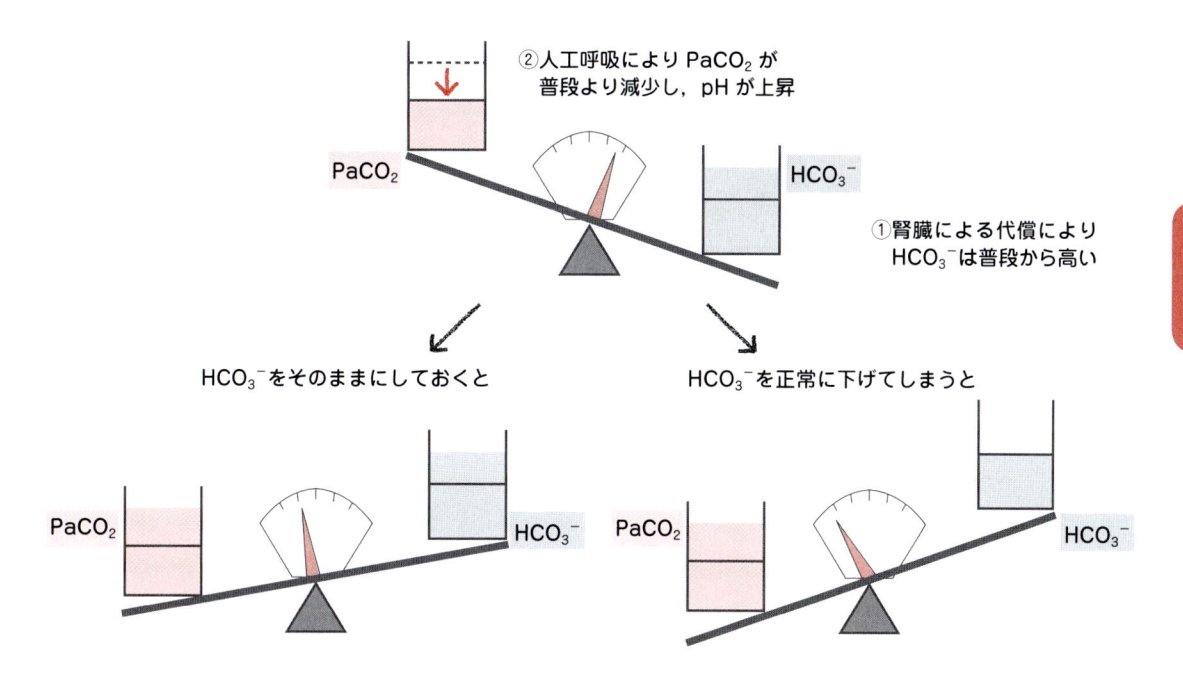

②人工呼吸により $PaCO_2$ が
普段より減少し，pH が上昇

$PaCO_2$　　　　　　　　　HCO_3^-

①腎臓による代償により
HCO_3^- は普段から高い

HCO_3^- をそのままにしておくと　　　　　　HCO_3^- を正常に下げてしまうと

$PaCO_2$　　　　HCO_3^-　　　　　　$PaCO_2$　　　　HCO_3^-

$PaCO_2$ が普段の値に戻ったときに pH が保たれる　　　$PaCO_2$ が普段の値に戻ったときに pH が下がってしまう

図8● 慢性呼吸性アシドーシスがある場合の代謝性アルカローシス

第8章 トラブルシューティング
～原因を鑑別して対処するコツ

1 トラブルに対する心構え

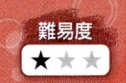

難易度 ★☆☆

　本章では臨床上よく見かけるトラブルについて説明します．気管チューブや人工呼吸器は生命維持のための医療器具なので，トラブルが起こったときに適切に対処しなければ生命にかかわる危機となります．トラブルの対処には，呼吸生理と人工呼吸器についての理解が必須です．これまでのおさらいをしながら，あやふやなところは確認しつつこの章を読み進めてください．

　トラブルが起こったときの大原則は，**患者さんの安全を確保する**ことです．真っ先に患者さんの容態を確認してから適切な処置を行うことが大事です．逆に，いくら人工呼吸器のアラームが鳴っていても，患者さんの状態が落ち着いていればそれほどあわてなくても大丈夫です．

　「トラブったらとりあえず人工呼吸器から外してバッグ換気にすればよい」と少々乱暴なことを言う人もいますが，必ずしも人工呼吸器や回路がトラブルの原因とは限りませんので，外せば解決するというものでもありません．状況に応じた対応をできるようにしたいところです．さらに，ARDSのように高いPEEPを要する患者さんの場合，人工呼吸器から外してしまうと急速に肺胞が虚脱してさらに悪化することも考えられます．闇雲になんでもかんでもバッグ換気にすればよいというものでもないのは知っておいてください．バッグ換気を行うべきなのは，人工呼吸器または回路のトラブルが疑われる場合で，人工呼吸器を装着したままでは患者さんの安全が確保できない場合です．

　人工呼吸器を装着している場合，人工呼吸器から患者さんの状態やトラブルの原因について多くの情報が得られます．これらの情報を活かしていかにトラブルシューティングを

行うのかお話しします．

2 突然の呼吸困難あるいは低酸素血症

難易度 ★★★

> COPD急性増悪のために人工呼吸管理中の患者の呼吸回数が突然40回/分に上昇した．患者は冷や汗をかいており，呼吸補助筋を使っている．SpO$_2$は70％台に低下した．考えられる原因とその対処法は？

1 まずは患者の安全確認

　人工呼吸管理中のトラブル対応の基本はまず患者さんを診ることです．この患者さんは呼吸回数が増え，呼吸補助筋を使っていることから，明らかに状態が悪いのはわかります．

　「胸部の診察で，呼吸による胸の動きがあまりなく，両側肺野で呼吸音がほとんど聴取されなかった」としたらどうでしょうか？ 何が起こっているかわかりませんが，**人工呼吸器や回路のトラブルも含めて**考える必要がありそうです．患者さんの状態を考えるとすぐに対処が必要です．このような場合には気管チューブをいったん人工呼吸器の回路から外して，100％酸素を使ってバッグ換気を行います．「とりあえず人工呼吸器から外して」みているわけでないのはわかりますね．なお，ARDSのように高いPEEPを要しているときには，肺胞の虚脱を最低限にするために**PEEPバルブ**を用います．

2 突然の呼吸困難あるいは低酸素血症の原因 (図1)

1) 人工呼吸器・回路に関連した原因

　「人工呼吸器回路から気管チューブを外してバッグ換気したところ，あまり力を入れなくても簡単にバッグを押すことができ，SpO$_2$も速やかに上昇してきた」としたらどうでしょうか？ 取り外した人工呼吸器か回路に原因があることがわかりますね．回路が結露などで詰まっていないか確認し，人工呼吸器の作動を確認するか交換します．

　患者さんの呼吸努力と人工呼吸器による手助けが合っていない，**患者−人工呼吸器非同調**も人工呼吸器を外すことで改善することがあります．この場合，設定を変更しない限り，人工呼吸器を装着すると再び同じ現象が起こります．

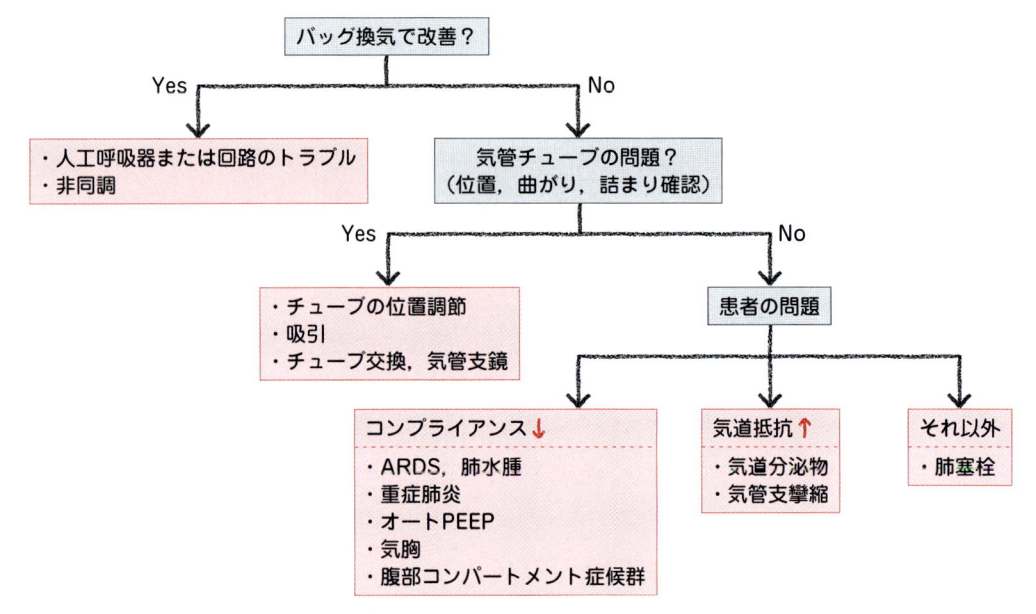

図1 ● 突然の呼吸困難/低酸素血症の原因検索フローチャート

2）気管チューブに関連した原因

「バッグ換気をしたところ，バッグが固くてなかなか押せず，SpO$_2$も上がってこない」としたらどうでしょうか？この場合は，気管チューブかそれより先（気管チューブか患者さん）にトラブルの原因があることがわかります．

まずは気管チューブです．目で見てチューブが折れ曲がっていたり，患者さんが噛んでいたり，分泌物で詰まっていたりしないことを確認します．チューブの位置が抜けてきていたり，逆に深く入り込んでいないかも見る必要があります．このようなトラブルに備えて，**挿管時に気管チューブを何cmの位置で固定したか**人工呼吸器の記録とともに残しておきます．カフ圧が適正かも確認しましょう．

さらに吸引チューブがスムーズに気管チューブに入るかどうか確かめつつ，同時に気管吸引を行います．チューブが入りにくかったり，入らなかったりする場合には，気管チューブに閉塞（ほとんどの場合は気道分泌物による）があります．吸引で閉塞が解除できなければ，気管支鏡による分泌物の除去かチューブ交換が必要です．

3）患者に関連した原因

①気道抵抗の問題

気管チューブに問題がなかったとすると，残るは患者さんが原因ということになります．肺モデルを覚えていますね（第2章 5 参照）．ここでも肺をストローと風船に分けて系統立てて原因を考えます．**気道抵抗の問題なのか，コンプライアンスの問題なのか**を区別す

るのです．気道抵抗の問題であるとすれば何を考えますか？ **気道分泌物**がありますね．このように急激に状態が悪化するときには，気管や主気管支のような中枢気道の閉塞が考えられます．**気管支攣縮**も気道抵抗を上昇させます．

②コンプライアンスの問題

コンプライアンスの問題はどうでしょうか？ 原因としては，**重症肺炎**や**肺水腫**，**ARDS**のように肺が固くなる場合が考えられます．オートPEEPのために肺が過膨張してもコンプライアンスは低下するため，閉塞性肺疾患があってオートPEEPが疑われるときには，しばらくバッグを外して息を吐き出させるようにします．肺そのものに変化がなくても肺が広がりにくくなることもあります．主なものが**気胸**ですね．それ以外に肺が急に固くなる原因としては，**腹腔内圧上昇**があります．腹部コンパートメント症候群のように腹腔内圧が著しく上昇しているときには，横隔膜が下から押し上げられてコンプライアンスは低下します．

③気道抵抗とコンプライアンス以外の問題

バッグを押すのは固くない（気道抵抗にもコンプライアンスにも問題はない）にもかかわらず，SpO_2が改善しない場合には何を考えますか？ 肺メカニクスに影響せずに低酸素血症を起こす原因として**肺塞栓**（pulmonary embolism：PE）があります．

④患者が原因のトラブルへの対処手順

胸部の診察で，**胸の動きと呼吸音の左右差**を確認します．片方が減弱していれば，**気胸**，**痰詰まり**，**片肺挿管**を疑います．いずれも**胸部X線**で確認できます．「緊張性気胸を疑えばすぐさま胸腔ドレーンだ」という人もいますが，人工呼吸管理中には緊張性気胸でも気管偏位や頸静脈怒張のような教科書的所見がはっきりしないことも少なくありませんので，時間的余裕がある限りは胸部X線を待ちます．時間的余裕がなかったり，皮下気腫などの補助的所見がある場合にはその限りではありません．

胸部X線ではそんなにはっきりした所見がなくてもやっぱりバッグを押すのが固い（あるいは気道内圧が高い）という場合は，気道閉塞を疑って**気管支鏡**を考慮します．

気道抵抗にもコンプライアンスにも問題がない突然発症の低酸素血症では**肺塞栓**を疑います．**胸部CT血管造影**が最もよい検査ですが，患者さんの状態が悪くCTのために搬送するのが難しい場合や，腎不全があって造影剤を投与できない場合には，下肢静脈ドップラー検査で**深部静脈血栓症**（deep vein thrombosis：DVT）の検索を行います．DVTが見つかれば治療はPEと同じく抗凝固療法です．

3 気道内圧からみた原因鑑別 − VCVの場合 −

VCVでは急変時に同時に気道内圧が変化していれば原因解明の手がかりになります．**気道内圧が上昇する場合，低下する場合，変化しない場合**に分け，さらにトラブルの箇所を

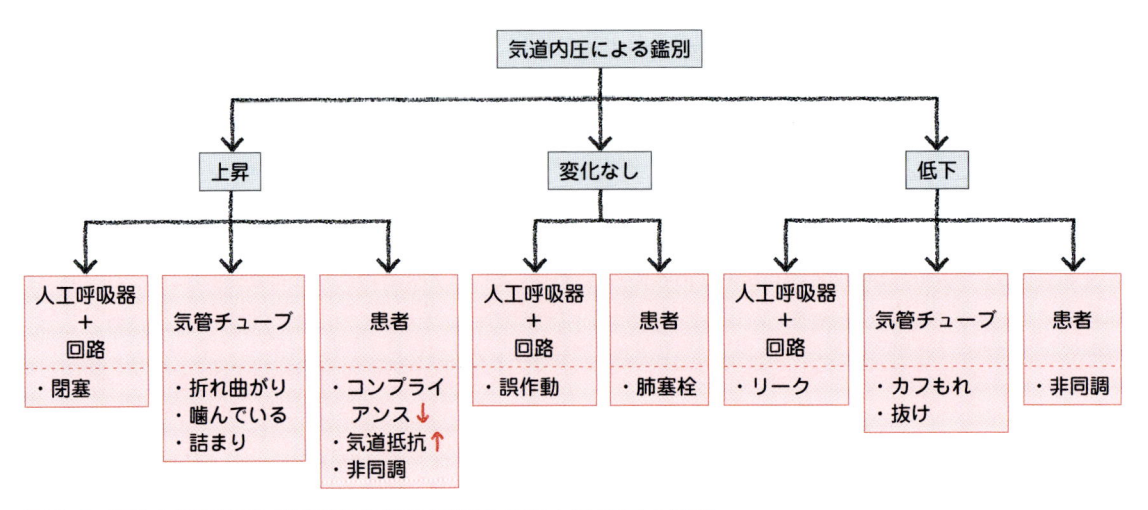

```
                    気道内圧による鑑別
        ┌──────────────┼──────────────┐
       上昇            変化なし          低下
    ┌───┼───┐        ┌───┐        ┌───┼───┐
  人工呼吸器 気管チューブ 患者   人工呼吸器 患者   人工呼吸器 気管チューブ 患者
   ＋                      ＋              ＋
   回路                    回路            回路
  ・閉塞  ・折れ曲がり ・コンプラ ・誤作動 ・肺塞栓 ・リーク ・カフもれ ・非同調
         ・噛んでいる  イアンス↓                        ・抜け
         ・詰まり    ・気道抵抗↑
                   ・非同調
```

図2 ● 突然の呼吸困難／低酸素血症の気道内圧による原因の鑑別

人工呼吸器・回路，気管チューブ，患者に分けると，図2のように鑑別することができます．

1）気道内圧上昇

人工呼吸器・回路の原因としては**回路の閉塞**があります．分泌物や結露が溜まっていないか確認します．

気管チューブの原因としては，**折れ曲がっていたり，患者さんが噛んでいたり，分泌物で詰まっている**ことが考えられます．チューブを目で確認し，さらに吸引チューブで気管吸引を行うことで，これらの問題がないか確認できます．

患者の原因として，**気道抵抗上昇やコンプライアンス低下**があります．原因は❷に述べた通りです．さらに**患者−人工呼吸器非同調**も多くの場合，気道内圧を上昇させます．

2）気道内圧低下

気道内圧が低下する原因はそれほど多くありません（「❺気道内圧低下」で後述）．どこかにリークがあるか，患者さんの吸気努力が原因です．

人工呼吸器・回路の原因としては回路の**リーク**があります．回路を触りながら外れやリークがないか確認します．

気管チューブの原因としては**カフに十分な空気が入っていないか，気管チューブが抜けている**ことが考えられます．カフ圧およびチューブの固定位置を確認します．

患者の原因としては，**患者−人工呼吸器非同調**があります．典型的にはVCVで吸気流量が足りないときに患者さんの吸気努力が強ければ，気道内圧は下がるのでした（第4章⓮）．

3）気道内圧変化なし

気道内圧が変化する場合に比べて得られる情報は少なくなります．人工呼吸器・回路の原因として**誤作動**の可能性がないか確認します．呼吸による胸壁の動きや呼吸音を確認します．

患者の原因として，低酸素血症や低血圧が同時に起こっていれば**肺塞栓**の可能性を考慮します．

3 気道内圧上昇

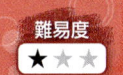

> 重症肺炎のために人工呼吸器導入となった患者を受け持っている．気道内圧が上昇し，気道内圧上限アラームが鳴り始めた．考えられる原因とその対処法は？

1回換気量を設定するVCVでは，気道抵抗やコンプライアンスが変化すると気道内圧の変化として表れます．気道内圧上昇は，VCVを使用しているときには頻度の高いトラブルですので，肺メカニクスを思い浮かべながら系統立てて原因検索できるようになりたいところです．

一方，PCVでは吸気圧を設定するので，気道内圧が上昇することはあまりありません．

1 VCVで気道内圧が上昇する原因

気道内圧の3つの成分は覚えていますか？

気道内圧＝気道に空気を通す圧＋肺に空気を入れる圧＋PEEP

でした．気道内圧上昇があるということは，この3つのうちのいずれかまたは複数が高くなっていることを意味します．PEEPは設定するもので急に上昇することはありませんので，気道に空気を通す圧か，肺に空気を入れる圧のどちらか，あるいはどちらもが上昇しているわけです．これらは**プラトー圧を測定することで区別できるの**でした（第6章 16 参照）．気道に空気を通す圧が高くなっているときには**気道抵抗上昇**があり，肺に空気を入れる圧が高くなっているときには**コンプライアンス低下**が存在します（図3）．それぞれの鑑別は第6章 17 に挙げた通りです．

a) 気道抵抗上昇パターン　　　　　b) コンプライアンス低下パターン

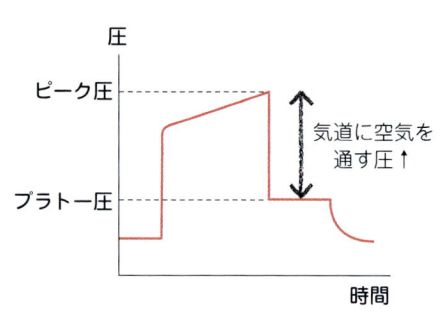

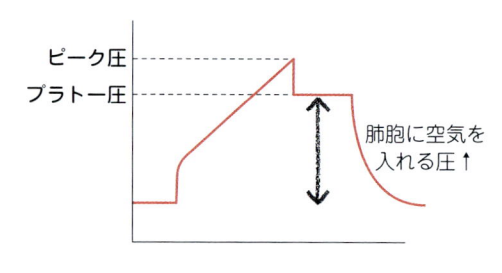

図3● 気道内圧上昇の圧波形パターン

2 VCVで気道内圧が上昇したときの対処 (図4)

1) 回路と気管チューブの評価

　　吸気内圧上限アラームが鳴ったときの対処を順に見てみます．まずはベッドサイドで見えるところから気道抵抗を上昇させる原因を探します．回路と気管チューブはすぐに確認できますね．回路に分泌物や結露などがないか確認し，あれば取り除きます．気管チューブの位置を見て，抜けていたり深く入りすぎていないことを確認します．気管チューブが折れ曲がっていたり，患者さんが噛んでいたり，痰が詰まっていたりしないか見ます．吸引チューブを入れて気管チューブが開通していることを確認しつつ，吸引で分泌物を取り除きます．この一連の作業で気道内圧上昇が改善しなければ，原因は気管チューブよりも先，すなわち患者さんにあることがわかります．

2) 患者の評価

①咳嗽

　　咳嗽で一時的に気道内圧が上昇しているのでないことを確認します．咳嗽が収まっても気道内圧が上昇しているようであれば，さらに原因を検索します．

②患者－人工呼吸器非同調

　　患者－人工呼吸器非同調でも気道内圧が上昇することがあります．気道内圧が上昇するような非同調には，オートPEEP，二段呼吸，大きすぎる1回換気量設定，長すぎる吸気時間，オートトリガーがあります．

③気道抵抗上昇，コンプライアンス低下

　　患者さんに関して，①，②以外の原因で気道内圧が上昇するのは，気道抵抗が上昇しているかコンプライアンスが低下しているか，またはその両方があるときです．吸気ポーズでプラトー圧を測定して両者を区別します．気道抵抗上昇の原因のうち，回路や気管チュー

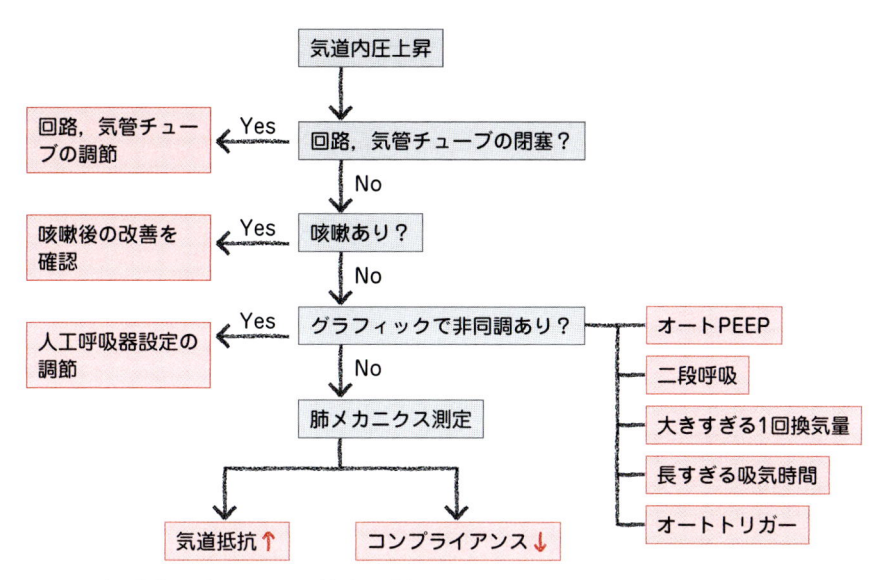

図4 ● 気道内圧上昇の原因検索と対処

ブの閉塞はすでに除外できていますが，気管チューブより先の分泌物や，気管支攣縮の可能性は残っています．コンプライアンスが低下する原因には，肺の原因（肺水腫，肺炎など）以外に，気胸や腹部コンパートメント症候群のように肺が外から押されて広がりにくくなる場合も含まれます（図1参照）．

「気道内圧が上昇したらとりあえず気管吸引！」と一生懸命に吸引をしている人もいますが，気道内圧上昇の原因はそれだけではありません．コンプライアンスが低下しているような場合には，すみやかに胸部X線を含めた検索を行うことも重要です．

3 PCVで気道内圧が上昇する原因

PCVで吸気時間設定が長すぎると，患者さんが強制的に息を吐こうとして気道内圧が上がることがあります（第6章 10 参照）＊．

＊人工呼吸器によっては吸気時間の設定にかかわらず，強制呼気が始まると吸気を終了するものがあります．この場合は，気道内圧は上昇しません．

4 １回換気量低下

難易度 ★★☆

> 重症肺炎のためにA/Cで人工呼吸管理中に１回換気量下限アラームが鳴り始めた．考えられる原因とその対処法は？

先ほどの気道内圧上昇とともに頻度の高いトラブルです．１回換気量が低下するということは，人工呼吸器のモードは何だと考えますか？ VCVではなさそうですよね．**１回換気量の低下は，主にPCVやPSのように圧を設定するモードで起こります**．「主に」というのがちょっとひっかかりますね．実は，**VCVでも１回換気量が低下することはある**のです．まずは後者の方から説明します．

1 VCVで１回換気量が低下する原因

VCVで１回換気量が低下するとはどのような状況でしょうか？ １回換気量を設定するのですから，そのような現象は起こらないような気もします．では，まず「１回換気量とは何か？」から考えてみます．いまさらな感じもしますが，そもそも人工呼吸器が１回換気量低下というときにはどこの１回換気量を測っているのでしょうか？ これは**呼気の１回換気量**なのです．人工呼吸器には吸気の１回換気量（V_{TI}）と呼気の１回換気量（V_{TE}）があったのを覚えていますか？（第６章 ❷ 参照）V_{TE}のEはexpiredで，呼気で測っていることを意味します．「イー」感じに測ったわけでも，「イー」加減に測ったわけでもありません．

１）リーク

VCVでは吸気の１回換気量を設定するのでV_{TI}は常に同じです．それでは呼気の１回換気量が低下する原因には何がありますか？ **リーク**ですね．第６章 ❻，⓬ でも見たように，入っていった空気が帰ってこないのですから，どこかで漏れがあることがわかります．他のモードでもリークがあれば呼気の１回換気量は低下するので，１回換気量低下の原因となります．

２）気道内圧上限アラーム

VCVでもう１つ１回換気量が低下する場合があります．今度は**吸気の１回換気量**が低下します．「ややこしい話はもう勘弁してよ」という声も聞こえてきそうですが，これで最後です．前項の気道内圧上昇に関連しています．

VCVでは気道内圧が高くなりすぎないようにアラームを設定するのでした．例えば，気道内圧上限アラームの設定を35 cmH$_2$Oと設定すると，人工呼吸器は安全のため35 cmH$_2$O

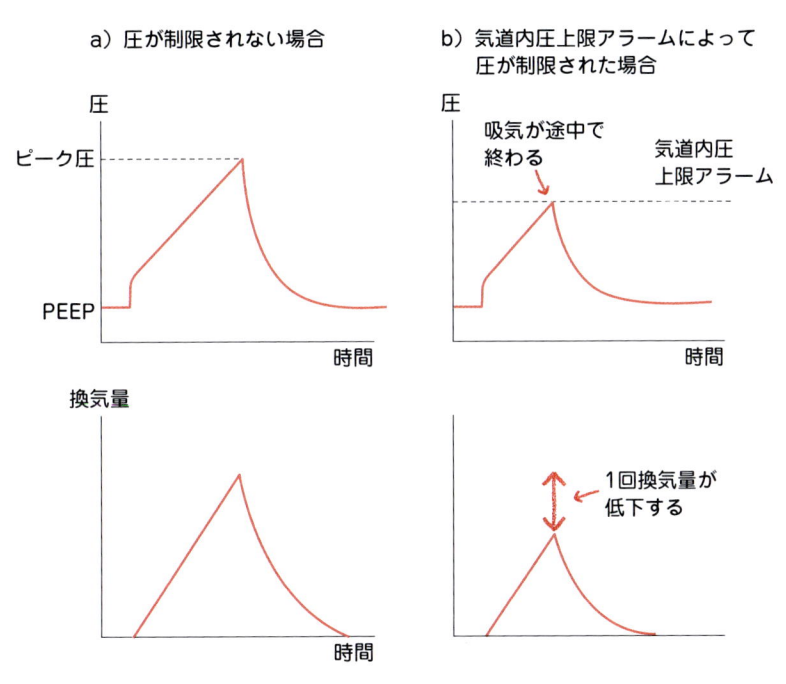

a）圧が制限されない場合　　b）気道内圧上限アラームによって
　　　　　　　　　　　　　　　圧が制限された場合

図5● 気道内圧上限アラームと1回換気量
VCVでは気道抵抗上昇かコンプライアンス低下により気道内圧が上昇するハズだが，気道内圧上限アラーム以上にはならないように圧が制限されるので，1回換気量は低下する

以上の圧はかけず，35 cmH$_2$Oで打ち止めにします．そのため，VCVでコンプライアンス低下か気道抵抗上昇があり，気道内圧上限アラームが鳴った場合には，吸気の1回換気量は設定よりも小さくなります（図5）．「いろいろ出てきてややこしいな」と思った方も心配はいりません．このパターンのときには**必ず気道内圧上限アラームも出ます**ので，すぐにわかります．

＜VCVでの1回換気量低下の原因＞
①リーク
②気道内圧上限アラームによる圧の制限

2 VCVで1回換気量が低下したときの対処（図6）

　気道内圧上限アラームが同時に鳴っていれば，アラーム設定によって圧が制限されているために1回換気量が減少していると考えられます．**気道内圧上限アラームを一時的に解除**（より高く設定する）して，1回換気量が設定通りになることを確認します．この場合の根本的な問題は，1回換気量低下ではなく気道内圧上昇なので，前項（図4）に従って原因を検索します．

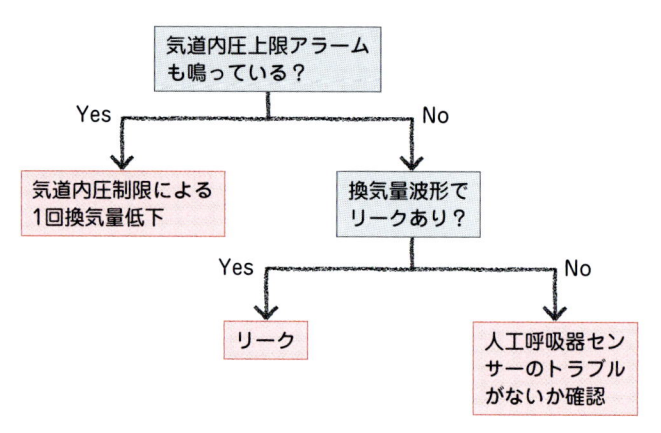

図6 ● 1回換気量低下の原因検索　VCVの場合

　気道内圧上限アラームが鳴っていなければ，**リーク**が疑われます．換気量波形を見て呼気で0に戻らないリークの波形が出ていることを確認します（第6章 12 参照）．

3 PCVで1回換気量が低下する原因

　PCVでは吸気圧を設定するのでピーク圧（最高気道内圧）は一定になりますが，コンプライアンスが低下したり，気道抵抗が上昇したりと肺の状態が悪化すれば1回換気量が低下します．また，肺そのものには変化がなくても，患者さんの吸気努力が減少すれば1回換気量が低下します．

　これらの3つは吸気の1回換気量を低下させる原因ですが，前述のVCVと同様にリークが起こると呼気の1回換気量が低下します．

1）コンプライアンス低下

　圧−換気量曲線からもわかるとおり，コンプライアンスが下がって肺が固くなると，同じ圧で肺に入る空気の量は減ります．したがって1回換気量は低下します（第6章 19 参照）（図7）．コンプライアンスが低下する原因については第6章 表1（p.186）を再確認してください．

　この場合，グラフィックでは元の状態よりも**吸気，呼気ともに早く終わる**ことがわかります〔第6章図30（p.191）左〕．PCVでもコンプライアンスを計算することはできますので（第6章 18 参照），計算でコンプライアンス低下を確認することもできます．

　1回換気量を元の量に増やすためには吸気圧設定を上げます．

　オートPEEPが原因でコンプライアンスが低下している場合には，息を吐ききれるように設定を調節します．

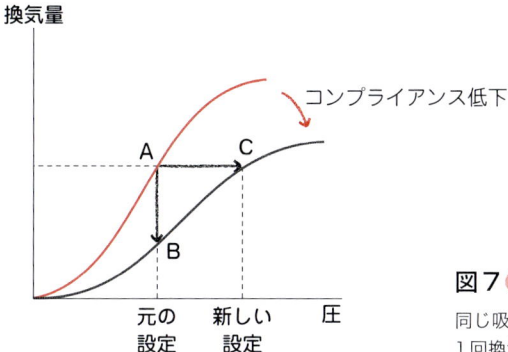

図7 ● コンプライアンスと1回換気量の関係
同じ吸気圧設定なら1回換気量は低下する（A→B）
1回換気量を保つためには吸気圧設定を上げる（A→C）

2）気道抵抗上昇

次に，気道抵抗が上昇した場合を考えてみます．もともと吸気流量＝0を目安に吸気時間を設定してあったとすると，PCVでの圧波形，流量波形，換気量波形は第6章図30中（p.191）のようになります．吸気流量＝0となるところでちょうど

　　気道内圧＝肺胞内圧

となり，空気が入り終わっています．

ここで，気道分泌物や気管支攣縮のために気道抵抗が上昇したとします．空気の通り道が細くなって，空気の流れはゆっくりとなり，肺胞に空気が入っていくのもゆっくりになります．なかなか空気が入ってこないので，肺胞内圧が上がっていくのもゆっくりになります．同じ吸気時間では，**「気道内圧＝肺胞内圧」となる前に吸気が終わり，1回換気量が低下**します*．グラフィックでは吸気・呼気ともに延長していることに注目してください〔第6章図30右（p.191）〕．

吸気時間の設定を変えずに1回換気量を増やすには吸気圧設定を上げます．吸気時間を伸ばすことでも1回換気量は増加します．

＊吸気時間の設定によっては気道抵抗が上昇しても1回換気量が変わらない（第6章 **19** 参照）．

3）吸気努力減少

PCVでは，コンプライアンスや気道抵抗といった肺メカニクスが変化したときだけでなく，**患者さんの呼吸努力によっても1回換気量は変化します**．PCVで人工呼吸管理しているときに，手技などのために鎮静薬・鎮痛薬を投与したら1回換気量が減った，というような状況がこれに当てはまります．

肺内外圧差（transpulmonary pressure）という概念があります．肺の内側の圧と外側の圧の差で，**肺を広げる真の圧**になります．人工呼吸器では肺の外側の圧（胸腔内圧）はわからないので，普段は人工呼吸器で測定できる肺の内側の圧だけ考えています．胸腔

内圧＝0ならこれで正しいのですが，患者さんが吸気努力をしていると胸腔内圧は陰圧になります．

例えば，PCVで吸気圧を20 cmH₂Oに設定したとします．患者さんも息を吸おうと努力していて，吸気中の胸腔内圧が−10cmH₂Oにまで下がると，肺を広げる圧は肺の内側と外側の圧の差で，

肺内外圧差＝20−（−10）＝30 cmH₂O

となります．ここで，鎮静薬や筋弛緩薬を投与して患者さんの吸気努力がなくなり，胸腔内圧が0 cmH₂Oになったとすると

肺内外圧差＝20−0＝20 cmH₂O

となり，肺を広げる圧が下がりますので，1回換気量は低下します（図8）．

吸気努力が低下した場合のグラフィックとコンプライアンス計算値の変化は，コンプライアンスが低下したときと同じです．1回換気量を元の量に増やすためには吸気圧設定を上げます（図7参照）．

4）リーク

VCVの場合と同じように，PCVでもリークがあれば1回換気量は低下します．

> **POINT**
> PCVでの1回換気量低下の原因
> ①コンプライアンス低下
> ②気道抵抗上昇（吸気時間設定によっては1回換気量は変わらない）
> ③吸気努力減少
> ④リーク

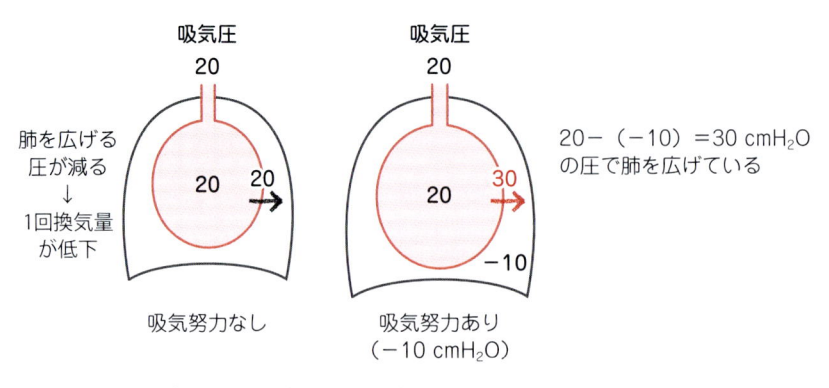

図8 ● 吸気努力と1回換気量の関係

4 PCVで1回換気量が低下したときの対処 (図9)

　換気量波形からリークの有無がわかります．閉塞性肺疾患があったり，呼吸回数を高く設定しているときには，オートPEEPがないか確認します（第6章 21 ）．流量波形の呼気を見るのでした．

　リークもオートPEEPもなければ，原因は①気道抵抗上昇，②コンプライアンス低下，③吸気努力低下，のいずれかになります．元々のグラフィックがわかっていれば，流量波形の変化のパターンから気道抵抗上昇と，コンプライアンスまたは吸気努力低下を区別するのに役立ちます（第6章 19 ）．

　食道カテーテルなどで胸腔内圧を測定しない限り，**PCVでのコンプライアンス低下と吸気努力低下は区別することはできません**が，いずれの場合でも1回換気量を元の量にするには吸気圧設定を上げます．

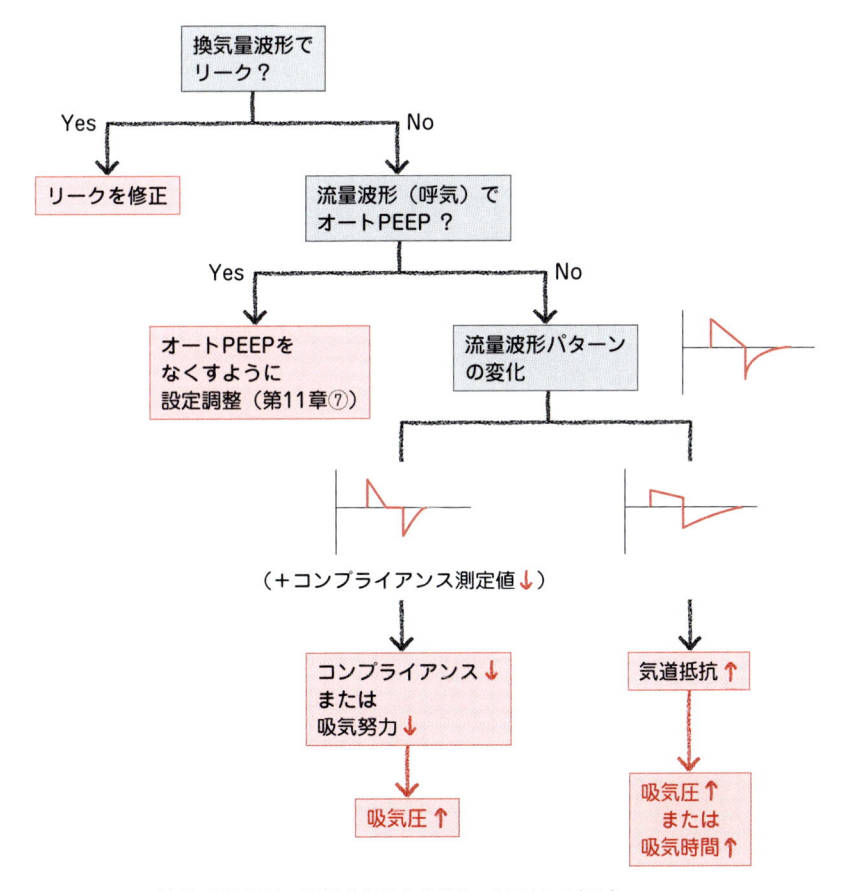

図9 ● 1回換気量低下の原因検索と対処　PCVの場合

5 CPAP + PSで1回換気量が低下する原因（図10）

　CPAP + PSでは1回換気量は保証されませんので，吸気努力が低下すれば1回換気量が減少します．鎮痛・鎮静薬の投与で呼吸中枢が抑制された場合や，呼吸筋が疲れてしまった場合がこれに相当します．肺の状態が悪くなって，気道抵抗が上昇するか，コンプライアンスが低下したときにも，それを補うだけの吸気努力をできなければ1回換気量は低下します．いずれの場合でも，プレッシャーサポート圧を上げるか，モードをA/Cに変更します．

　VCVやPCVのときと同様に，リークがあると1回換気量は低下します．

> **POINT**
> CPAP + PSでの1回換気量低下の原因
> ①吸気努力が不十分
> ②気道抵抗上昇またはコンプライアンス低下
> ③リーク

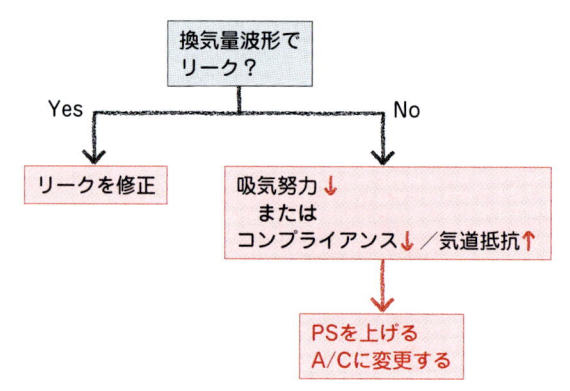

図10 ● 1回換気量低下の原因検索と対処
　　　　CPAP + PSの場合

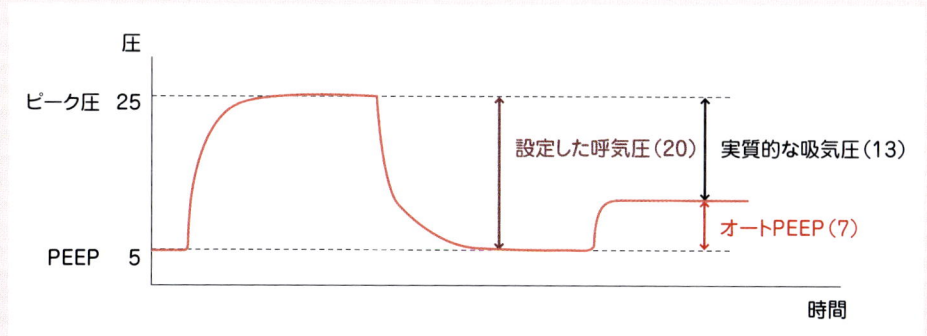

Side Note: オートPEEPがあるとPCVでは1回換気量が低下するワケ

オートPEEPがあるとコンプライアンスが低下するため，**VCVでは気道内圧が上昇**し，**PCVでは1回換気量が低下**します（第6章⑳）．

コンプライアンス低下の他に，PCVで1回換気量が低下する原因がもう1つあります．それは，**吸気圧の低下**です．PCVでは吸気圧を人工呼吸器で設定するハズなのに低下するのはおかしいですよね．ところが本当なのです．

人工呼吸器を使った呼吸では，正常では呼気の終末に肺胞内圧は気道内圧（＝設定PEEP）に等しくなります．しかし，オートPEEPが存在する場合には，呼気終末の肺胞内圧はPEEP＋オートPEEPとなるので，この状態から次の吸気が始まると，実質的な吸気圧は設定した吸気圧からオートPEEPの分を引いた圧になります．PCVではコンプライアンスの低下に加えて，吸気圧も低くなるので1回換気量が低下するのです（図）．

仮に，吸気圧を20 cmH$_2$O，PEEPを5 cmH$_2$Oに設定したとします．ここで，7 cmH$_2$OのオートPEEPがあったとすると，呼気終末の肺胞内圧は5 cmH$_2$Oではなく12 cmH$_2$Oになり，吸気圧をかけて肺胞内圧を25 cmH$_2$Oまで上げても，13 cmH$_2$O分しか圧が増えないことになります．設定吸気圧よりもオートPEEPの分だけ低い圧で吸気を行うことになるので（しかもコンプライアンスが低下しているので），1回換気量が低下します．

このような場合に，オートPEEPをなくすための設定調節をせずに吸気圧を上げてしまうと，さらにオートPEEPを悪化させる恐れがあります．

図 ● オートPEEPがあると1回換気量が低下するわけ

5 気道内圧低下

難易度 ★☆☆

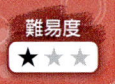

> ARDSにて人工呼吸管理中に気道内圧下限アラームが鳴った．人工呼吸器モードはVCVで，肺損傷を避けるために1回換気量を6 mL/kgに設定している．吸気・呼気を通じて頸部で「ヒュー」という音が聴取される．考えられる原因とその対処法は？

　気道内圧が上がる原因として，気道抵抗上昇かコンプライアンス低下を考えるのでした．「気道内圧が低下するのはその逆なので，肺にとってよいことなのじゃないの？」と考えるかも知れませんがそうとは限りません．気道内圧が著しく低下するときには，**重大なトラブルの可能性**がありますので早急に対応します．

1 気道内圧が低下する原因（図11）

1）人工呼吸器回路

　人工呼吸器は陽圧で吸気を助ける器械なので，吸気では気道内圧が上がるはずです．それが上がらなかった場合，何を考えますか？ **人工呼吸器回路の外れやリーク**がありますね．放っておくと生命にかかわるかも知れない状態です．ですから**気道内圧下限アラームを見たら慌てて回路を点検してください**．患者さんの安全が確保できなければ，回路の点検・交換が済むまでバッグ換気を行います．

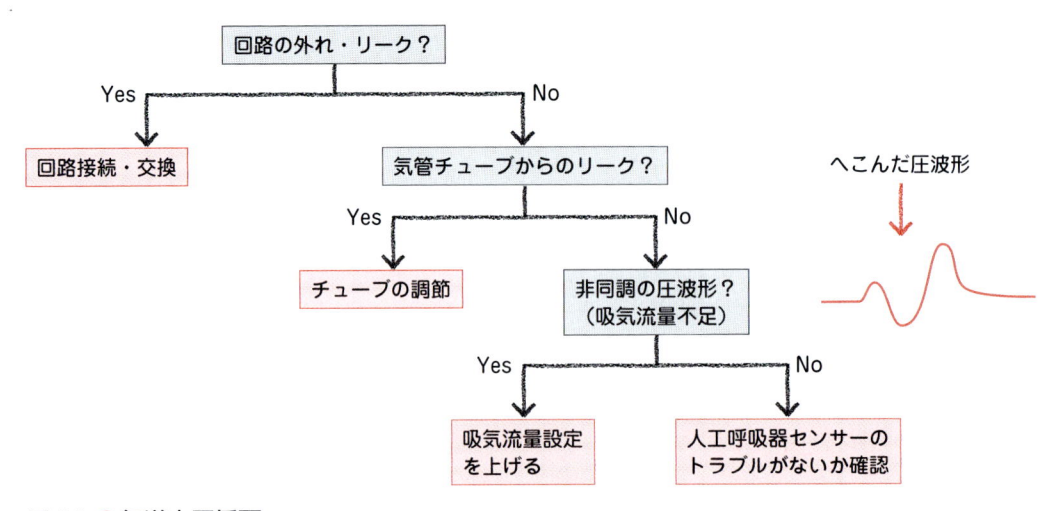

図11 ● 気道内圧低下

2) 気管チューブ

　気管チューブが原因で気道内圧が低下することもあります．カフ圧が十分でなくカフ周囲から空気が漏れている場合や，気管チューブが抜けかけている場合です．この症例では頸部で「ヒュー」という音が聞こえていることから，気管チューブのトラブルが考えられます．チューブの固定位置とカフ圧を確認します．

3) 患者－人工呼吸器非同調

　回路や気管チューブ以外に気道内圧が下がる原因があります．人工呼吸器・回路でもなく，気管チューブでもないとなると，残るは患者さんですね．患者さんが気道内圧を下げる原因とは何でしょう？ **吸気努力**です．VCVで吸気流量の設定が足りないときには気道内圧が吸気の途中で下がるのでした．（第4章 14，第6章 10 参照）．この場合は，吸気流量設定を上げます．

> **POINT**
> 気道内圧低下の原因
> ① リーク（回路，気管チューブ）
> ② 患者－人工呼吸器非同調（VCVでの不適切な吸気流量設定）

6 1回換気量上昇

難易度 ★★☆

> ARDSにてA/Cで人工呼吸管理中に1回換気量上限アラームが鳴った．原因とその対処法は？

　A/Cで1回換気量が増加するとすれば，モードは何でしょうか？ PCVですね．VCVでは吸気だろうと呼気だろうと1回換気量が上昇することはありません．というわけで，この項は**PCVについての話**です．

1 PCVで1回換気量が上昇する原因（図12）

1) コンプライアンス上昇

　1回換気量が高いのですから，原因は圧が高すぎるわけですね．この場合，ARDSでコンプライアンスが低下していた肺がよくなってきて，コンプライアンスが上昇したために1回

換気量が増えたことが考えられます．患者さんはよい方向に向かっているわけですから，それに合わせて吸気圧の設定も下げればよいのです（図12）．圧－換気量曲線で見ると図13のようになります．

2）気道抵抗低下

よくなるということで言えば，気管支喘息重積発作から回復してきて気道抵抗が下がった場合はどうでしょうか？ 元の気道抵抗が高くて，吸気時間内に吸気流量＝0になっていない場合を考えてみます〔第5章図7①（p.123）〕．吸気終末での肺胞内圧はピーク圧よりも低いままです．ここで気道抵抗が低下して，吸気流量が増えたとします．肺胞に空気が入るのも早くなるので，吸気終末では吸気流量が先ほどよりも0に近づきます（第5章図7②）．そのぶん肺胞内圧が高くなるので，1回換気量は上昇します．このように，元の吸気時間の設定によっては，気道抵抗が低下することで1回換気量は増加します．ちょうど，気道抵抗が上がったときに吸気時間によっては1回換気量が低下したのと同じ理屈です*（第8章 4 参照）．

＊元の吸気時間設定が十分に長い場合には，気道抵抗が低下しても1回換気量は変化しない．

3）吸気努力増大

1回換気量が増加するもう1つの理由として，吸気努力の増大があります．「 4 1回換気量低下」で見たように，肺を広げるのは肺の内側の圧と外側の圧の差です．吸気努力によって肺の外側の圧（胸腔内圧）が低下すれば，肺内外圧差が大きくなり1回換気量は増大します．

以上3つのうちどの原因であっても，**吸気圧設定を下げれば1回換気量は下がります**．

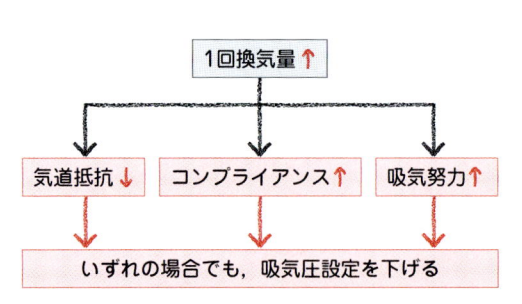

図12● 1回換気量上昇の原因と対処　PCVの場合

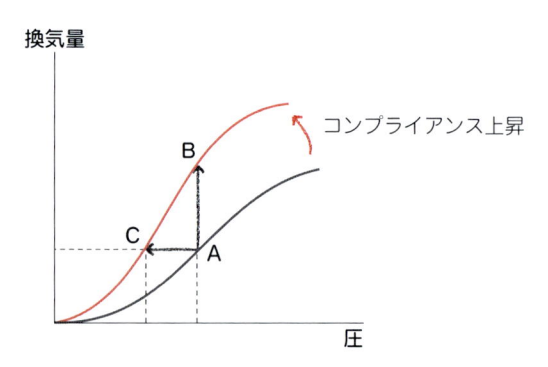

図13● コンプライアンスと1回換気量の関係
同じ吸気圧設定であれば，1回換気量は上昇する（A→B）
1回換気量を保つためには，吸気圧設定を下げる（A→C）

> **POINT**
> PCVでの1回換気量上昇の原因
> ①コンプライアンス上昇
> ②気道抵抗低下
> ③吸気努力増大

2 CPAP + PSで1回換気量が上昇する原因 (図14)

　PCVと同じく圧を設定するCPAP + PSでも1回換気量が増大することがあります．原因としては，気道抵抗低下やコンプライアンス上昇といった肺の状態の改善か，吸気努力の増大があります．呼吸状態がよくなってきているときには，両者が同時に起こることが多いです．器械換気のときと異なり両者を区別することは困難ですが，いずれにしても**対処としてはプレッシャーサポート圧を下げます**．

> **POINT**
> CPAP + PSでの1回換気量上昇の原因
> ● PS圧の設定が高い

```
1回換気量↑
   ↓
気道抵抗↓ またはコンプライアンス↑ または呼気努力↑
   ↓
PS設定を下げる
```

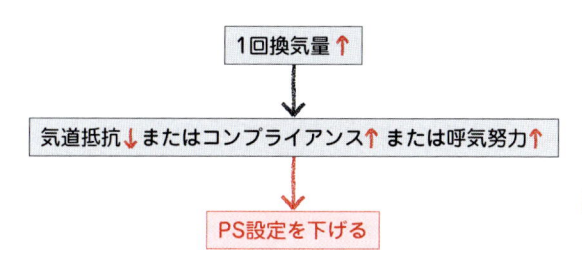

図14 ● 1回換気量上昇の原因と対処 CPAP + PSの場合

7 無呼吸

難易度 ★☆☆

> 急性膵炎によるARDSのために人工呼吸管理となった患者を受け持っている．鎮痛薬を投与したあとに無呼吸アラームが鳴りはじめた．考えられる原因とその対処法は？

第8章 トラブルシューティング

1 無呼吸アラームとは

　無呼吸というのは文字通り呼吸がない状態です．無呼吸アラームは通常15～20秒に設定し，この時間に1回も呼吸がなければアラームが鳴ります．無呼吸が起こるモードとは何でしょうか？呼吸回数を設定しないCPAP（＋PS）ですね．**A/CやSIMVでは設定した呼吸回数は保証されるので，無呼吸アラームが鳴ることはありません**＊．無呼吸になると分時換気量が低下するので，**分時換気量下限アラームも同時に鳴ります**．無呼吸アラームが鳴ると，人工呼吸器は安全のため**自動的にモードをA/Cに変更**します．

　　＊もし無呼吸アラームの設定が15秒で，呼吸回数設定が3回/分（20秒に1回呼吸）であれば，A/CやSIMVでも理論上は無呼吸アラームが鳴りますが，このような設定にすることはないはずです．

2 無呼吸アラームの原因

　他のアラームが鳴ったときと同様に，無呼吸アラームが鳴ったときにもまずは患者さんを診ます．無呼吸になるような患者さんは意識がありません．もし，患者さんに意識があり苦しそうにしていたり，息をしようと努力して胸壁が動いている場合には，本当の無呼吸ではなく人工呼吸器か回路のトラブルを考えます（図15）．

　無呼吸アラームが鳴る原因としては3つ考えられます．

　　①患者が呼吸努力をしていない（本当の無呼吸）
　　②回路にリークがある
　　③患者の呼吸努力を人工呼吸器が感知していない（ミストリガー）

1）本当の無呼吸

　原因としては**鎮痛薬や鎮静薬による中枢性の呼吸抑制**が最も多いです．呼吸器系システムのなかでコントロール系が障害されているわけですね．呼吸抑制が解除されるまで呼吸回数が保証されるA/Cに変更します．

2）リーク

　回路の外れやリークが人工呼吸器に無呼吸と認識されることがあります．気道内圧下限アラーム（「 5 気道内圧低下」参照）が同時にあることが多いです．

3）ミストリガー

　原因としては，**トリガー感度設定が高い（感度が鈍い）か吸気努力が弱いこと**，あるい

はその両方が考えられます．トリガー感度が不適切に高く設定されていれば調節します．通常，圧トリガーでは1〜2 cmH₂O，フロートリガーでは2〜3 L/分程度に設定します．吸気努力が弱い場合には，トリガー感度をさらに低く（感度を鋭く）設定するか，吸気努力が回復するまでモードをA/Cにします．

　トリガー感度設定が適切であっても起こるミストリガーの原因にオートPEEPがありました．**オートPEEP**が存在すると，患者さんはオートPEEPの分だけ余分に吸気努力をしなければならないため，人工呼吸器をトリガーしにくくなります．オートPEEPがあるのは流量波形で**呼気が0に戻っていない**ことからわかります．閉塞性肺疾患に対する内科的治療を行う以外には，人工呼吸器設定ではモードをA/Cに変更する，あるいはPEEP（CPAP）の設定を上げるという対処があります（第11章 ❻，❽ 参照）．

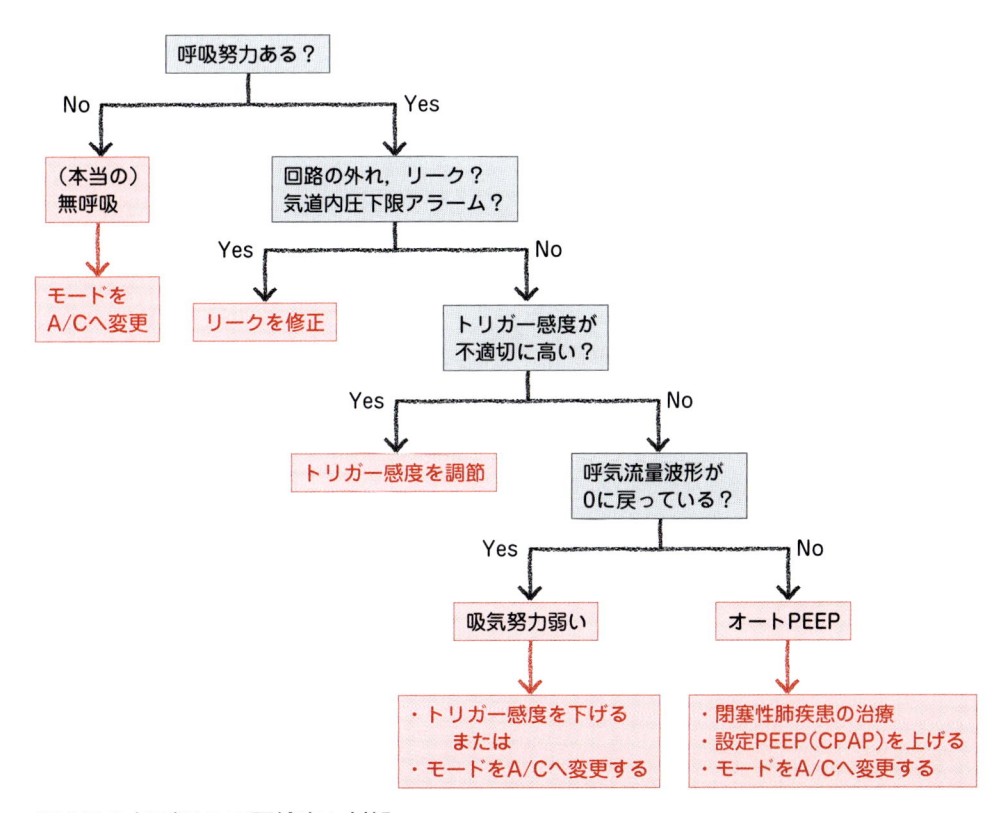

図15 ● 無呼吸の原因検索と対処

8 呼吸回数上昇

難易度 ★☆☆

人工呼吸管理中の患者にSBTを開始したところ，呼吸回数が40回/分に上昇し，患者は冷や汗をかいている．1回換気量は100 mL台に低下していて，人工呼吸器モニターでは呼吸回数上限アラームが鳴っている．考えられる原因とその対処法は？

A/CやSIMVでは最低限の呼吸回数を保証することはできますが，上限は決められません．したがって，**患者さんの呼吸回数が増えれば，モードに限らず呼吸回数は上昇**します．

1 呼吸回数が上昇する原因（図16）

1）オートトリガー

患者さんは呼吸しようとしていないのに，呼吸していると人工呼吸器が勘違いすることがあります．これをオートトリガーと呼びます．人工呼吸器回路にたまった**結露**など，患者さんの吸気努力以外のものによって人工呼吸器が勝手にトリガーされる状態で，呼吸回数が上昇するのが特徴です．その他の原因としては**心拍**や**リーク**があります．回路内の結

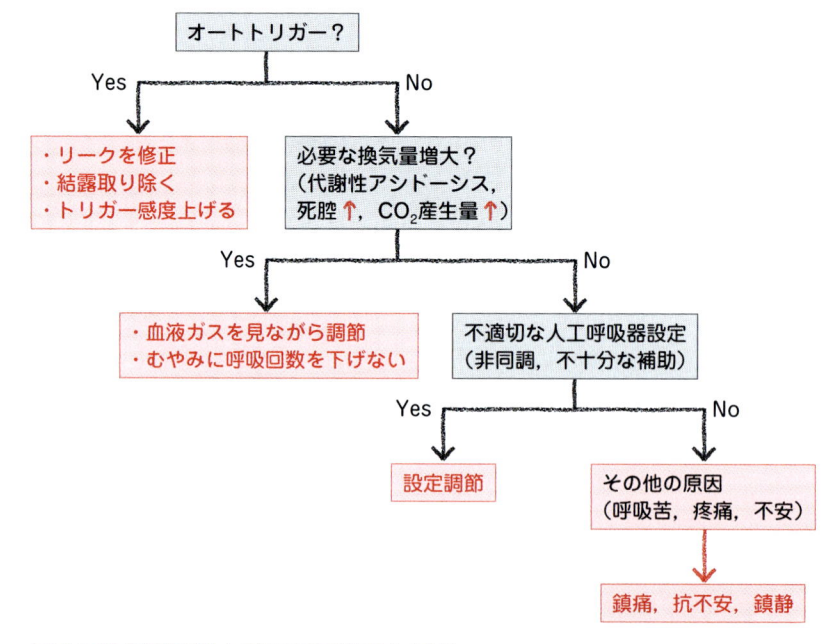

```
           オートトリガー？
         Yes ↙      ↘ No
   ・リークを修正     必要な換気量増大？
   ・結露取り除く    （代謝性アシドーシス，
   ・トリガー感度上げる 死腔↑，CO₂産生量↑）
                  Yes ↙      ↘ No
         ・血液ガスを見ながら調節   不適切な人工呼吸器設定
         ・むやみに呼吸回数を下げない （非同調，不十分な補助）
                            Yes ↙      ↘ No
                          設定調節    その他の原因
                                  （呼吸苦，疼痛，不安）
                                       ↓
                                  鎮痛，抗不安，鎮静
```

図16● 呼吸回数上昇の原因検索と対処

露が原因の場合は取り除きます．修正できるリーク（回路からの漏れ）であれば修正し，修正できないリーク（カフなし気管チューブ，胸腔ドレーン）であれば，トリガー感度を調節します．

2）必要な換気量の増大

必要な換気量が増えていれば呼吸回数は上昇します．代謝性アシドーシスでは，低下したHCO_3^-を代償してpHを正常値近くに保つために，分時換気量が増加しますので呼吸回数は増えます（第7章 ❸ 参照）．CO_2産生量が増えていたり，死腔換気が増えている場合も，$PaCO_2$を下げてpHを正常値近くに保つため分時換気量は増加します．このとき血液ガスを測定するとpHが低下していることがわかります．必要な換気量が増えているときに，**呼吸回数上昇だけを見て鎮静をかけるとpHが著しく下がってしまう**ので注意が必要です．

3）不適切な人工呼吸器設定

人工呼吸器設定が不適切であるために，患者−人工呼吸器非同調が起こったり，あるいは人工呼吸器による手助けが足りない場合にも呼吸回数は上昇します．前述の症例では，SBTにするために人工呼吸器設定を下げたために，呼吸回数が上昇したと考えられます．

4）その他の原因

多くの患者は人工呼吸器を要する原因となった疾患のために**呼吸苦**があり，呼吸回数は上昇します．呼吸以外の原因としては**不安**や**疼痛**があります．原因の治療（抗不安薬や鎮痛薬）に加えて，必要であれば鎮静も行います．

9 分時換気量低下

難易度 ★★☆

> 意識障害のために気管挿管＋人工呼吸管理となった患者を受け持っている．頭部MRI撮影のために鎮静薬を投与したところ，分時換気量下限アラームが鳴り始めた．考えられる原因とその対処法は？

分時換気量（L/分）は換気の指標で

$$分時換気量＝呼吸回数×1回換気量$$

という式で表されるのでした．分時換気量が低下すると$PaCO_2$が上昇します．上の式から

わかるとおり，分時換気量が低下するには，呼吸回数か1回換気量のどちらかが低下することになりますが，一般には次の2パターンになります．

1 分時換気量が低下する原因（図17）

1）呼吸回数が低下するパターン

呼吸回数を設定しないCPAP（＋PS）で起こります．上記の状況のように，鎮静薬や鎮痛薬による**呼吸抑制**があると呼吸回数が低下し，分時換気量が低下します．呼吸抑制のため1回換気量も低下することが多く，**呼吸回数低下と1回換気量低下が同時に起こる**のが典型的です．薬剤以外には，脳炎などの頭蓋内病変でも呼吸抑制が起こることがあります．呼吸抑制が解除されるまで呼吸回数を設定できるA/Cにモードを変更します．

人工呼吸器に表示されている呼吸回数が低くても，患者さんは苦しそうにして一生懸命呼吸をしようとしていたり，気道内圧下限アラームが同時になっているような場合には，無呼吸の場合と同様に**リーク**や**ミストリガー**の可能性も考えます（「7 無呼吸」参照）．

2）呼吸回数が低下しないパターン

1回換気量の減少により分時換気量が減るパターンなので，原因と対処法は「4 1回換気量低下」と同じになります．基本的にはPCVやCPAP＋PSなどの従圧式のモードで起こりますが（図9，10），リークや気道内圧上昇のためにVCVでも起こることがあります（図6）．

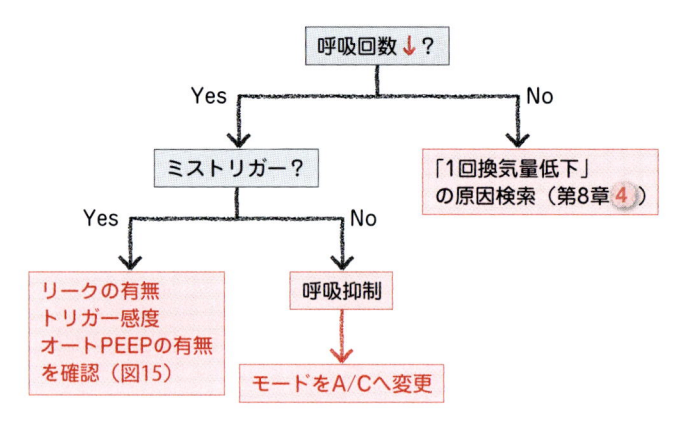

図17● 分時換気量低下の原因検索と対処　CPAP＋PSの場合

分時換気量低下　VCV，PCVの場合は「4 1回換気量低下」参照

10 分時換気量上昇

難易度 ★☆☆

> 薬物中毒による意識障害のために気管挿管＋人工呼吸管理となった患者を受け持っている．意識状態が改善すると今度は不穏になり，人工呼吸器の分時換気量上限アラームが鳴り始めた．考えられる原因とその対処法は？

分時換気量＝呼吸回数×1回換気量

なので，分時換気量が上昇するときには呼吸回数か1回換気量かまたはその両方が上昇しています．したがって，原因はすでに見た「呼吸回数上昇」と「1回換気量上昇」を合わせて考えることになります．

1 分時換気量が上昇する原因 （図18）

1）呼吸回数が正常かあるいは低下している場合

この場合，分時換気量が上昇するには，1回換気量が上昇していることになります．1回換気量上昇は，PCVやCPAP＋PSのような圧を設定するモードで起こります．設定圧が高すぎるために1回換気量が上昇しますが，呼吸回数は正常かむしろ代償的に低下しています．

2）呼吸回数が上昇している場合

「8 呼吸回数上昇」と同じように考えます．ここで示した患者さんは，薬物の作用が切れて覚醒すると同時に興奮状態となったため，呼吸回数が増えて分時換気量が増加したと考えられます．

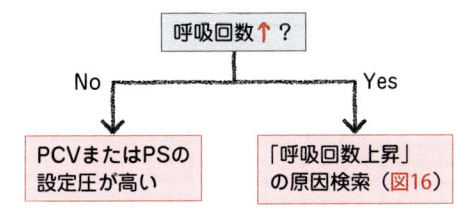

```
         呼吸回数↑？
    No  ／      ＼  Yes
  PCVまたはPSの    「呼吸回数上昇」
  設定圧が高い     の原因検索（図16）
```

図18 ● 分時換気量上昇の原因検索

第8章 トラブルシューティング

11 電力供給低下, ガス供給低下

難易度 ★★☆

> 人工呼吸器に電力供給低下アラームが表示されている. 考えられる原因とその対処法は?

　電力供給低下とは文字通り, 人工呼吸器への電力供給が低下している状態です. 頻度は非常に稀です. 最近の人工呼吸器にはバッテリーが内蔵されているので, 電力供給が仮に止まったとしてもすぐに動作が止まるわけではありません. 赤電源に正しく接続されていることを確認します.

　電力供給低下と同じく器械の問題で起こるトラブルに, ガス供給低下があります. こちらも頻度は稀です. 人工呼吸器が正しく圧縮空気と圧縮酸素の出力に接続されていることを確認します.

　いずれのトラブルでもすぐに解決できない場合には, バッグ換気に切り替える準備をしておきます.

第9章 人工呼吸器離脱
～SBTでとりあえずやってみる！

1 人工呼吸器離脱の評価

難易度 ★☆☆

> 肺炎によるARDSのために人工呼吸器装着中の患者の呼吸状態が改善傾向にあり，F_IO_2 40％，PEEP 5 cmH_2O で SpO_2 95％である．血行動態も安定して昇圧薬を必要としていない．意識レベルもよい．人工呼吸器から離脱できるかどうか評価する方法は？

1 なぜタイミングが重要なのか？

　気管挿管は患者さんにとっては快適ではないので，なるべく早く人工呼吸器離脱＋抜管したいところです．あまり長く気管挿管していると，人工呼吸器関連肺炎などの合併症を起こすリスクも高くなってしまいます．一方で，あまり早く抜管してしまうと，再挿管になるリスクが高くなります．再挿管になると，ICU滞在日数が伸びたり，死亡率が上昇したりすることが示されているので，できれば避けたいところです．というわけで，遅過ぎにならず，かつ早過ぎないように人工呼吸器離脱＋抜管するタイミングを見計らうことが重要になります．

2 これまでの方法

　人工呼吸器離脱の評価と聞くと，何やら小難しい方法があるかと思われるかも知れません．実際，少し前までは肺活量や分時換気量など比較的わかりやすいものから，最大吸気圧（maximal inspiratory pressure：MIP），気道閉塞圧（P0.1）など呼吸を専門にしてい

ない人には聞き慣れないものまで，多種多様な項目を調べて人工呼吸から離脱できるか評価していた時代もありました．しかし，あいにくとこれらの項目は人工呼吸器離脱の成否を予測するにはそれほど有用でないことがわかったため，現在では使われなくなっています．

　他の指標として，Rapid Shallow Breathing Index（RSBI）という名前を聞いたことがあるかも知れません．発案した人の名前をとって，Tobin indexと呼ばれることもあります．呼吸回数（回／分）を1回換気量（L）で割って得られる指標ですが，この値が105未満なら人工呼吸器離脱できる可能性が高いとされて，少し前まではよく使われてきました．しかしその後の研究では，RSBIを使うと人工呼吸器離脱までの日数が長くなるけど，かといって予測の正確性が増すわけではないことが示されています[1]．

3 現在の方法は「とりあえずやってみる！」

　それでは，人工呼吸器から離脱できるかどうかをどのように評価すればよいのでしょうか．幸いなことに，現在ではややこしい項目を調べたりせず，非常に簡単な方法を使っています．この簡単な方法をカンタンにいうと，「とりあえずやってみる」です．なんだかいい加減に聞こえるかも知れませんが，趣旨はその通りなのです．人工呼吸器を外しても大丈夫か調べるには，「外してみる（のと同じ状態にする）」のがいちばんカンタンです．「とりあえずトライアル」では医学的表現としてはいかがなものかと物言いがつきそうなので，**自発呼吸トライアル**という名前がついています．**SBT**と呼ばれることも多いですが，これは英語の**S**pontaneous **B**reathing **T**rialの略です．では，実際の流れを見てみましょう．

4 人工呼吸器から離脱できそうな患者とは？

　どんな患者さんが人工呼吸器から離脱できそうだと思いますか？原疾患がよくなってきている人？あまり高濃度の酸素を必要としない人？そんな感じでしょうか．なるべく早く人工呼吸器から離脱するために，離脱できそうな人はしっかり見極めたいですよね．そこで，まず離脱できそうな人の目安を決めておきます（表1）．

　まずは，人工呼吸器導入に至った**原疾患**がよくなってきてほしいですよね．肺炎で人工呼吸器装着となった患者さんは，肺炎がよくなっていない限りは人工呼吸器から離脱でき

表1 ● SBTを行うのに適しているか？

□ 原疾患のコントロールはついている
□ 意識レベルが保たれている（自発呼吸がある）
□ 循環動態は安定している（昇圧薬使用なし，または最小限）
□ 酸素化が保たれている 　（$F_iO_2 \leq 40〜50\%$かつPEEP 5〜8 cmH_2OでPaO$_2$ > 60 mmHg）

なさそうです．次に，**意識レベル**です．人工呼吸器の手助けなしに自分で呼吸できるかどうか見るのですから，安定した自発呼吸をするだけの意識レベルが必要です．さらに，**循環動態**を見ます．「呼吸を評価するのになぜ循環？」と思うかも知れませんが，呼吸の最終的な目的は，組織に酸素を供給することです（「p.24 Side Note：酸素含有量と酸素供給量」参照）．ですから，酸素供給に重要な役割を果たす循環が安定していなければ，人工呼吸器から離脱するのは困難です．例えば，ショックに対して高用量の昇圧薬を要する場合には，まだ人工呼吸器離脱は難しいと考えられます．最後に，呼吸のなかでも**酸素化**について評価しておきます．高いF_IO_2やPEEPを必要とする患者さんは，人工呼吸器の手助けなしに呼吸をすることが難しいので，酸素化が改善するまで待ちます．

　これらを満たす患者さんは，人工呼吸器から離脱できる可能性があると考えて，SBTを行います．患者さんは予想以上に早く回復することが多いので，SBTに適しているかどうか**毎日**評価することが大事です．

　次項ではSBTの方法を説明します．

> **POINT** SBTに適しているかどうか毎日スクリーニングする

2 SBTの方法

1 SBTの実践

　前項で見た患者さんは原疾患から回復してきていて，意識レベルもよく，循環動態も安定していて，酸素化もよいです．人工呼吸器から離脱できる見込みがありそうですね．では，SBTをやってみましょう．人工呼吸器から離脱しても自力で呼吸できるかどうかを調べるのがSBTの目的ですから，人工呼吸器を外した（のと同じ）状態にして呼吸を調べればよいのです．とはいえ，試すたびに気管チューブを抜いてしまうわけにはいきませんので，気管チューブは残したまま行います．SBTの方法には2通りあります．

2 人工呼吸器を着けたまま行う方法

　1つ目は，**人工呼吸器を着けたまま，設定をなるべく低くする**という方法です．人工呼吸器が手助けしなければ，患者さんは自力で呼吸することになりますね．自発呼吸を試す

のですから，モードは **CPAP** にします．気管チューブを残したまま行うので，細いチューブを使っているときには気管チューブ分の気道抵抗が余分な負荷になってしまう可能性があります．そこで，チューブの抵抗分の呼吸仕事量を補うために，**プレッシャーサポート (PS)** を加えることもあります．このときのPS圧に決まった設定はないのですが，目安として 8 cmH_2O 以下にします．あまり高いPSをかけると，人工呼吸器による手助けが増えてしまって，人工呼吸器がない状態での評価ではなくなってしまいます．人工呼吸器に機能が付いていれば，チューブの抵抗分だけ補う **TC（ATC）** を使うことも可能です（「第5章 14 」参照）．

ちなみに，SBTを行うときには必ずしも徐々に設定を下げていってCPAP（＋PS）にする必要はなく，例えばA/Cからいきなり CPAP に変更しても構いません．

3 Tピースを使って行う方法

もう1つの方法は，**気管チューブをいったん人工呼吸器から外して，Tピースと呼ばれる径の太いチューブに繋ぐ**方法です．チューブがちょうどTの字になっていることからこの名前が付いています．Tピースには加湿された酸素＋空気が流れています．

「酸素が流れてくる方はわかるけど，出ていく方にまでチューブはいらないのじゃないの？」と思われるかもしれませんが，ここにTピースの秘密があります．Tピースを流れている酸素＋空気の流量が患者さんの吸気流量の方が上回るときには，流れてくる方からだけ息を吸えば足りますが，患者さんの吸気流量が上回る場合には反対側のチューブからも息を吸います．このときに，チューブがなければ患者さんは大気から空気を吸うことになってしまいますが，Tピースがあることで加湿された高濃度酸素を吸えるのです（図1）．Tピースの酸素が出ていく側はリザーバーの役割を果たしているわけですね．チューブが太めなのもそのためです．

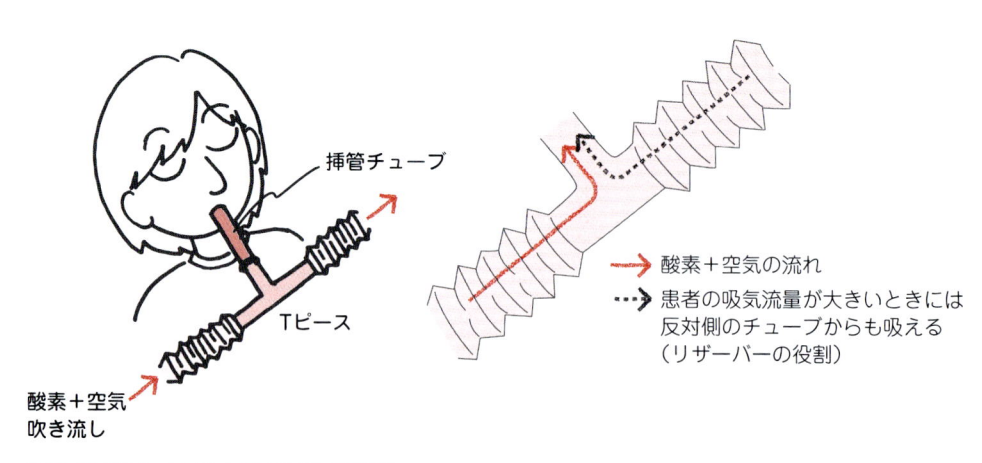

図1 ● TピースによるSBTの実践

このように，湿度と酸素濃度は保てるTピースですが，人工呼吸器（陽圧）による手助けは全くないので，患者さんは自力で呼吸することになります．

> ＜SBTの方法＞
> ①人工呼吸器の設定を最低限にする
> 　　CPAP≦5 cmH$_2$O，PS≦8 cmH$_2$O
> ②Tピースを用いる

4 SBTの評価方法

SBTでは人工呼吸器の設定を最低限にして，あるいは人工呼吸器から外してTピースに接続して，患者さんが自力で呼吸をできるか評価しますが，うまくいっているか判断するにはどこを見ればよいでしょうか？

第1章 7 で，呼吸が**呼吸仕事量と呼吸筋力のバランスで成り立っている**という話をしたのを覚えていますか？呼吸仕事量の方が大きければバランスが崩れるので，人工呼吸器による手助けを必要とするのでしたね（第2章 2 参照）．人工呼吸器から離脱するときには，人工呼吸器による手助けがなくてもこのバランスが保たれているかどうか見たいわけです．ですから，SBTではバランスが崩れているような徴候がないか観察します．

5 SBT評価 4つのポイント

見るべきポイントは大きく4つに分かれます（表2）．まず1つは**呼吸パターン**です．呼吸回数が増えたり，努力呼吸をしていたり，奇異呼吸がみられれば，まだ呼吸筋力が呼吸仕事量を補うだけ強くないと考えられます．次に**ガス交換**を見ます．SBTでガス交換が著しく悪くなるようであれば，まだ人工呼吸器による手助けが必要ですから，SBTを中止します．**循環動態**が変化するようであれば，呼吸筋がまだ負荷に耐えられず，過度のストレスがかかった状態だと考えられるので，人工呼吸器から離脱できません．患者さん**本人の訴え**も重要です．患者さんが呼吸苦を訴えたり，あるいは冷や汗をかいているようであれば，SBTを中止して元の人工呼吸器設定に戻します．ちなみに，患者さんがSBTの最中に

表2 ● SBT中止基準

呼吸パターン	呼吸回数↑，努力呼吸，奇異呼吸
ガス交換	SpO$_2$↓，PaO$_2$↓，F$_I$O$_2$↑
循環動態	心拍数↑，血圧↑
患者の快適さ	呼吸苦，冷汗

※上記のいずれかがみられた場合，SBTを中止し人工呼吸を継続する

「人工呼吸器から離脱できるか不安」と思っているときには，高頻度に人工呼吸器離脱に失敗することを示した研究もあります[2]．

6 SBTの実施時間と回数

1）実施時間について

　SBTはどれくらいの時間行うのがよいでしょうか？　短いと正確に評価できませんし，長すぎても無用な負荷をかけることになります．SBTを30分間行うのと，120分間行うのを比較した無作為化比較試験では，SBTに成功する割合と，そのあとで無事に人工呼吸器から離脱できる割合の両方とも両群間で差がないという結果になっています[3]．ですから，現在のところ **30～120分間** 行うことが推奨されています．

2）実施回数について

　SBTがうまくいかなければ，同じ日に繰り返して行うのがよいのでしょうか？　何回も繰り返して評価したほうが，早く人工呼吸器から離脱できると思われるかもしれませんが，あいにくそうではないのです．呼吸筋が疲労してしまうと回復には時間がかかります．ですから，SBTに失敗して呼吸筋が疲れている状態でさらにSBTを繰り返しても，人工呼吸器離脱は早くなりません．1日1回SBTを行うのと，1日に複数回行うのを比較した無作為化比較試験では，人工呼吸器離脱までにかかる時間に差はないという結果になっています[4]．ですから，**SBTに失敗したら呼吸筋を休ませつつ翌日まで待って，その間に失敗した原因を検索する**ようにします．人工呼吸器は呼吸を助けるのに十分な設定（通常はSBT前の設定）にしておきます．

7 SBTに成功したら？

　SBTに成功したら，勢いよく気管チューブを抜いてしまってもよいでしょうか？　あいにくそうカンタンではありません．SBTで評価したのはあくまでも **「人工呼吸器から離脱できるか」であって，「抜管できるか」ではありません**．抜管できるかどうかの評価は次項で説明します．

> **POINT**
> - SBTは最低限の人工呼吸器設定かTピースを用いて行う
> - SBTは30～120分行い，4つのポイントを観察する
> - SBTに失敗したら次の日まで待ち，原因を検索する

3　抜管の評価

難易度 ★☆☆

> 肺炎によるARDSのために人工呼吸器装着中の患者の呼吸状態が改善傾向にあり，F_IO_2 40％，PEEP 5 cmH_2OでSpO₂ 95％である．血行動態も安定して昇圧薬を必要としていない．意識レベルもよい．120分間のSBTを行ったが，呼吸状態は落ち着いている．抜管は可能か？

　前項と似ていますね．「SBTができたのだからさっさと抜管すればいいジャン」と思った方は，**このページをとばさずキッチリ読んでください**．

　第2章 ③ で人工呼吸の適応と気管挿管の適応は違うという話をしたのを覚えていますか？ 抜管するときにも同じように考えます．**「人工呼吸器＝気管挿管」ではない**のと同様に，「人工呼吸器離脱＝抜管」ではないのです．SBTで評価しているのはあくまでも，人工呼吸器が必要かどうかで，気管チューブが必要かどうかではありませんので，抜管できるかどうかは別に評価します．

　気管挿管の適応を覚えていますか？

①気道を保護できない
②上気道閉塞がある
③気道分泌物を喀出できない

Side Note　抜管前にステロイド？

　気管挿管によって起こりうる合併症に喉頭浮腫があります．喉頭浮腫から高度の気道狭窄が起こると，抜管後の呼吸不全の原因となります．では，喉頭浮腫を軽減するために抜管前からルーチンでステロイドを投与すべきでしょうか？

　抜管の12時間前からメチルプレドニゾロンを4時間おきに20 mgずつ4回投与すると喉頭浮腫の頻度が減ることを示した無作為化比較試験がありますので[5]，効果は期待できます．ですがこの投与スケジュールだと不都合も出てきます．人工呼吸器から離脱できるかどうかは1日1回のSBTで評価するのでした．SBTに成功してからメチルプレドニゾロンを投与し始めて，12時間経ってから抜管するというのはあまり現実的ではないですね．ですから，すでに喉頭浮腫のために再挿管になったなどという状況でない限り，ルーチンでのステロイド投与は行わないことが多いです．もちろん12時間前から抜管がわかっている状況であれば使用してもよいです．

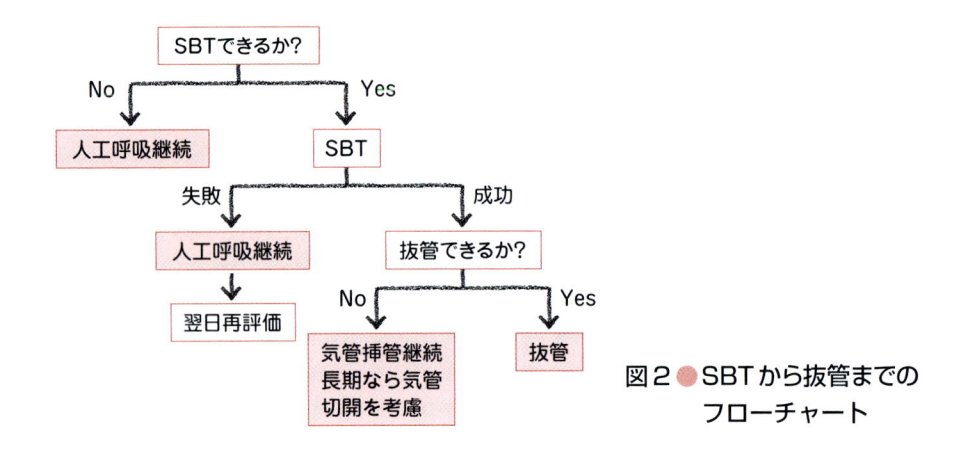

```
             SBTできるか？
          No ↓        ↓ Yes
       人工呼吸継続    SBT
                   失敗 ↓   ↓ 成功
              人工呼吸継続  抜管できるか？
                   ↓      No ↓   ↓ Yes
                翌日再評価  気管挿管継続  抜管
                          長期なら気管
                          切開を考慮
```

図2 ● SBTから抜管までのフローチャート

の3つでしたね．抜管にはこの逆の

① 気道を保護**できる**
② 上気道閉塞が**ない**
③ 気道分泌物を喀出**できる**

が必要です．いくら自力で呼吸できて人工呼吸器による手助けが必要なくても，意識状態が悪くて気道を保護できていなかったり，急性喉頭蓋炎による上気道閉塞があったり，痰が多くてうまく出せなかったりすれば気管チューブを抜くことはできません．気管挿管して人工呼吸器を導入するときと同様に，**人工呼吸器から離脱して抜管するときにも，人工呼吸の適応と気管チューブの適応を分けて考えます**．

SBTをできるかどうかの評価から，抜管に至るまでの過程をまとめると図2のようになります．

4 人工呼吸器から離脱できないときには

難易度 ★★☆

> 原疾患が改善してきているので，人工呼吸器から離脱できるかSBTでこれまでに3回評価したが，3回とも呼吸苦の訴えと頻呼吸のためにSBTを中断している．原因検索のために何をするべきか？

なかなかSBTが成功しないときには，ただ漫然とSBTを繰り返すだけでなく，原因の検索を行います．ここでは人工呼吸器から離脱できない原因を考えてみます．

1 呼吸に関する原因

人工呼吸器から離脱できない原因として最も多いのは，呼吸に関する要因です．呼吸は呼吸仕事量と呼吸筋力のバランスで行われているのでした．呼吸仕事量が多くなる原因としては，**コンプライアンス低下**と**気道抵抗上昇**があります．患者さんの肺だけではなく，**人工呼吸器の設定や回路**なども原因となることがあります．**呼吸筋力**が低下しても人工呼吸器から離脱できなくなります．末梢神経や筋肉の疾患以外に，中枢神経の抑制も人工呼吸器から離脱できない原因となります．

1）コンプライアンス低下

ARDSのような肺が固くなる状態がまだよくなっていなければ，コンプライアンスは低下していますので，患者さんの呼吸仕事量は増大します．この場合は，肺疾患が改善してコンプライアンスが改善するのを待つことになります．肺以外の，**大量腹水**や**胸水**，**腹腔内圧上昇**でも肺コンプライアンスが低下することがありますので，これらの原因がないか検索します．

2）気道抵抗上昇

気管支喘息や**COPD**のような閉塞性肺疾患では，気道抵抗が上昇するために呼吸仕事量は増大します．気道抵抗は直接的に呼吸仕事量を増大させるばかりでなく，**オートPEEP**によって人工呼吸器をトリガーするのを困難にしたり，**肺過膨張**によって横隔膜の平坦化を起こして不利な状態にすることで，さらに呼吸仕事量を増やします（第6章 **20**，**22**）．気管支拡張薬による治療と，気管分泌物の除去を積極的に行います．

3）人工呼吸器設定と回路

患者さんの要因だけでなく，人工呼吸器設定や回路も人工呼吸器離脱に影響します．**患者―人工呼吸器非同調**があると，呼吸仕事量が増えるので人工呼吸器からの離脱が遅れる恐れがあります．加湿のために**人工鼻**を用いると，回路の抵抗を上昇させるのみならず死腔を増やすので，すでに$PaCO_2$が上昇している場合や，疾患による死腔の増大がある場合には人工呼吸器からの離脱を遅らせることがあります．

4）呼吸筋力の低下

呼吸筋力が低下すると，呼吸仕事量を自力で補えないために人工呼吸器から離脱できません．呼吸筋が正常に機能するためには，呼吸中枢→脊髄→末梢神経→呼吸筋の伝達がすべて機能している必要があります．コントロール系と駆動系でしたね．

①呼吸中枢

コントロール系である呼吸中枢からの呼吸ドライブが低下する原因として，脳炎や脳幹出血/梗塞などの疾患もありますが，人工呼吸管理中に最も多いのは，**鎮痛薬や鎮静薬に**

よる呼吸抑制です．人工呼吸器からの離脱が困難な患者さんでは，これらの薬剤の影響も考慮します．

②末梢神経・呼吸筋

重症患者の筋力低下の原因として頻度が高いのは，**critical illness polyneuropathy（CIP）**，**critical illness myopathy（CIM）**，または両者の合併です．これら神経筋疾患は横隔膜を含む呼吸筋にも影響するため，人工呼吸器離脱困難の原因になります．

2 循環に関する原因

循環が人工呼吸器離脱困難の原因になることがあります．人工呼吸器による陽圧換気は呼吸だけでなく，循環にも作用するので（第4章 10 参照），心疾患がある場合人工呼吸器を外すと呼吸が悪化することがあります．そのため，SBTの失敗を繰り返すような患者では**心機能**と**循環血液量**も評価します．

3 電解質に関する原因

低リン血症，**低マグネシウム血症**，**低カルシウム血症**はいずれも呼吸筋力を低下させ，これらの電解質を補充することで横隔膜収縮力が改善することが知られています．人工呼吸器からの離脱が困難な患者にこのような電解質異常がある場合には，積極的に補正するようにします．

4 内分泌に関する原因

甲状腺機能低下症は，呼吸筋力の低下や呼吸中枢による呼吸ドライブの低下といった症状を起こします．人工呼吸器からの離脱が困難で，他に原因が見つからないような場合には甲状腺機能も調べます．

文献

1) Tanios MA, et al：A randomized, controlled trial of the role of weaning predictors in clinical decision making. Crit Care Med, 34：2530-2535, 2006
2) Perren A, et al：Patients' prediction of extubation success. Intensive Care Med, 36：2045-2052, 2010
3) Esteban A, et al：Effect of spontaneous breathing trial duration on outcome of attempts to discontinue mechanical ventilation. Spanish Lung Failure Collaborative Group. Am J Respir Crit Care Med, 159：512-518, 1999
4) Esteban A, et al：A comparison of four methods of weaning patients from mechanical ventilation. Spanish Lung Failure Collaborative Group. N Engl J Med, 332：345-350, 1995
5) François B, et al：12-h pretreatment with methylprednisolone versus placebo for prevention of postextubation laryngeal oedema: a randomised double-blind trial. Lancet, 369：1083-1089, 2007

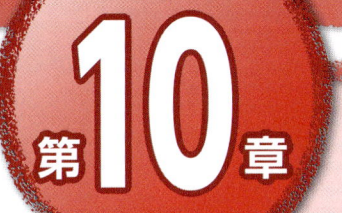

第10章 NPPV
～気管挿管をしない人工呼吸とは

1 NPPVとは

難易度 ★☆☆

　NPPVについてお話しします．NPPVとはnon-invasive positive pressure ventilationの略で，日本語では**非侵襲的陽圧換気**と訳されています．どのあたりが「非侵襲的」なのか，これまで話してきた人工呼吸器とどのように使い分けるのかを説明します．

　NPPVでも呼吸回数を設定したりするので，これまで見てきた人工呼吸器でのA/Cと同じように好きなように呼吸を調節できると思われるかも知れませんが，そうではありません．**NPPVは原則として自発呼吸**であると思ってください．

1 なぜNPPVを使うのか？

　NPPVはなぜ「非侵襲的」なのでしょうか？これまで話してきた人工呼吸との違いは，**気管チューブを使わない**ことです．代わりに顔に密着するマスクを用います．人工呼吸器による呼吸の手助けは必要だけど気管チューブは必要でない場合には，NPPVを使うことで気管挿管を避けられます．

　気管チューブを用いなければ，チューブの違和感や苦痛がなくなりますね．マスクなのでカンタンに付け外しができます．さらに大事なことに，人工呼吸器関連肺炎のリスクが減ります．「人工呼吸器関連」という名前はついていますが，**人工呼吸器関連肺炎は人工呼吸器ではなく気管チューブが原因で起こります**．本来の解剖学的気道をすっとばして気管チューブが直接肺に入るので，防御システムが働かないのです．気管チューブを使わないNPPVでは人工呼吸器関連肺炎の頻度を下げられます．

263

2 NPPVの弱点は？

いいところだらけのようにも聞こえるNPPVですが，万能なのでしょうか？ もちろんそうではありません．人工呼吸と気管チューブは分けて考えるという話をしましたよね（第2章 3 参照）．気管挿管の適応がある患者さんにはNPPVは使えませんので，気管挿管＋人工呼吸を行います．

NPPVでは原則として自発呼吸を使うので，自発呼吸があまりなかったり，協力が得られない場合にも適しません．また，あまりに高い圧が必要になる場合には，より確実に気道に陽圧をかけられる気管挿管＋人工呼吸を行います．

POINT
- NPPVは原則として自発呼吸
- NPPVでは気管挿管による合併症を避けられる
- 気管挿管が必要なときにはNPPVを使えない

2 NPPVの適応

難易度 ★☆☆

どのような状態でNPPVが適応となるか？ 禁忌となるのは？

1 NPPVの適応

NPPVをどのような状態に使えばよいでしょうか？ 酸素投与だけではよくならないのですから，そこそこ呼吸が悪い状態ですね．一方で，気管挿管が必要な状態ではNPPVは使えません．ザックリ言ってしまうと

NPPVの適応＝「人工呼吸の適応」－「気管挿管の適応」

です．一般にNPPVが適応になるのは，表1のような状態です．

2 NPPVの禁忌

逆に，NPPVを使ってはいけないのはどのような場合でしょうか？ NPPVでは気管挿管

表1 ● NPPVの適応

- 中等度〜重度の呼吸不全
- 頻呼吸
- 呼吸補助筋の使用，または奇異呼吸
- ガス交換異常
  pH＜7.35，$PaCO_2$＞45 mmHg
  または
  PaO_2/F_IO_2＜200

表2 ● NPPVの禁忌（気管挿管の適応）

- 呼吸停止または心停止
- 血行動態が不安定
- 気道保護できない
- 喀痰が多い
- 非協力的あるいは不穏
- マスクが合わない
- 顔面熱傷，外傷，手術または奇形
- 最近の上気道あるいは上部消化管の手術

をしないことを考えると，気管挿管の適応になるような状態では使えませんね．気管チューブの代わりにマスクを使うので，マスクが合わないときにも使えません．気管挿管＋人工呼吸とは異なり，NPPVは原則として自発呼吸です．自発呼吸が安定しない場合にも使えません．ショックのように血行動態が安定しない場合には，より確実に気管挿管＋人工呼吸を行います．NPPVではマスクで陽圧を加えるので，気道だけでなく消化管にも陽圧がかかる恐れがあります．そのため，上部消化管の術後では使用を避けます（表2）．

3 急性期NPPVのエビデンス

COPD急性増悪や**心原性肺水腫**では，NPPVを使うことで気管挿管を避けられたり，死亡率が低下することが複数の研究で示されていますので[1, 2]，治療の第一選択と考えてよいです．禁忌がない限り迷うことなくまずはNPPVで治療します．

血液腫瘍や移植患者などの**免疫不全患者の急性呼吸不全**でも，NPPVで治療することで気管挿管を避けられたり，死亡率が低下することが示されています．

COPD患者の人工呼吸器離脱にNPPVを用いるという方法があります．COPD患者は呼吸筋の疲労から人工呼吸器離脱までの期間が長引くことが少なくありませんが，かといってすべての患者に気管挿管が常に必要なわけではありません．人工呼吸器による呼吸の手助けはまだ必要だけど，気管チューブは必要ない患者では，抜管してすぐにNPPVを装着して気管挿管＋人工呼吸からNPPVへ移行します．気管チューブを抜去することで人工呼吸器関連肺炎（人工呼吸器ではなく気管チューブが原因なのでしたね）のリスクを減らせるというメリットがあります．

「COPDで効くのなら気管支喘息にもよいのではないか？」と考えるかも知れませんが，気管支喘息重積発作に対するNPPVの効果ははっきりしていません．また，重症肺炎やARDSのような低酸素性呼吸不全でも試されてきましたが，こちらも効果は明らかではありません．あまりエビデンスの高くない適応に対して使うのは，NPPV使用経験の多い医療者がいる場合に限定し，うまくいかないときにはすぐに気管挿管＋人工呼吸に変更すべきです．

POINT エビデンスの高い NPPV の適応
- 心原性肺水腫
- COPD 急性増悪
- 免疫不全患者の急性呼吸不全
- COPD 患者の人工呼吸器離脱

3 NPPVのしくみ

難易度 ★☆☆

> 心原性肺水腫による急性呼吸不全の患者が救急室を受診した．NPPV を開始したいがモードには何を選ぶべきか？ COPD 急性増悪の患者の場合では？

1 NPPVのモード

　まずはモードです．最新の NPPV 専用器ではなんだかいろいろなモードがあって混乱することも多いかと思います．あくまでも NPPV の原則は自発呼吸ですので，最も基本的な2つのモードである **CPAP** と **Bi-level PAP**＊について説明します．

＊BiPAPと呼ばれることがあるが，この名称は NPPV 専用器を販売する会社の商標であって，正しい医学用語ではない．また，「I」が大文字の BIPAP という用語もあり混乱を招くことが多いが，こちらは気管挿管を使った人工呼吸のモードのひとつで，NPPV とは関連がない．

2 CPAPとは

　CPAPは覚えていますか？ 持続性陽圧呼吸（continuous positive airway pressure）の略で，常に一定の陽圧がかかるのでしたね（図1a，第3章 ❼）．患者さんは自力で呼吸して，吸気には手助けはありません．CPAP（PEEP）の効果は何だったでしょうか？

　呼吸に対する作用として，まずは**機能的残気量（FRC）を増やして酸素化を改善**します．また，コンプライアンスのよいところで呼吸できるようになるので，**呼吸仕事量が減る**のでした（第4章 ❾ 参照）．

　循環に対する作用もあります．胸腔内圧を上昇させることで**前負荷と後負荷を減らす**ので，収縮能の低下した心臓によいのでしたね（第4章 ❿ 参照）．

a) CPAP　　　　　　　　　　　　b) Bi-level PAP

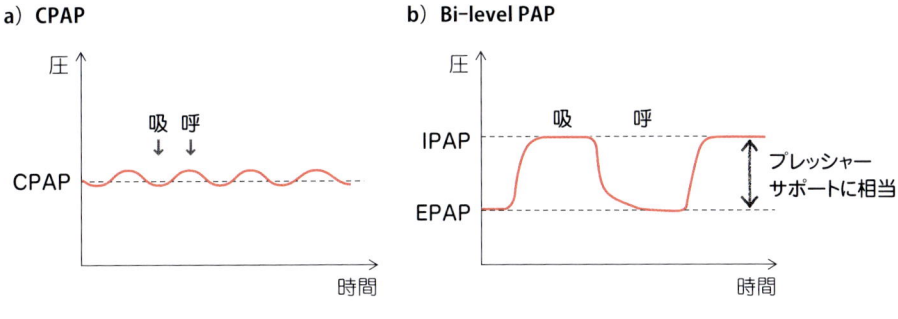

図1 ● NPPVの2つのモード

と考えると，どんな患者さんに使うとよいでしょうか？ 心原性肺水腫の治療にちょうどよさそうですね．ショックを合併していない**心原性肺水腫による急性呼吸不全の治療ではCPAPが第一選択**です．心原性肺水腫以外にも，酸素化や呼吸仕事量を改善したいときにはCPAPを使います．ザックリまとめると**白い肺**ですね．

3 Bi-level PAPとは

　CPAPでは常に同じ圧が気道にかかるのに対して，Bi-level PAPではBi-level（二相性）という用語が示すように2種類の圧をかけます（図1b）．吸気ではより高い圧が気道にかかって，呼気では低い圧がかかります．高い方の圧のことをIPAP（inspiratory positive airway pressure：吸気気道陽圧），低い方の圧をEPAP（expiratory positive airway pressure：呼気気道陽圧）と呼びます．患者さんが吸気努力をしている間は高い圧がかかるので，そのぶんだけラクに息をできるようになります．ちょうど**CPAP＋PSと同じ**ですね．

　どのような患者さんに使うとよいでしょうか？ 吸気を助けるので，$PaCO_2$が上昇していて**換気に手助けが必要**な患者さんによさそうですね．**COPD急性増悪ではBi-level PAPが第一選択**です．$PaCO_2$上昇を伴う心原性肺水腫に使うこともできます．

POINT

＜NPPVモードの使い分け（図2）＞
- CPAP：心原性肺水腫（その他の白い肺）
- Bi-level PAP：COPD急性増悪，$PaCO_2$上昇を伴う呼吸不全

図2 ● NPPVモードの使い分け

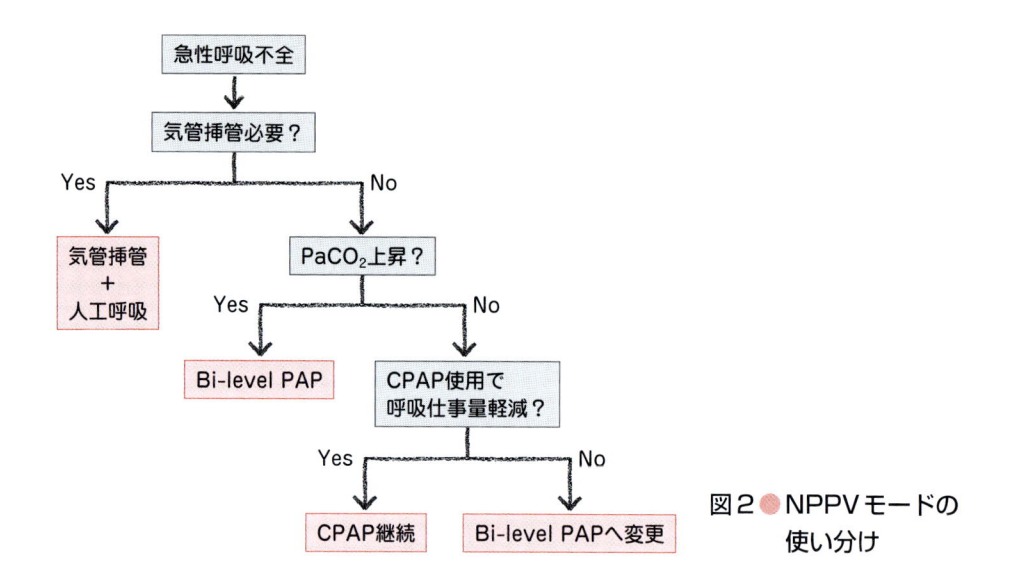

4 NPPVの設定方法

難易度 ★☆☆

> 心原性肺水腫患者にCPAPを開始することにした．初期設定は？ COPD患者へのBi-level PAPの初期設定は？

1 導入の原則

　　導入で一番大事なのは**患者さんの協力**です．有無を言わさずマスクを顔に押しつけても上手くいきません．これから何をするのかを患者さんに説明しながら開始します．慣れるまでは低い圧から始める方がよいでしょう．CPAPなら4 cmH$_2$O程度，Bi-level PAPならIPAP 8 cmH$_2$O，EPAP 4 cmH$_2$O程度で開始して，患者さんが慣れるにしたがって圧を上げます．マスクもいきなりストラップで固定してしまうのではなく，しばらくは患者さんの様子を見ながら手で押さえるようにします．

2 CPAP/EPAPの設定

　　CPAPまたはEPAPの役割は，気管挿管をした人工呼吸でのPEEP（CPAP）の役割と同じように大きく2つに分けられます．

1）酸素化と呼吸仕事量の改善

　CPAPやEPAPは，FRCを増大することでシャントを減らして酸素化を改善すると同時に，コンプライアンスを改善することで呼吸仕事量を低下させます．この目的のためにCPAPやEPAPを使うのは，低酸素血症や呼吸仕事量の増大がある場合で，**胸部Ｘ線で肺が白くなっている状態**だと考えてよいです．典型的な例は**肺水腫**です．

　患者さんの呼吸仕事量と酸素化を見ながら圧を調節しますが，**5〜10 cmH$_2$Oになる**ことが多いです．あまりに高い圧を要する場合にはそれだけ肺の状態が悪いので，気管挿管して人工呼吸を開始する方がよいでしょう．

2）オートPEEPによる息の吸いにくさを軽減

　もう1つの役割は，閉塞性肺疾患におけるPEEPと同様に，オートPEEPのために息を吸い始めにくくなっているのを軽減させることです（第11章 **8** 参照）．この目的で使うのは**閉塞性肺疾患**がある場合で，**COPD急性増悪**や**COPD患者の人工呼吸器離脱**が該当します．あまり高い圧を使うと肺の過膨張を悪化させて逆効果なので，オートPEEPを超えないように圧は**5 cmH$_2$O程度**に設定します．気管挿管を使った人工呼吸とは異なり，NPPVではオートPEEPの値を測定することはできません．

3 IPAPの設定

　IPAPとEPAPの差がプレッシャーサポートに相当するので，1回換気量が低かったり，呼吸仕事量が多かったりする場合には，IPAPを上げて差を大きくします．気管挿管＋人工呼吸でのプレッシャーサポートとは違い，IPAPは絶対値で設定します．EPAPとの差ではありません．例えば，IPAP 12 cmH$_2$O，EPAP 5 cmH$_2$Oと設定すると，その差の7 cmH$_2$O分がプレッシャーサポートに相当します（図1b）．EPAPを上げたときには，IPAPも同じだけ上げなければプレッシャーサポート分の圧が低くなります．

　IPAPの設定は**EPAP＋5〜10 cmH$_2$O**になることが多いです．プレッシャーサポートの調節と同様に，IPAPを調節するときには呼吸回数，呼吸仕事量を目安にします．**適切な設定であれば，患者さんの呼吸回数は低下し，呼吸仕事量は軽減します**．NPPVを使う患者さんは意思疎通ができるはずなので，**患者さんに聞いてみて息がラクになっていることを確認するのも有用でしょう**．

　20 cmH$_2$Oを超えるようなIPAPが必要になる場合は，もっと確実に呼吸を手助けできる**気管挿管＋人工呼吸**に切り替えることを考慮します．下部食道の圧がおよそ20 cmH$_2$O程度なので，これ以上の圧になると胃への空気の流れ（呑気）が増えるという問題も起こります．

POINT

＜CPAP/EPAPの設定＞
- 低酸素血症がある場合：5～10 cmH$_2$O
- 閉塞性肺疾患：5 cmH$_2$O

＜IPAPの設定＞
- EPAP＋5～10 cmH$_2$O
  （20 cmH$_2$Oを超えるようなら気管挿管＋人工呼吸を考慮）

5 その他の設定

難易度 ★★☆

NPPVではライズタイムをどのように設定すべきか？ PaCO$_2$が高いときには設定呼吸回数を上げることは有用か？

1 ライズタイムの設定

NPPVでのライズタイム設定はPCVやプレッシャーサポートの場合と同様です（第5章 6 参照）．患者さんが勢いよく息を吸っているときには，より早く設定したIPAPに到達するようにし，ゆっくり吸っているときは時間をかけて設定したIPAPに到達するようにします．NPPVを使うのは意識のある患者さんなので，本人にラクに息ができているか聞くこともできます．

2 呼吸回数の設定

NPPVは原則として自発呼吸であり，CPAPまたはCPAP＋PSと同じように使うという話をしました．しかし，NPPV専用器の **S/T（Spontaneous/Timed）モード** では呼吸回数を設定できるようになっています．気管挿管を使った人工呼吸のA/Cと同じように，呼吸回数を上げればPaCO$_2$を下げられるのでしょうか？

Bi-level PAPでの吸気はプレッシャーサポートと同様に，患者さんの吸気努力＋器械による陽圧で行われます．そのため，IPAP－EPAPが10 cmH$_2$Oとなるように設定してあったとしても，10 cmH$_2$Oの圧だけで肺に空気を送っているわけではなく，患者さん自身の吸気努力が加わっています．

S/Tモードで呼吸回数を20回/分に設定したとします．3秒間患者さんの呼吸がなければ器械が陽圧をかけて空気を送りますが，このときの陽圧は10 cmH₂Oです．しかし，患者さんの吸気努力がなければ，**自発呼吸があるときに比べて少ない1回換気量しか得られません**．また，気管チューブがあればいつでも器械呼吸を送ることができますが，NPPVでは気管チューブを使わないため，吸気努力がないときには上気道・声門が必ずしも開いているわけではありません．**圧をかけても肺に空気が入るとは限らない**のです．

　したがって，NPPVでは呼吸回数設定をやたらと増やしても換気量はそれほど多くなるとは限らず，過度に信頼するのはキケンです．あくまでもバックアップ程度だと考えます．患者さん自身の呼吸回数が低すぎて換気量を確保できない場合には，気管挿管＋人工呼吸に切り替えます．

> **POINT**
> <ライズタイムの設定>
> ● PCVやPSと同じように考える
> <呼吸回数の設定>
> ● NPPVの呼吸回数設定はバックアップ
> ● 呼吸回数設定を上げることでPaCO₂を下げようとはしない

6　NPPVの効果判定

難易度 ★☆☆

> どのような患者がNPPVで上手くいきやすいか？　どのように効果判定をすべきか？

　気管チューブを必要とせず侵襲の低いNPPVで治療が上手く行けばよいのですが，そうでない場合はいたずらに粘るのではなく，より確実な方法である気管挿管＋人工呼吸に切り替える必要があります．では，そもそもどのような患者さんでNPPVが成功しやすいのでしょうか？あいにく絶対的に正しい指標はありませんが，おおむね表3のような患者さんで上手くいきやすいと考えられています．まとめると，**酸素だけでなく何らかの呼吸補助が必要なくらいは重症だけど，重症過ぎではなく，協力的で，マスクが合う人**といったところです．あまりに重症な場合には，はじめから気管挿管＋人工呼吸をします．

　このなかで最も大事なのが，**NPPV開始後に改善する**という点です．他のどの条件を満

表3 ● NPPV 成功予測因子

- 若い
- 重症度が低い
- 協力できる，意識状態がよい
- リークが少ない，歯がある
- 中等度の高二酸化炭素血症（$PaCO_2$ 45～90 mmHg）
- 中等度の酸血症（pH 7.1～7.35）
- NPPV 開始後にガス交換と呼吸回数，心拍数が改善

たしていても，NPPV でよくならなければ気管挿管＋人工呼吸に移行するべきです．また，高二酸化炭素血症がある場合は，評価のために呼吸状態の観察に加えて，**NPPV 開始後1～2時間で血液ガスを測定**します．

文献

1) Ram FS, et al：Non-invasive positive pressure ventilation for treatment of respiratory failure due to exacerbations of chronic obstructive pulmonary disease. Cochrane Database Syst Rev, CD004104, 2004
2) Vital FM, et al：Non-invasive positive pressure ventilation (CPAP or bilevel NPPV) for cardiogenic pulmonary oedema. Cochrane Database Syst Rev, CD005351, 2013

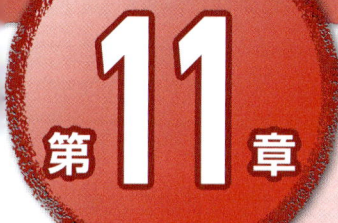

第11章 病態別アプローチ

1 病態を3通りに分けて考える　難易度 ★☆☆

　これまでの内容を踏まえて，この章では病態別に分けて人工呼吸器の初期設定と調節から離脱までを考えてみることにします．病態が細かく何十通りもあったらと心配になった方もご安心ください．ここで紹介するのは**3通り**だけです．**正常な肺，コンプライアンスが低下した肺，気道抵抗が上昇した肺**に分けて見ていきます．ここまでいろいろとややこしい話もしてきましたが，この3つの考え方が理解できていればたいていの病態の人工呼吸管理に対応できるはずです．それではさっそく始めましょう．

2 正常な肺なのに人工呼吸が必要？　難易度 ★☆☆

　肺が正常な場合の人工呼吸について考えます．肺が正常なら人工呼吸器は必要なさそうな気もしますが，決してそうではありません．呼吸は肺だけが行っているわけではないので，**肺以外の呼吸器系の異常のために呼吸不全となることがあります**．肺以外といえばコントロール系と駆動系でしたね．

　コントロール系の障害には薬物による呼吸抑制があります．**駆動系**の障害としては，ギラン・バレー症候群のような末梢神経疾患，重症筋無力症のような神経筋接合部疾患，筋ジストロフィーのような筋疾患，後側弯症のような胸壁疾患が含まれます．コントロール

系や駆動系の障害のために十分に呼吸ができなければ人工呼吸の適応になります．

　気道の適応のために気管挿管された患者さんもこのグループに入ります．気管挿管の適応でも見ましたが，意識障害や，急性喉頭蓋炎やアナフィラキシーによる上気道閉塞では，気道保護のために**気管挿管**が必要になります（第2章 ❸ 参照）．肺炎などの肺の疾患を合併していなければ，気管挿管で気道を保護すれば肺は正常です．

　肺が正常であれば気道抵抗やコンプライアンスは正常です．そのため，このグループの人工呼吸での特徴として，**あまり高い圧を必要としない**ことが挙げられます．酸素化を障害するような疾患もないので，F_IO_2もそれほど高くなくてすみます．

　肺が正常な場合の人工呼吸器設定を，自発呼吸が保たれている場合と，自発呼吸が十分でない場合に分けて説明します．

3　正常な肺①：自発呼吸が保たれている場合

難易度 ★☆☆

　上気道閉塞で気道保護のために気管挿管となったような場合や，意識障害で気管挿管されたものの自発呼吸は保たれている場合がこのグループに当てはまります（表1）．

表1　正常な肺での初期設定① 自発呼吸が保たれている場合

例
● 気道適応による気管挿管 ● 意識障害（自発呼吸は保たれている）
初期設定
〈モード〉 　CPAPまたはCPAP＋PS（CPAP＋TCでもよい） 〈設定〉 ● CPAP：3〜5 cmH₂O ● PS：0〜10 cmH₂O（1回換気量6〜8 mL/kg，呼吸回数≦30回/分となるように調節） ● F_IO_2：40〜50％ ● ターミネーションクライテリア：25％ ● トリガー：圧　1〜2 cmH₂O，フロー　2〜3 L/分

1 初期設定の根拠

1）モード

　　　肺が悪いわけではありませんので，自発呼吸が保たれていれば人工呼吸器による補助はほとんど必要なく，モードは **CPAP** で構いません．

2）換気に関する設定

　　　気管チューブの抵抗分だけ吸気を手助けするのであれば，**PSあるいはTC（ATC）** を使います．特に，何らかの理由で細い気管チューブで挿管した場合には，チューブによる気道抵抗が高いので有効です．

　　　PSは**1回換気量6〜8 mL/kg程度を確保できるように調整**します．重度の代謝性アシドーシスなど他に換気を増やす要因がなければ，適切なPS設定により呼吸回数は30回/分以下に落ち着きます．意識のある患者さんではモニターを見るだけでなく，本人に快適かどうか聞いてみるのも有効です．必要以上に高いPSは不快であり，患者−人工呼吸器非同調の原因にもなります．

　　　呼吸筋力の保たれた患者さんの場合，PSを使わなくても（CPAPのみ）1回換気量が大きくなることがあります．陽圧呼吸で無理に肺を広げているわけではないので，この場合はあえて1回換気量を制限する必要はありません．

3）酸素化に関する設定

　　　酸素化の障害はないはずなので，**F_IO_2は40〜50％から開始**し，SpO_2に応じて調節します．このF_IO_2で$SpO_2 > 90％$を保てない場合には，無気肺や肺炎などの肺疾患の合併を疑います．

　　　何らかの理由により深い鎮静が必要で，鎮静薬による呼吸抑制がある場合には次の「❹自発呼吸が十分でない場合」を参照してください．

4）血液ガス測定の前に

　　　気道抵抗とコンプライアンスは正常なので吸気のために必要な圧は低く，プラトー圧は低く保たれるはずです．

2 設定調節の根拠（図1）

1）換気に関する設定

　　　換気に関しては，PSが過剰になりすぎて患者さんが不快感を覚えたり，1回換気量が大きすぎたりしないように注意します．

```
換気に関する設定
PSを調節
・1回換気量　6〜8 mL/kg  ┐
・呼吸回数≦30回/分　　　 ├を目安に
・患者の不快感解消　　　　┘
```

```
酸素化に関する設定
$F_IO_2$を調節
・$SpO_2$ 90〜95％を目標に
```

図1 ● 正常な肺での設定調節①（自発呼吸が保たれている場合）

2）酸素化に関する設定

　肺には問題がなく，もともと最低限の人工呼吸器設定しか必要としないはずなので，調節はほとんど必要ありません．酸素化に関しては，SpO_2を見ながらF_IO_2を下げます．

　必要なF_IO_2やPSが増大した場合には，人工呼吸器関連肺炎など肺に合併症がないか検索します．手技などのために鎮静が必要で，呼吸抑制が予測されるときには，一時的にモードをA/Cにして確実に換気を行うようにするとよいでしょう．

3　人工呼吸器離脱

　もともと肺の問題がないので，気管挿管の原因が解決すれば人工呼吸器から離脱，抜管できます．すでに人工呼吸器の設定が最低限になっていれば（PS≦5〜8 cmH$_2$O, CPAP≦5 cmH$_2$O），SBTを行っているのと同じことなので，あらためてSBTを行う必要もありません．第9章でも説明しましたが，人工呼吸が必要ないことと，気管挿管が必要ないことは別ですので，抜管可能かどうかは別に評価します．

4　正常な肺②：自発呼吸が十分でない場合

難易度 ★☆☆

　肺は正常であるが，自発呼吸が十分でない場合を考えます．呼吸系システムの3つのうち，**コントロール系か駆動系の障害がある場合**がこのグループにあてはまります．コントロール系の障害としては，呼吸中枢が抑制される薬物中毒や手術後の覚醒前があります．駆動系が障害されるものとして，ギラン・バレー症候群のような末梢神経疾患や，重症筋無力症のような神経筋接合部疾患，筋ジストロフィーのような筋疾患，後側弯症のような胸壁疾患があります．上気道閉塞のような気道適応のために気管挿管された場合でも，深い鎮静のために自発呼吸が抑制されていればこのグループにあてはまります（表2）．

表2 ● 正常な肺での初期設定② 自発呼吸が十分でない場合

例	
コントロール系障害	● 薬物中毒 ● 麻酔 ● 鎮静薬，鎮痛薬
駆動系障害	● 脊髄損傷　　　　● 重症筋無力症 ● ポリオ　　　　　● 筋ジストロフィー ● ギラン・バレー症候群　● 胸壁疾患
初期設定	

〈モード〉
　A/C
〈設定〉

《VCVの場合》
- 1回換気量：6〜8 mL/kg
- 呼吸回数：12〜16回/分
- F_IO_2：40〜50％
- PEEP：3〜5 cmH$_2$O
- 吸気流量：40〜80 L/分
- トリガー：圧　1〜2 cmH$_2$O
　　　　　　フロー　2〜3 L/分

《PCVの場合》
- 吸気圧：1回換気量6〜8 mL/kgとなるように設定
- 呼吸回数：12〜16回/分
- F_IO_2：40〜50％
- PEEP：3〜5 cmH$_2$O
- 吸気時間：1.0〜1.5秒
- トリガー：圧　1〜2 cmH$_2$O
　　　　　　フロー　2〜3 L/分

1 初期設定の根拠

1）モード

　自発呼吸が保たれている場合と異なり，自発呼吸が不安定で，呼吸回数や1回換気量が低下する恐れがあるので，モードには **A/C** を使います．VCVでもPCVでも構いません．コントロール系が抑制されて呼吸回数が減るか，駆動系の障害で呼吸筋力が低下しているのですから，モードをSIMVにしても結局のところ設定回数でのA/Cと同じことになります．自発呼吸のみのモードであるCPAPが適さないのもわかりますね．

2）換気に関する設定

　1回換気量は6〜8 mL/kg，呼吸回数は12〜16回/分に設定します．CO_2産生量や死腔が増えていることはないはずなので，分時換気量（＝1回換気量×呼吸回数）はそれほど高くなりません．

3）酸素化に関する設定

自発呼吸が保たれている場合と同様，酸素化の障害は強くないはずなので，PEEPは3〜5 cmH₂O，F_IO_2は40〜50％から開始します．必要なF_IO_2が高い場合には，無気肺や肺炎などの肺疾患の合併を疑います．

4）血液ガス測定の前に

気道抵抗とコンプライアンスは正常なので，いずれの場合も吸気のために必要な圧は低く，プラトー圧は低く保たれるはずです．

2 設定調節の根拠（図2）

1）換気に関する設定

$PaCO_2$の上昇とpH低下（7.35未満）があれば呼吸回数を上げ，血液ガスを再検します．$PaCO_2$の低下とpH上昇（7.45以上）があれば呼吸回数を下げます．**A/Cでは患者の呼吸回数が設定回数を上回っていると，設定回数を下げても換気量は変わらない**ことに注意します．本人の呼吸回数が安定しているのであれば，CPAPへのモード変更を考慮します（「3 自発呼吸が保たれている場合」を参照）．

2）酸素化に関する設定

肺が正常であればガス交換は保たれるはずなので，SpO_2を見ながらF_IO_2を下げます．必要なF_IO_2が20％以上上昇するときには肺疾患の合併を疑います．

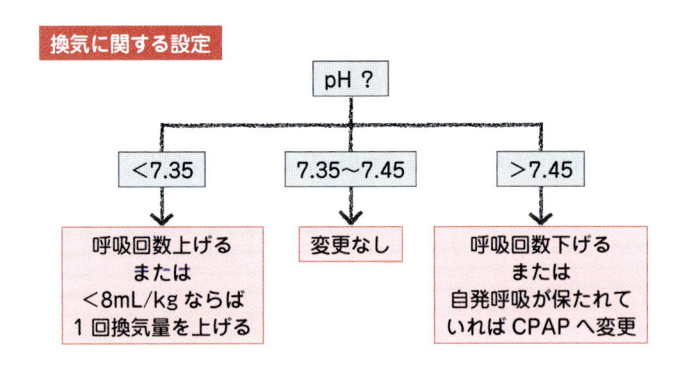

図2 ● 正常な肺での設定調節②（自発呼吸が十分でない場合）

3）肺合併症の徴候

　肺には問題がないはずなので，気道内圧は低めに保たれるはずです．F_IO_2上昇に加えてVCVで吸気圧が上昇したり，PCVで1回換気量が低下した場合には，合併症が考えられますので（表3），気道抵抗の上昇あるいはコンプライアンス低下をきたす原因を検索します．気道抵抗上昇とコンプライアンス低下の鑑別は第6章 17 表1（p.186）を参照してください．

表3 ● 肺合併症の徴候

- F_IO_2 ↑
- 気道内圧↑（VCVの場合）
- 1回換気量↓（PCVの場合）

3 人工呼吸器離脱

1）SBT

　人工呼吸器導入に至った原疾患に応じて考慮します．神経筋疾患による呼吸筋力低下が人工呼吸の理由であれば，十分な筋力があることを確認します．薬物中毒や麻酔などによる呼吸中枢抑制が理由であれば，それらが改善していることを確認します．いずれの場合もSBTを行うことで評価できます．最低限の人工呼吸器設定（PS≦8 cmH$_2$O，CPAP≦5 cmH$_2$O）でSBTを30〜120分間行います．

2）抜管

　SBTに成功すれば，次に抜管可能かどうか評価します．このグループの患者は意識障害があるか，筋力低下があるのでこの評価は特に重要になります．**自力で気道保護ができること，咳嗽により喀痰を出せること**を確認します．

5 コンプライアンスが低下した肺

難易度 ★☆☆

　ARDSのようなコンプライアンスが低下した肺での人工呼吸器設定を考えます．胸部X線では「白い肺」になり，コンプライアンスが低下するのとシャントのために重度の低酸素血症が起こるのが特徴です．病態はARDSとは異なりますが，**重症肺炎や心原性肺水腫の人工呼吸器設定も同じように考えることができます．**

　人工呼吸管理の目標は，生命維持に必要なガス交換（酸素化，換気）を保ちつつ，人工呼吸器によって肺を傷つけないことです．「肺に優しい人工呼吸管理」という意味で**肺保護戦略**とも呼ばれています．決して**血液ガスを正常にすることが目標ではない**ので，無理な人工呼吸器設定で肺傷害を起こさないようにします．人工呼吸器は肺をよくするわけではなくあくまで**原疾患がよくなるまでの時間稼ぎ**ですので，人工呼吸管理と同時に原疾患を特定して治療することが必須です．

表4● コンプライアンスが低下した肺での初期設定

例
● ARDS ● 重症肺炎 ● 心原性肺水腫
初期設定
〈モード〉 　A/C 〈設定〉 《VCVの場合》 ● 1回換気量： 　　ARDS　6 mL/kg 　　それ以外　6〜8 mL/kg 　（プラトー圧が30 cmH₂Oを超える場合には下げる） ● 呼吸回数：20〜30回/分 ● F_IO_2：100％ ● PEEP：5〜10 cmH₂O ● 吸気流量：60〜90 L/分 ● トリガー：圧　1〜2 cmH₂O 　　　　　　フロー　2〜3 L/分 《PCVの場合》 ● 吸気圧： 　　ARDS　1回換気量が6 mL/kgになるように設定 　　それ以外　1回換気量が6〜8 mL/kgになるように設定 　（吸気圧＋PEEPの上限は30 cmH₂O） ● 呼吸回数：20〜30回/分 ● F_IO_2：100％ ● PEEP：5〜10 cmH₂O ● 吸気時間：0.5〜1.0秒 ● トリガー：圧　1〜2 cmH₂O 　　　　　　フロー　2〜3 L/分

1 初期設定の根拠

1）モード

患者さんの呼吸仕事量を減らすために，すべての呼吸が器械呼吸であるA/Cを使います．VCVでもPCVでも構いません．

2）換気に関する設定

①1回換気量

固い肺を無理矢理広げて圧傷害や容量傷害といった人工呼吸器関連肺傷害を起こさないよう，ARDSでは1回換気量は **6 mL/kg** に設定します（第4章 ❹）．「ARDSでは1回換気量の設定がやたらと小さい」と考えるかも知れませんが，私たちの安静時の1回換気量と同じくらいの大きさです．CT像からわかるように（図3），ARDSでは換気できる肺の大きさが小さくなっています．この考え方を「baby lung」と呼ぶこともあります．子供の肺のように小さくなっているという意味です．そのため，他の疾患の場合と比べて小さめの1回換気量を使うと考えることもできます．

同じく肺が白くなる肺水腫や重症肺炎では，ARDSのように厳密に6 mL/kgにするのがよいというエビデンスがあるわけではないので **6〜8 mL/kg** でも構わないのですが，コンプライアンスが低めでプラトー圧が高いときには6 mL/kgにするのが安全です．

②呼吸回数

1回換気量を低くするだけでは，分時換気量（＝1回換気量×呼吸回数）が減少してしまいますね．また，ARDSでは肺傷害により死腔換気が増えたり，ARDSを引き起こした原因（敗血症など）のためCO_2産生が増大していたりすることが多いです．ですから，**肺胞換気量を保つためには呼吸回数を高めに設定します**．初期設定では **20〜30回/分** にします．呼吸回数を高めに設定すると，1回あたりの呼吸時間が短くなり呼気のための時間（＝1回あたりの呼吸時間－吸気時間）が短くなってしまいますが，コンプライアンスの低下した肺では呼気時間が短縮するため，息が吐ききれないことが問題になることは少ないです

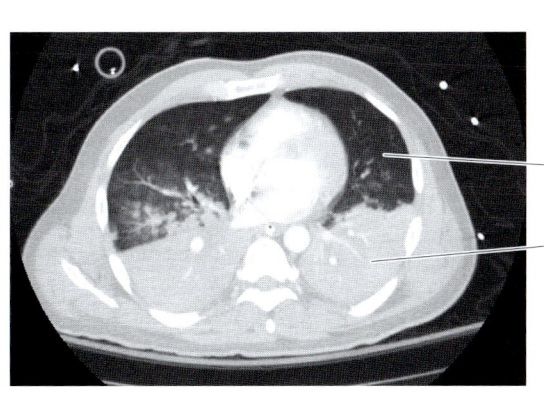

図3 ● ARDS患者の胸部CT像

換気できる肺が小さい
＝「baby lung」の考え方

換気できる肺
虚脱した肺

（第2章 7 参照）．それでも息を吐き切れず，流量波形で呼気が0に戻っていない場合には，呼吸回数を下げます．

3）酸素化に関する設定

① F_IO_2

ARDSのようなコンプライアンスが低下した肺では重度の低酸素血症があることが多いので，$F_IO_2 = 100\%$から開始します．

② PEEP

シャントが低酸素血症の原因となっている場合には，酸素投与だけでは酸素化は改善しないので，PEEPを合わせて使う必要があります．正常の肺での設定よりも高めの**5〜10 cmH₂O**から開始します．

4）その他の設定

①吸気流量（VCV）

ARDSでは呼吸ドライブが亢進していることが多いので，**吸気流量は高めに設定します（60〜90 L/分）**．吸気流量が足りないことによる患者―人工呼吸器非同調が起こる場合には，吸気流量をさらに上げるか，モードをPCVへ変更します．

②吸気時間（PCV）

呼吸回数の設定が高く，1回あたりの呼吸時間が短くなる（例えば，呼吸回数が30回/分だとすると，1回あたりの呼吸時間は2秒）ため，**吸気時間の設定も短くなります**（0.5〜1.0秒）．

③トリガー

標準的な設定にします．

5）血液ガス測定の前に

①プラトー圧は？

ARDSのようなコンプライアンスが低下した肺では，吸気のために高い圧が必要になるので圧傷害を起こさないようプラトー圧をモニターします．「**プラトー圧≦30 cmH₂O**」が安全と考えられています．プラトー圧が30 cmH₂Oを超える場合は，肺傷害を予防するために設定を調節します．

②VCVでは

プラトー圧を構成するのは，PEEPと肺胞に空気を入れる圧で，気道に空気を通す圧は含まれないのでした（第6章 16 参照）．したがって，プラトー圧を下げるために調節できるのは**PEEPと1回換気量**となります．吸気流量を小さくすればピーク圧は低下しますが，プラトー圧には影響しません（図4）．

図4 ● 吸気流量と気道内圧の関係

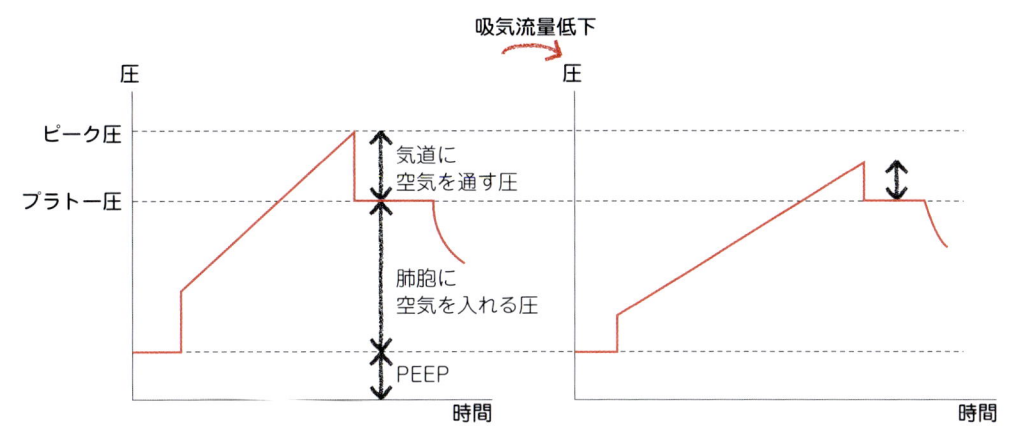

吸気流量を下げると，気道に空気を通す圧が下がり，ピーク圧は低下するが，プラトー圧には影響しない

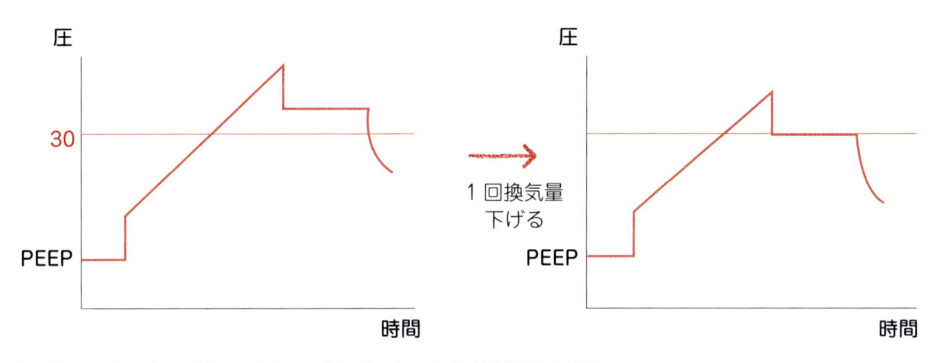

図5 ● プラトー圧＞30 cmH$_2$Oでの1回換気量設定

プラトー圧＞30 cmH$_2$Oの場合は，1回換気量を下げてプラトー圧≦30 cmH$_2$Oになるようにする

　シャントによる重度の低酸素血症がある場合には，PEEPを下げるのはむずかしいですね．そのため，**調節できる設定は実質的には1回換気量のみ**になります．プラトー圧が30 cmH$_2$Oを超えてしまう場合，VCVでは**1回換気量設定を1 mL/kgずつ下げます**（6 mL/kg→5 mL/kg→4 mL/kg）．1回換気量を下げてプラトー圧が30 cmH$_2$O以下に収まるようになれば，その設定で人工呼吸管理を行います（図5）．もし，**4 mL/kg**にまで下げてもプラトー圧≦30 cmH$_2$Oとならなければ，これよりも1回換気量を下げると換気を保つのが難しくなるため，プラトー圧上昇を許容するか他の人工呼吸器モードへ変更します（図6）．

　1回換気量が小さいために2段呼吸になっている場合（第6章 13），プラトー圧≦30 cmH$_2$Oを維持できるなら1回換気量を上げることもあります（最大8 mL/kg）．

③ PCVでは

　コンプライアンスの低下した肺では吸気にかかる時間が短縮するため（第6章 19）よほ

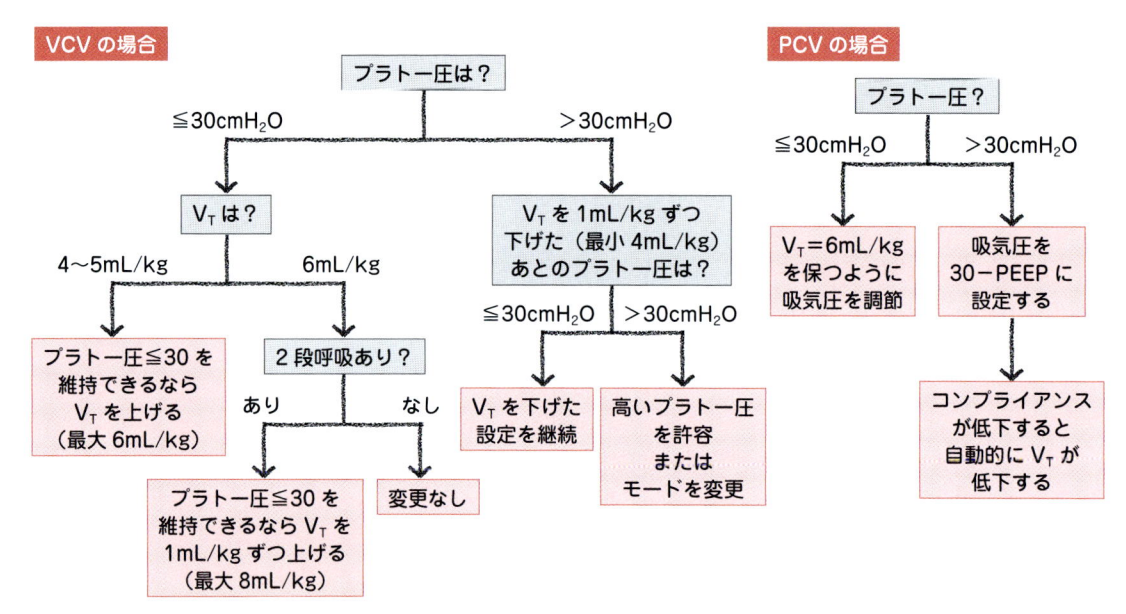

図6 ● プラトー圧による1回換気量/吸気圧の調節

V_T：1回換気量

図7 ● PCVでのコンプライアンスと1回換気量の関係

PCVでは吸気圧設定が同じなら，コンプライアンスが下がると自動的に1回換気量は低下する

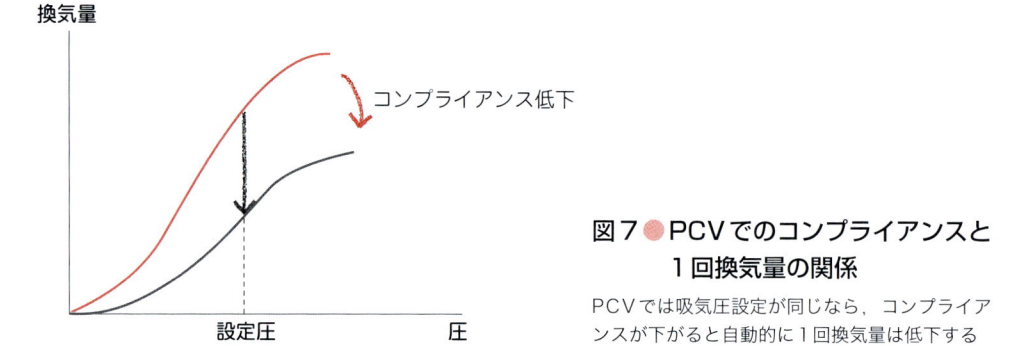

ど吸気時間を短く設定しなければ，吸気終末で吸気流量＝0になります．したがって，「ピーク圧＝プラトー圧」の関係が成り立ちます（第5章⑦）．この場合，プラトー圧を決めるのはPEEPと吸気圧です（第6章⑱）．

　VCVではプラトー圧を保つために段階的に1回換気量を減らしましたが，PCVでは同じことを自動的に行うことができます．**吸気圧を（30－PEEP）に設定します**．PEEPが10 cmH_2Oなら20 cmH_2Oです．もしコンプライアンスが低くて，20 cmH_2Oの圧では1回換気量が6 mL/kgに届かない場合，コンプライアンスに応じて1回換気量が決まることになります（図7）．結果として，VCVでプラトー圧が30 cmH_2Oになるように1回換気量を調節したのと同じことになります（図6）．もちろん1回換気量が6 mL/kgを超える場合には，吸気圧を下げます．

2 調節の根拠（図8）

1）換気に関する設定

①呼吸回数の調節

人工呼吸の原則で考えると，$PaCO_2$が高値であれば換気量を増やすために1回換気量か呼吸回数を増やすようにします*．しかし，ARDSでは肺保護の観点から1回換気量を増や

換気に関する設定

```
                          pH ?
          ┌─────────────────┼─────────────────┐
        <7.3            7.3〜7.45           >7.45
          │                │                  │
       呼吸回数?         変更なし         設定よりも本人の
                                          呼吸回数多い？
      ┌────┴────┐                        ┌────┴────┐
     ≧35      ≦34                       Yes        No
      │         │                        │         │
     pH?   呼吸回数設定              呼吸回数上昇の   呼吸回数設定
            を上げる                  原因検索*と    を減らす
   ┌───┴───┐                         治療により
 <7.15   ≧7.15                       呼吸回数低下？
   │        │                       ┌────┴────┐
 V_T を   変更なし                   Yes        No
 1mL/kg  (permissive                 │         │
 ずつ上げる hypercapnia)            経過観察  ・鎮静の開始／増量
 (最大 8mL/kg)                                ・吸気努力強ければ
 NaHCO_3 投与                                 CPAP+PS へ変更
```

酸素化に関する設定

```
     SpO_2 88〜95%
     PaO_2 55〜80 mmHg
     となるようにF_IO_2を調節
     《右の PEEP 表を参照》
  ┌──────────┼──────────┐
 F_IO_2の方が  F_IO_2とPEEPが  F_IO_2の方が
  上の段       同じ段          下の段
    │           │              │
 PEEPを2 cmH_2O 変更なし    PEEPを2 cmH_2O
  上げる                       下げる
```

PEEP表（ARDSネットワークによる）

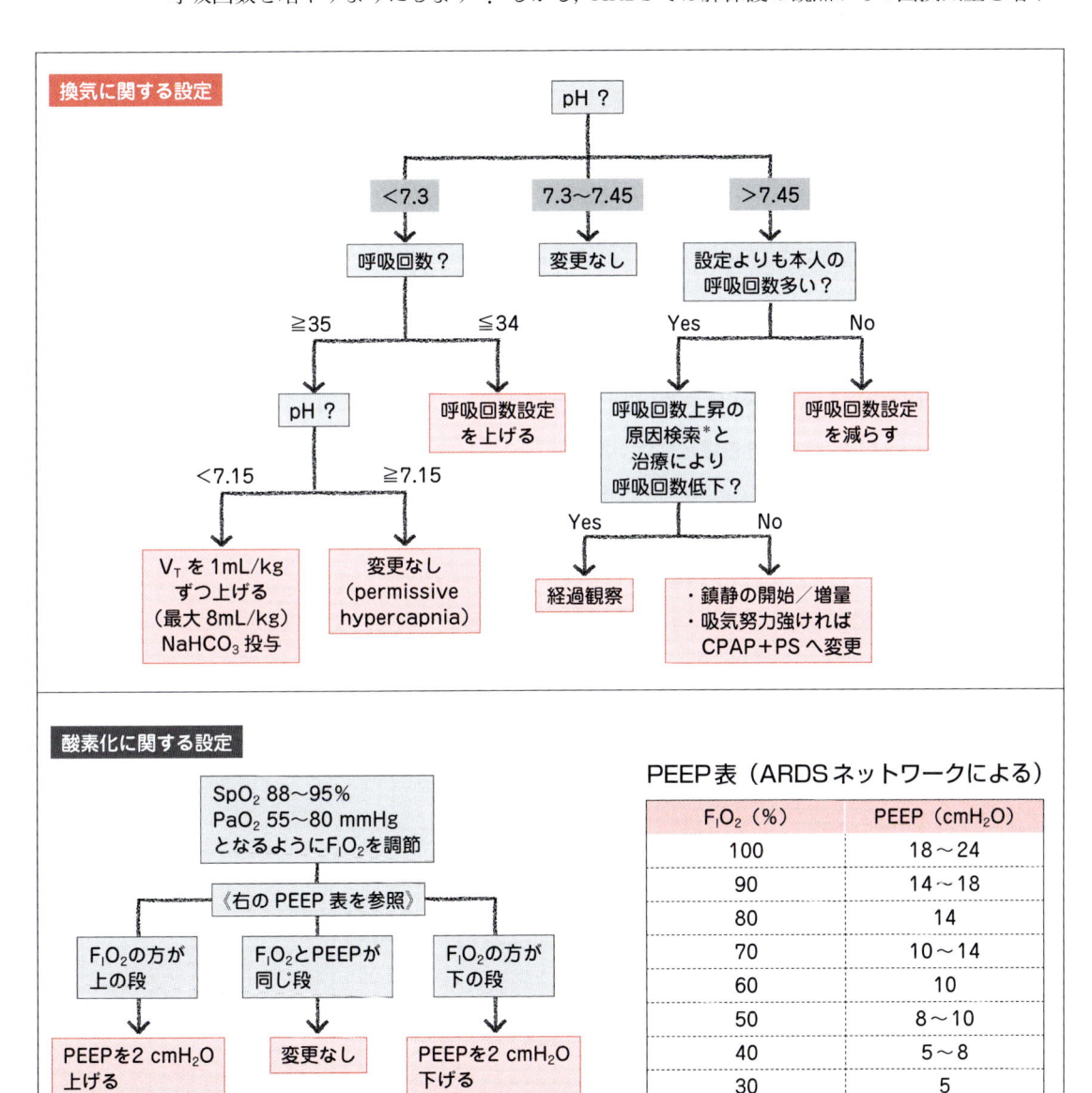

F_IO_2（%）	PEEP（cmH_2O）
100	18〜24
90	14〜18
80	14
70	10〜14
60	10
50	8〜10
40	5〜8
30	5

図8● コンプライアンスが低下した肺での設定調節

＊発熱，疼痛，不安，患者―人工呼吸器非同調
第8章 8 参照

すことは難しいので（図6），**換気は主に呼吸回数で調節します**．しかし，こちらもすでに初期設定で20〜30回/分に設定しており，大幅に上げられるわけではありません．息を吐ききれていることが前提となりますが，**最大で35回/分程度**にまで設定を上げることがあります．この場合1回あたりの呼吸時間は1.7秒です．なお，モードをA/Cにしている場合には，患者さん自身の呼吸回数がすでに新たな設定回数を超えていると，設定を上げても分時換気量は変わりません．

　　＊PEEPは原則的には酸素化のための調節ですが，PEEPによる肺リクルートメントで開いている肺胞が増えれば換気も改善することがあります．

② permissive hypercapnia とは

ARDSではこのように設定的にはいっぱいいっぱいのことがよくあります．その場合，肺を傷つけるような設定にしてまで換気を増やすのではなく，pHが保たれている限り$PaCO_2$高値を許容します．この考え方を**高二酸化炭素許容人工換気法（permissive hypercapnia）**と呼びます．ARDSネットワークによるプロトコールでは，**pHが7.15に下がるまでは$PaCO_2$の上昇を許容する**としています．頭蓋内圧上昇のような高二酸化炭素血症の禁忌がない限り，高二酸化炭素血症は生体に重大な影響を及ぼしません．

③ 換気量が多い場合

pH＞7.45となる場合には，換気量を減らします．この場合も1回換気量ではなく，主に呼吸回数で調節します．設定呼吸回数が本人の呼吸回数よりも多いときには，設定回数を下げることで分時換気量は減ります．A/Cでは，患者さんの呼吸回数が設定呼吸回数より多いときには，設定回数を下げても分時換気量は減りません．この場合，まず**頻呼吸の原因検索（疼痛，不安，患者－人工呼吸器非同調，発熱）**を行い，原因に応じた治療を行います（第8章 **8** 参照）．原因の治療をしても頻呼吸が改善せずpH＞7.45が続く場合は，鎮静の開始/増量を考慮します．

患者さんの呼吸努力が強い場合には，人工呼吸器モードを**CPAP**にすることも可能です．CPAPの圧はA/CにおけるPEEPと同じに設定し，PSは1回換気量を目標に調節します．閉塞性肺疾患のときとは逆に，ARDSでPSを使うときにはターミネーションクライテリアの設定を通常の25％よりも低めの10〜15％に設定します．

2）酸素化に関する設定

① F_IO_2の調節

初期設定ではF_IO_2を100％に設定しますが，そのあとSpO_2あるいは血液ガスの結果を見ながらまずはF_IO_2を下げます．酸素化も換気と同様に正常を目指すのではなく，生命の維持に必要な程度を目標にします．ARDSネットワークのプロトコールでは，**SpO_2 88〜95％，PaO_2 55〜80 mmHg**を酸素化の目標にしています．これより高い値にするメリットはなく，逆に高くしようとすると高いF_IO_2やPEEPを要することになり，合併症の危

険性が増します．

② PEEP の調節

ARDS ネットワークのプロトコール[1]に従って PEEP を調節する場合には，プロトコールの表で F_IO_2 と PEEP を比べます（図8）．そのときの設定で，F_IO_2 と PEEP が同じ段になれば，そのままの設定を継続します．F_IO_2 の方が上の段（より高い設定）になっていれば，PEEP を 2 cmH$_2$O 上げます．例えば，F_IO_2 が 80％で PEEP が 10 cmH$_2$O であれば，PEEP を 12 cmH$_2$O に上げます．逆に，F_IO_2 の方が下の段（より低い設定）になっていれば，PEEP を 2 cmH$_2$O 下げます．例えば，F_IO_2 が 60％で PEEP が 14 cmH$_2$O なら，PEEP を 12 cmH$_2$O に下げます．これを繰り返すことでプロトコール通りに F_IO_2 と PEEP を調節することになります．

5 人工呼吸器離脱

1）いつ SBT を行うか

基準を満たしていれば SBT を行います（第 9 章 1 参照）．敗血症などの ARDS をきたす原疾患のために血行動態が不安定なこともあるので，**呼吸だけでなく循環についても評価が必要**です．

SBT のためには人工呼吸器設定を最低限にするか（PS ≤ 8 cmH$_2$O，CPAP ≤ 5 cmH$_2$O），T ピースを用います．SBT を開始する基準に酸素化の評価（F_IO_2 ≤ 40～50％かつ PEEP 5～8 cmH$_2$O の設定で，PaO_2 ≥ 60 mmHg）がありますが，この基準を満たしている限りは，人工呼吸器の設定をゆっくり下げないといけないわけではなく，SBT 前の設定が A/C であっても SBT のために急に CPAP に変更しても構いません．

2）SBT

30～120 分の SBT に耐えうるのであれば人工呼吸器は必要ないと判断できます．ARDS では低酸素血症だけでなく，**コンプライアンス低下による呼吸仕事量の増大**をきたしますので，SBT 中は SpO_2 だけを見るのではなく呼吸筋が疲弊してきていないか観察します．SBT に耐えられない場合は，人工呼吸器設定を元に戻して **24 時間は呼吸筋を休める**ようにします．

3）抜管

SBT で人工呼吸器が必要ないとわかっても，イコール抜管ではありませんので，気管チューブによる気道保護が必要かどうかは別に評価します．特に肺炎による ARDS では**気道分泌物を喀出できるかの評価が重要**になります．

Side Note　設定変更から血液ガスまで何分待つか？

　人工呼吸器の設定を変更してから血液ガスを測定するまでに何分待てばよいでしょうか？患者さんの状態が悪くて設定を上げたときには，なるべく早く血液ガスを見たいですよね．一方で，患者さんがよくなってきていて設定を下げたときには，そんなに大急ぎで見る必要もなさそうです．

　設定を変更してから平衡に達するまでの時間は，変更した項目にもよります．F_IO_2を変更したときには，PaO_2は大体10分以内に平衡に達します．閉塞性肺疾患があると平衡に達するまでにかかる時間が延びますが，それでも15分も待てば十分でしょう[2]．

　換気量を変更したときはどうでしょうか？換気に関する設定は呼吸回数と1回換気量ですが，設定を上げるのか下げるのかによって平衡に達するまでにかかる時間が変わります．変更後$PaCO_2$が平衡に達するのに，設定を上げて換気量を増やしたときには10〜20分，設定を下げて換気量を減らしたときには45〜60分かかるというデータがあります[3, 4]．

　PEEPを変更したときは少し複雑です．PEEPを上げたときにPaO_2が平衡に達するのに60分以上かかります．一方で，PEEPを下げたときには，PaO_2は5分で平衡に達するのですが，肺メカニクスの変化は60分経っても続いているというデータがあります[5]．

　さて，この結果をまとめると血液ガスを測定するタイミングをどのように考えればよいでしょうか？残念ながら，それほど明確なエビデンスがあるわけではないので，ここからは筆者個人の意見です．上げる変更をするときには，患者さんの状態が悪いわけですから，なるべく早く血液ガスの結果を見て次の手を打ちたいところです．なので，PEEPを変更したことによるPaO_2の変化はまだ出ていない可能性も考慮しつつ，15〜30分で一度血液ガスを評価します．患者さんの状態が待てるのであれば，特にPEEPを変更したときには60分待ちます．逆に，下げる変更をするときには，たいてい患者さんはよくなっているので急ぐことはありません．（もし血液ガスが必要だとしたら）60〜120分後に測定します（表）．

表●設定変更から血液ガスまでの時間

設定を上げたとき	●急ぎなら，15〜30分 ●待てるなら，60分
設定を下げたとき	60〜120分

6　気道抵抗が上昇した肺

気管支喘息重積発作や**COPD急性増悪**といった**閉塞性肺疾患**がこのグループに当てはまります．肺モデルで考えると，気道抵抗が上昇しているパターンです．胸部X線は正常かあるいはエア・トラッピングのために**過膨張の所見（黒い肺）**がみられます．

気道抵抗が上昇することで呼吸仕事量が増大するために人工呼吸の適応となります．気道抵抗が上昇しているため，人工呼吸ではピーク圧が高くなりますが，コンプライアンスが正常であればプラトー圧は低く保たれるのが特徴です．

このグループの人工呼吸器設定での最大の注意点は，吸気だけでなく**呼気**にも気を配らなければならないところです．気道抵抗の上昇により呼気が延長しているため，十分な呼気時間がなければ**オートPEEP**を起こしてしまいます．

COPD急性増悪の治療にはNPPVが有効なことが数多くの臨床試験で示されていますので，意識障害や気道閉塞など気管挿管をする適応がない場合には，**NPPVが第一選択**となります．一方で，**気管支喘息重積発作**におけるエビデンスはそれほど明確ではなく，**ルーチンでの使用は奨められません**．NPPVの経験が豊富な施設では，適切な観察のもとに試してみることは可能です．

1　初期設定の根拠

COPDに対するNPPVの設定については「第10章 ❹」を参照してください．ここでは，気管挿管＋人工呼吸での設定について説明します．

1）モード

患者さんの呼吸仕事量を減らすために，すべての呼吸が器械呼吸であるA/Cを使います．慣れている施設で十分な観察ができるのであればPCVでも可能ですが，気道抵抗の変化により急激に1回換気量が変化する可能性がありますので，変化に応じて速やかに設定を変更する必要があります．初学者にとっては閉塞性肺疾患にはVCVの方が扱いやすいでしょう．

2）換気に関する設定

このグループでの**人工呼吸管理の目的は$PaCO_2$の正常化ではなく，増大した呼吸仕事量を肩代わりし，原疾患の改善を待つこと**です．治療により原疾患がよくなれば，気道抵抗が下がり，息を吐き出しやすくなるので，自然に$PaCO_2$は改善します．

①1回換気量

VCVでは**6〜8 mL/kg**に設定します．肺の過膨張を悪化させるおそれがあるので大き

表5 ● 気道抵抗が上昇した肺での初期設定

例
● 気管支喘息重積発作
● COPD急性増悪

初期設定

COPD急性増悪ではNPPVを考慮する

- Bi-level PAP
- F_IO_2　60％
- IPAP 10～15 cmH$_2$O
- EPAP 5 cmH$_2$O

気管挿管が必要な場合

〈モード〉
A/C
〈設定〉

《VCVの場合》
- 1回換気量：6～8 mL/kg
- 呼吸回数：8～12回/分
- F_IO_2：肺炎や肺塞栓などの低酸素をきたす疾患を合併していれば100％，それ以外は60％
- PEEP：3～5 cmH$_2$O
- 吸気流量：60～90 L/分
- トリガー：圧　1～2 cmH$_2$O
　　　　　　フロー　2～3 L/分

《PCVの場合》
- 吸気圧：1回換気量が6～8 mL/kgになるように設定
- 呼吸回数：8～12回/分
- F_IO_2：肺炎や肺塞栓などの低酸素をきたす疾患を合併していれば100％，それ以外は60％
- PEEP：3～5 cmH$_2$O
- 吸気時間：0.5～1.0秒＊
- トリガー：圧　1～2 cmH$_2$O
　　　　　　フロー　2～3 L/分

＊重度の閉塞性肺疾患がある場合，この吸気時間設定では吸気流量は0にはならない．以下の「初期設定」の根拠を参照．

な1回換気量は避けます．吸気流量が同じであれば，1回換気量を小さくした方が吸気時間が短縮し，結果として呼気時間を長くできるというメリットもあります．
　PCVの場合は，6～8 mL/kgの1回換気量が得られるように吸気圧を設定します．

②呼吸回数
　閉塞性肺疾患の人工呼吸管理において最も重要な設定です．呼吸回数を**低めの8～12回/分**に設定することで，1回ごとの呼吸時間を長くし（5～7.5秒），呼気時間を確保します．PaCO$_2$が上昇しているときには，呼吸回数を高く設定して分時換気量を増やした方が

よいように思うかもしれませんが，**絶対にしてはいけません**．息が吐ききれなければ，エア・トラッピングから$\dot{V}/\dot{Q}$ミスマッチを悪化させることになり，換気は改善しません（「7 閉塞性肺疾患でムリに換気量を増やしても$PaCO_2$が下がらない理由」参照）．逆に，キッチリと最後まで息を吐き切れるように設定する方が$PaCO_2$は下がります．

3）酸素化に関する設定

① F_IO_2

低酸素をきたす他の肺疾患を合併していない限り，閉塞性肺疾患では酸素化は保たれるので，F_IO_2は**60％**から開始します．

② PEEP

3〜5 cmH$_2$Oに設定します．COPDでオートPEEPによるミストリガーがある場合には，トリガーのための仕事量を減らすためにPEEPを高めにすることがあります（「8 ミストリガーをなくすためのPEEP」参照）．

4）その他の設定

①吸気流量（VCV）

気管支喘息重積発作やCOPD急性増悪では呼吸ドライブが亢進していることが多いので，吸気流量は**大きめに設定**します（**60〜90 L/分**）．**吸気流量を大きくすると吸気時間を短くできる**ので，呼気時間を確保するのにも役立ちます．さらに吸気時間を短く（呼気時間を長く）するために，吸気波形を**矩形波**にすることもできます．

②吸気時間（PCV）

十分長い呼気時間を確保するために**吸気時間は短く**設定します．人工呼吸器設定のところでも説明しましたが，閉塞性肺疾患にPCVを使う場合には，**吸気流量が0になるのを目安に吸気時間を設定する方法は使えません**（第5章 5 参照）．気道抵抗が高いため，圧をかけてもなかなか空気が肺に入っていかず，吸気に時間がかかるためです．吸気時間は短めに0.5〜1秒とし，吸気圧で1回換気量を調節します．

また，吸気終末でも吸気流量＝0とはならないため，「ピーク圧（吸気圧＋PEEP）＝プラトー圧」とはなりません．吸気終末での肺胞内圧を調べるためには，VCVと同様に吸気ポーズを行って**プラトー圧**を測定します（第5章 7 参照）．

③トリガー

閉塞性肺疾患によるオートPEEPがあると，患者さんが息を吸おうとしても人工呼吸器がそれを感知しない「ミストリガー」が起こることがあります．名前からはトリガー感度の問題のようにも聞こえますが，オートPEEPがあるために余分な吸気努力をしなければならないのが原因です．**トリガー感度の設定を低く（感度を鋭く）しても解決しません**のでご注意ください（第6章 22 参照）．

表6 ● 呼気時間を長くするための人工呼吸器設定

①呼吸回数を減らす
②1回換気量を減らす
③吸気時間を短くする
　　VCV：吸気流量を大きくする
　　　　　吸気波形を矩形波にする
　　PCV：吸気時間設定を短くする

5）血液ガス測定の前に

①息は吐き切れているか？

　閉塞性肺疾患の人工呼吸器設定では，**息を吐き切れるように設定する**ことが最重要です．とはいえ，人工呼吸器で呼気を直接調節することはできないので，十分な呼気時間を確保することで間接的に息を吐き切れるようにします．息を吐ききれているかを見るのにいちばんよいのは**呼気の流量波形**でしたね〔第6章図34（p.197）〕．呼気波形が基線まで戻っていれば，息を吐き切れていることがわかります．

　逆に，呼気終末で流量波形が基線に戻っていない場合，肺胞と人工呼吸器回路の間にまだ圧較差があることになり，

　　気道内圧＜肺胞内圧

の関係になっています．圧の観点からは肺胞に余分な圧，すなわちオートPEEPがあることになり，量の観点からはエア・トラッピングがあって，肺が本来の機能的残気量（FRC）よりも大きくふくらんだ過膨張の状態になっていることになります．

　オートPEEPを測定するためには，呼気終末でいったん流量＝0にして気道内圧と肺胞内圧を等しくすればよいのでした（第6章 **21**）．この操作を**呼気ポーズ**と呼びます．流量＝0であれば圧較差はなくなり，肺胞内圧と気道内圧は等しくなります．このときに測定した気道内圧から設定PEEPを引いたものがオートPEEPです〔第6章図39（p.200）〕．

②ピーク圧，プラトー圧は？

　吸気についても確認してみましょう．閉塞性肺疾患では気道抵抗が上昇しているため，ピーク圧が上昇するのが特徴です．一方で，コンプライアンスが正常であれば，肺傷害の指標であるプラトー圧は高くなりません．**ピーク圧は高く，ピーク圧とプラトー圧の差が大きい**のがこのグループの特徴です．もし，人工呼吸器設定をしたあとのプラトー圧が高くなっていれば，肺炎や肺水腫といった肺の疾患や，気胸のような胸膜疾患が合併しているか，肺の過膨張によりコンプライアンスが低下していることを疑います（図9）．

　閉塞性肺疾患での人工呼吸器設定のパターンをグラフィックで表すと図10のようになります．

a）閉塞性肺疾患はこのパターン

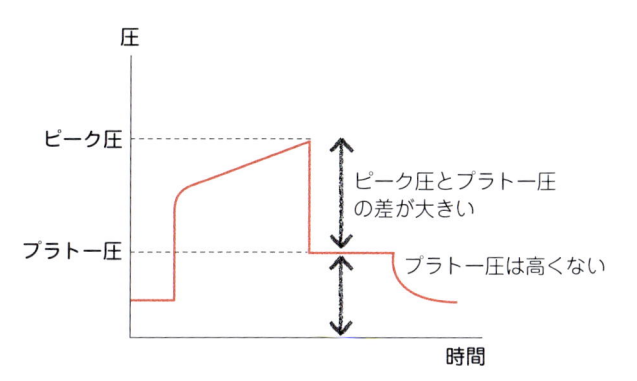

b）このパターンになったら合併症を考える

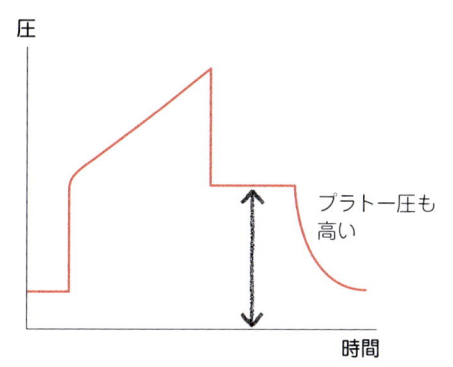

ピーク圧とプラトー圧の差が大きい
プラトー圧は高くない

プラトー圧も高い

・オートPEEPによる過膨張
・肺炎，肺水腫
・気胸
を疑う

図9 ● 閉塞性肺疾患における気道内圧のパターン

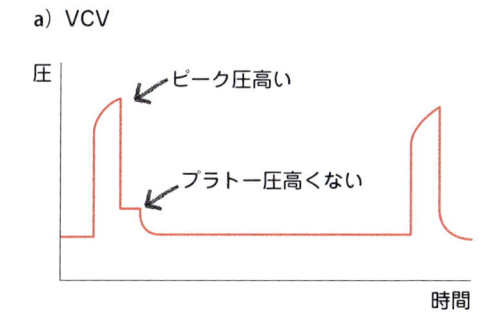

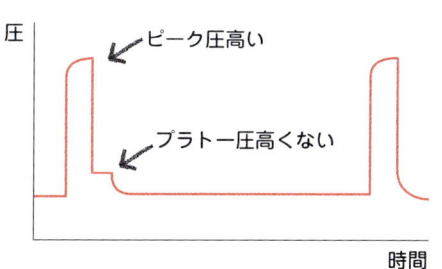

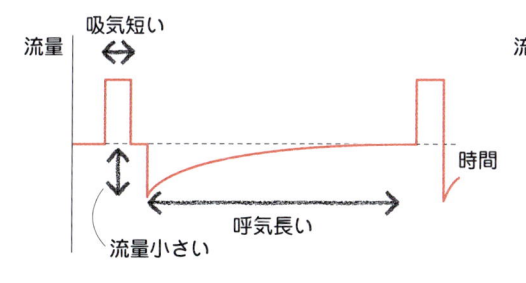

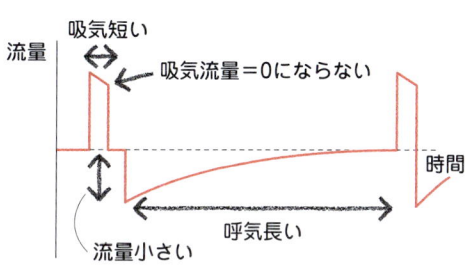

a）VCV

ピーク圧高い
プラトー圧高くない

吸気短い
流量小さい
呼気長い

b）PCV

ピーク圧高い
プラトー圧高くない

吸気短い
吸気流量＝0にならない
流量小さい
呼気長い

図10 ● 閉塞性肺疾患での典型的なグラフィックパターン

2 調節の根拠（図11）

1）換気に関する設定

①原則は高二酸化炭素血症の許容

閉塞性肺疾患の人工呼吸管理では**酸素化よりも換気が問題**になります．大原則は，

換気に関する調節

```
息を吐き切れている？
(呼気流量波形)
├─ Yes ─ pH？
│         ├─ ≧7.15 → 変更なし
│         └─ <7.15 → 呼吸回数またはV_Tを増やせる？
│                    ├─ Yes → 設定を増やす
│                    └─ No → 改善傾向なら経過観察 NaHCO_3を投与
└─ No ── 設定よりも本人の呼吸回数多い？
          ├─ Yes → ・V_Tを下げる
          │        ・流量/吸気時間設定の調節
          │        ・鎮静の開始/増量
          │        ・一時的に筋弛緩も考慮
          └─ No → ・呼吸回数，V_Tを下げる
                  ・流量/吸気時間設定の調節
```

酸素化に関する調節

```
低酸素血症 (F_IO_2≧60%)
    ↓
合併症の検索
├─ あり → 原因に応じた治療
└─ なし → オートPEEPがないか確認
          ・呼気流量波形
          ・プラトー圧
          ・オートPEEPの測定
```

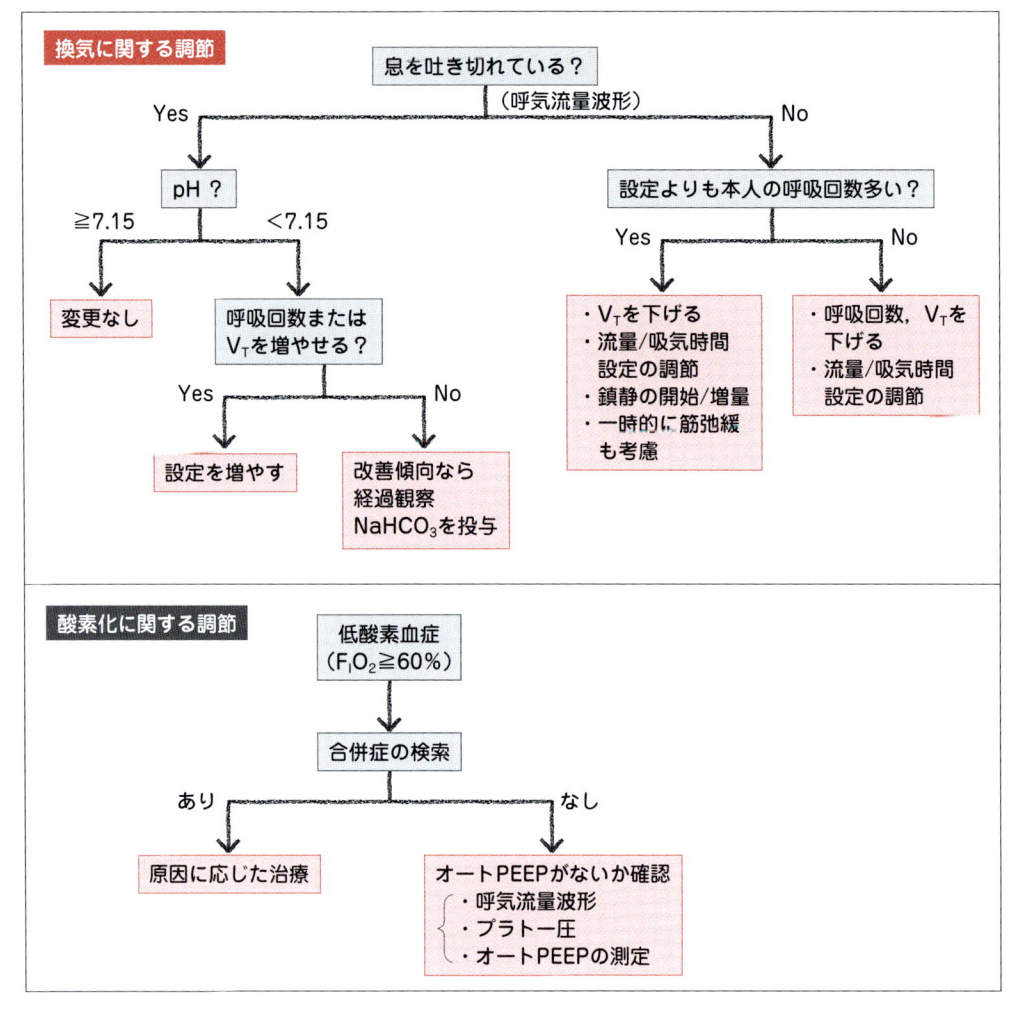

図11 ● 気道抵抗が上昇した肺での設定調節

V_T = 1回換気量

PaCO_2の正常化を目指さないことで，pHとPaCO_2が改善傾向にある限り肺傷害を起こさないことを最優先に設定を調節します．**高二酸化炭素許容人工換気法（permissive hypercapnia）**というのでしたね．「許容」というと，「本当はPaCO_2を下げることもできるのだけど，高めで許してやっている」というニュアンスを感じるかもしれませんが，実際は重度の閉塞性肺疾患では人工呼吸器で無理矢理PaCO_2を下げることはできません．一方，治療によって気道抵抗が低下すればそれだけで換気は改善します．気管支喘息重積発作やCOPD急性増悪は内科的治療への反応も早いので，**いたずらに人工呼吸器の設定で換気を稼ごうとせず，原疾患の改善をじっと待つのが肝心**です．

②オートPEEPへの対処

繰り返しになりますが，あくまでも優先すべきは**息を吐き切れている**ことです．息を吐き切れておらずオートPEEPを生じると，肺の過膨張をきたして$\dot{V}/\dot{Q}$ミスマッチが悪化するため，換気・酸素化の悪化につながります．また，肺の過膨張がコンプライアンスを下げることも換気を悪化させます．オートPEEPは換気のみでなく循環にも作用し，胸腔内圧の上昇から静脈還流を低下させ，血圧低下の原因にもなります．

オートPEEPが存在することがわかった場合，オートPEEPをなくすような設定に変更します．VCVでもPCVでもまず**分時換気量を減らします**（1回換気量↓または呼吸回数↓）．その他，**吸気時間を短くして呼気時間を長くする**のに，VCVでは吸気流量を上げる，吸気波形を矩形波に変えるという方法もあります．PCVでは吸気時間を短くします．

③人工呼吸器設定だけでは呼気を調節できないときには

A/Cでは呼吸回数設定を低くしても，本人の呼吸回数がそれより高ければ全呼吸回数は多くなってしまいます．患者自身の呼吸のためにオートPEEPが起こっているときには，**鎮静を深くして呼吸回数を下げる**ことを考慮します．以前は，閉塞性肺疾患の人工呼吸管理で，呼吸回数を管理するための方法として筋弛緩薬がよく使われていました．しかし，筋弛緩薬は閉塞性肺疾患の内科的治療に用いられるステロイドと併用することで高頻度に筋力低下をきたすおそれがあるため，なるべく使用を避けます．

2）酸素化に関する設定

①閉塞性肺疾患だけでは重度の低酸素血症にならない

初期設定でも述べたように，閉塞性肺疾患単独で重度の低酸素血症を起こすことはきわめて稀です．$SpO_2 \geq 90\%$を保つのにF_IO_2が60%以上必要な場合には，他の原因を検索します．ここで考慮するのは，**肺炎**や**肺水腫**といった肺実質の疾患や，**肺塞栓**のような肺血管の疾患，あるいは**気胸**のような胸膜疾患です．胸部X線に加えて，肺メカニクス測定が診断に有用です．

②オートPEEPが低酸素血症を起こすことがある

これらの合併症がないにもかかわらず低酸素血症が続く場合には，息を吐ききれないことでオートPEEPを起こしていないか再確認します．オートPEEPと肺過膨張が起こると，$\dot{V}/\dot{Q}$ミスマッチの悪化から低酸素血症を起こします．

5 人工呼吸器離脱

気管支喘息重積発作では治療開始から12時間以内に気道抵抗は低下しはじめ，数日以内に人工呼吸器から離脱できるはずです．一方，COPD急性増悪では呼吸筋疲労が著明なため，気道抵抗が改善しても気管支喘息の場合よりも人工呼吸器離脱には時間がかかること

が多いです．

1）離脱における換気の考えかた

閉塞性肺疾患の人工呼吸管理では，治療期間を通じて$PaCO_2$は正常値よりも高いままになるはずです．原疾患が改善して気道抵抗が低下すれば，$PaCO_2$は下がりpHは正常に近づいてきます．もともと$PaCO_2$上昇のあるCOPDの患者さんでは，軽度低下したpH 7.35くらいに落ち着きますが，**$PaCO_2$を無理に普段よりも低く補正する必要はありません**．

慢性的に$PaCO_2$上昇のある患者さんでは，腎による代償のためHCO_3^-が上昇しています．HCO_3^-を正常化してしまうと，呼吸性アシドーシスによるpH低下が代償されなくなってしまいますので，アセタゾラミドなどで完全に補正してしまわないようにします（第7章 ❹参照）．

2）SBT

基準を満たせばSBTを行います．気管支喘息では気道抵抗が低下すればすぐに離脱できますが，COPDでは呼吸筋疲労があるために離脱までに時間がかかることがあります．**COPD患者のSBTでは特に呼吸仕事量の観察が重要になります**．

30〜120分のSBTに成功すれば，抜管できるかどうかの評価になります．気管支喘息では呼吸筋力の回復が比較的早いため，特に問題になることはありませんが，COPDの場合は気道分泌物を喀出できるだけの筋力があるか評価しなければなりません．

Side Note　閉塞性肺疾患の設定はI：E比で調節可能か？

I：E比をよく使っている方は，「ややこしい調節をしなくても，I：E比を伸ばしたらいいんじゃないの？」と考えるかも知れません．確かにE（呼気）の割合が増えていれば，閉塞性肺疾患にとっていい設定のように思えます．ところが**必ずしもそうではない**というお話をします．

話を簡単にするために極端な例として，VCVで1回換気量を1L，呼吸回数を20回/分，吸気流量を矩形波で60 L/分（＝1 L/秒）に設定した場合を考えます．1回当たりの呼吸時間は3秒で，吸気にかかる時間は1秒なので，I：E比＝1：2になります．ここまではよいですね．

ここで，①呼吸回数を12回/分にした場合と，②吸気流量を120 L/分（2 L/秒）にした場合を考えてみます．

①の場合は，1回当たりの呼吸時間が5秒になるので，吸気時間が1秒のまま変わらなければ呼気時間は4秒で，I：E＝1：4です．

②の場合は，吸気時間が0.5秒に短縮するので，呼気時間は2.5秒となり，I：E＝1：5です．

①と②を比べて見ると，I：E比は②の方がよく見えます．しかし，呼気時間そのものは①の場合の方が長く閉塞性肺疾患での設定に適していますね．**I：E比は必ずしもよい設定の指標にはならない**のです．

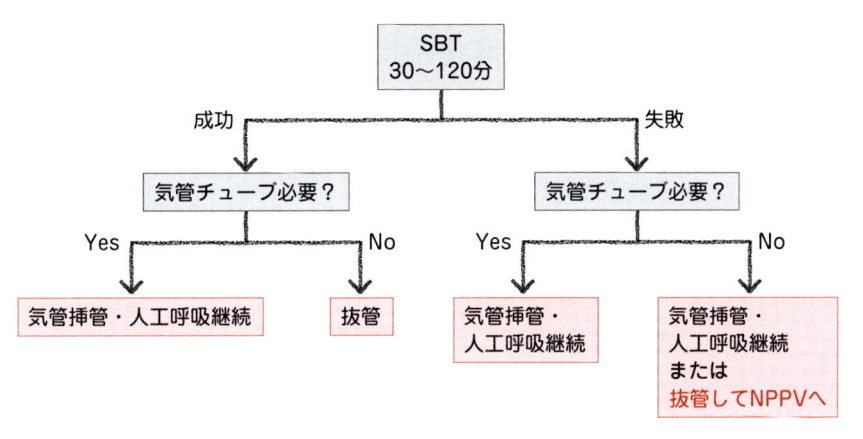

```
            SBT
          30～120分
    成功          失敗
    │            │
 気管チューブ必要？  気管チューブ必要？
  Yes    No      Yes        No
   │    │        │          │
気管挿管・  抜管   気管挿管・    気管挿管・
人工呼吸継続      人工呼吸継続   人工呼吸継続
                            または
                            抜管してNPPVへ
```

図12 ● COPDでの人工呼吸器離脱の方法

3）NPPVを使った人工呼吸器離脱

COPD患者で，気管挿管による気道保護は必要ないのだけど，SBTを行うと呼吸仕事量に耐えられない，あるいはSBT中の血液ガスで$PaCO_2$が上昇する，ということがあります．このように，気管チューブは必要ないのだけどまだ人工呼吸器が必要といった場合には，抜管してすぐにNPPVを開始する方法があります（第10章 ❷ 参照，図12）．この場合，気管挿管を使わないため，人工呼吸器関連肺炎を起こしにくいというメリットがあります．また，気管チューブを用いた人工呼吸と違って，NPPVは付け外しが容易であるため，自力で呼吸できるかNPPVのマスクを外して試してみて，だめならまた装着するということも可能です．

7 閉塞性肺疾患でムリに換気を増やしても$PaCO_2$が下がらない理由

難易度 ★★☆

人工呼吸器設定では，換気に関する設定として1回換気量と呼吸回数があることを説明しました．

　　分時換気量＝呼吸回数×1回換気量

なので，1回換気量または呼吸回数（またはその両方）が増えれば，肺に出入りする空気の量が増えて，$PaCO_2$が下がります．ここまでが一般的な原則です．しかし，これには「**息を吐き切れていれば**」という前提条件があります．なぜ息を吐き切れていなければ，分時換気量を増やしても$PaCO_2$が下がらないのでしょうか？これには**死腔**が関連しています．

1 $PaCO_2$ と分時肺胞換気量の関係

換気量のすべてが肺胞から CO_2 を外へ出すのではなく，そのうちの肺胞まで到達する空気の量である**肺胞換気量**が換気を行うのでした（第4章 5 参照）．ですから，動脈血二酸化炭素分圧 $PaCO_2$（＝肺胞気二酸化炭素分圧 P_ACO_2）は分時肺胞換気量に反比例し，

$$PaCO_2 \propto \frac{CO_2 産生量}{分時肺胞換気量}$$

となります．

分時肺胞換気量は

$$\begin{aligned}分時肺胞換気量 &= 呼吸回数 \times 肺胞換気量 \\ &= 呼吸回数 \times (1回換気量 - 死腔換気量) \\ &= 呼吸回数 \times 1回換気量 \times \left(1 - \frac{死腔換気量}{1回換気量}\right) \\ &= 分時換気量 \times \left(1 - \frac{死腔換気量}{1回換気量}\right)\end{aligned}$$

となります．この式の意味するところは，分時換気量（＝呼吸回数×1回換気量）が低下すればもちろんですが，**分時換気量が同じでも死腔換気量が増えれば肺胞換気量は減り，$PaCO_2$ が上昇する**ということです．

2 息を吐き切れていなければ

この話を息が吐き切れていない場合に当てはめてみます．人工呼吸器で肺へ空気を送っても息を吐き切れなければ肺はしだいに過膨張になります．とはいえ，無限に肺に空気が入り続けるわけではありません．過膨張してコンプライアンスが下がるために時定数（＝気道抵抗×コンプライアンス）が下がれば，気道抵抗が変わらなくても呼気時間は短くなって，入れた分の空気は出てくるようになります．肺の縮みやすさが高い気道抵抗と釣り合いをとるわけです．肺がパンパンに大きく広がった状態から息を吸ったり吐いたりしているのを想像して下さい．

このときの呼気の1回換気量を見ると吸気の1回換気量と同じ量になっています．しかし，この1回換気量が有効な換気に使われているかというとそうではないのです．

3 肺過膨張と $\dot{V}/\dot{Q}$ ミスマッチ

ただ単に肺に空気が出入りすれば換気が行われるわけではありません．過膨張して内圧の上がった肺は周囲の肺動脈を圧迫してしまいます．そうすると，**せっかく肺に空気が出**

a）正常　　　　　b）肺過膨張

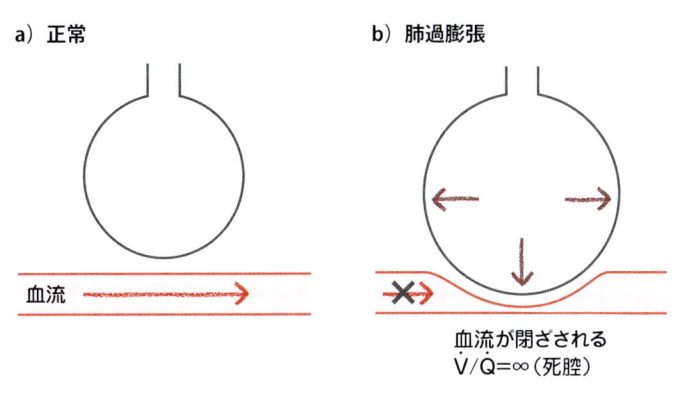

血流

血流が閉ざされる
$\dot{V}/\dot{Q}=\infty$（死腔）

図13 ● 肺の過膨張による死腔の増大

入りしても血流がないために死腔の状態になります（図13）．ちょうど肺塞栓で肺動脈が詰まってしまうのと同じことになるわけです（第1章 5）．肺へ空気を送っても有効に換気に使われなければ$PaCO_2$は下がりませんので，無理に換気量を増やしても$PaCO_2$は低下しませんね．分時換気量を増やせば$PaCO_2$は下がるはず，と勘違いしてやみくもに換気量を増やす設定にしないように注意して下さい．あくまでも換気と血流のバランスが大事です．

息を吐き出せず過膨張になった肺は，$PaCO_2$を下げるのに有効でないばかりではなく，容量傷害や圧傷害といった肺傷害を起こすリスクが高くなり，また胸腔内圧が上昇することによって循環にも影響します〔第6章図37（p.199）参照〕．

8 ミストリガーをなくすためのPEEP

難易度 ★★★

1 ミストリガーをなくすための方法

気道抵抗が上昇した肺のしめくくりとして，オートPEEPに対してPEEPを使う方法を説明します．ちょっと上級者向けのワザです．

閉塞性肺疾患ではミストリガーが起こることがあるのでした．それでは，ミストリガーをなくすためにはどのようにすればよいでしょうか？ トリガー感度を変えても解決しないのでしたね（第6章 22 参照）．

最も重要なのは，**原因疾患を治療すること**です．閉塞性肺疾患で息が吐き切れないためにオートPEEPが生じ，ミストリガーが起こっているので，まずは閉塞性肺疾患そのものに対する内科的治療を行います．

次に，**呼気時間を長くとれるような人工呼吸器設定**にします．具体的には

第11章 病態別アプローチ

① 呼吸回数を減らす
② 1回換気量を減らす
③ 吸気時間を短くする
　　VCV：吸気流量を大きくする
　　　　　吸気波形を矩形波にする
　　PCV：吸気時間設定を短くする

があります（「 6 気道抵抗が上昇した肺」参照）．

2 ミストリガーをなくすための奥の手とは

　上記の方法だけでは解決しないときの奥の手として，**「PEEPを使う」**というのがあります．「すでにオートPEEPで肺胞内圧が高くなっているのに，さらにPEEPをかけるなんてとんでもない！？」と思われる方もいらっしゃるかも知れません．カラクリを説明します．この方法を使うのは主に**COPD**です．ここでのPEEPの作用は，ARDSでの作用とは異なり，トリガーを助けるのを目的とします．**PEEPの2つめの作用**です（1つめの作用については第4章 9 参照）．NPPVでも使います（第10章 4 参照）．

　はじめのPEEPが0 cmH$_2$Oだったとします（図14a）．圧トリガーで感度を2 cmH$_2$Oに設定しました．ここで，7 cmH$_2$OのオートPEEPがあるとすれば，人工呼吸器をトリガーするためには，最低9 cmH$_2$Oの吸気努力をしなければなりません（第6章 22 参照）．ここで人工呼吸器のPEEP設定を5 cmH$_2$Oにしてみます（図14b）．呼気終末での気道内圧が5 cmH$_2$Oになるわけです．人工呼吸器をトリガーするにはここから気道内圧が2 cmH$_2$O下がればよいので，5－2＝3 cmH$_2$Oまで下がれば人工呼吸器は患者さんの吸気努力を感知します．ここまではよいでしょうか？

　気道内圧を3 cmH$_2$Oに下げるためには，肺胞内圧を3 cmH$_2$Oまで下げる必要があるの

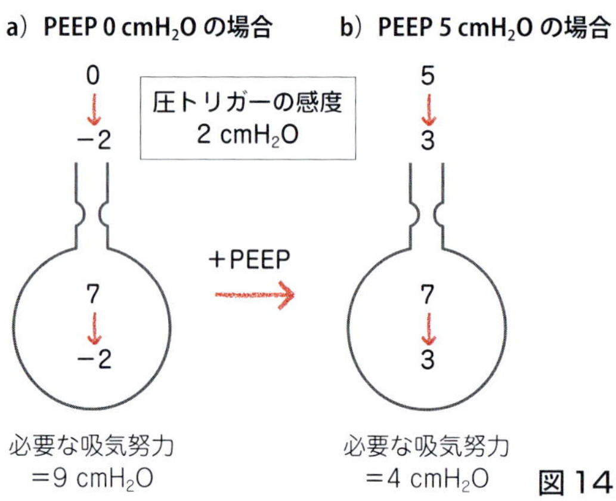

図14● オートPEEPに対するPEEPの作用

a）PEEP 0 cmH$_2$O の場合　　b）PEEP 5 cmH$_2$O の場合

圧トリガーの感度 2 cmH$_2$O

必要な吸気努力 ＝9 cmH$_2$O　　必要な吸気努力 ＝4 cmH$_2$O

で，患者さんは7－3＝4 cmH$_2$Oの吸気努力をすることになります．PEEPがない場合の9 cmH$_2$Oに比べるとPEEPを加えた分だけ減っていますね．このためPEEPをかけると人工呼吸器をトリガーしやすくなり，呼吸仕事量が軽減するのです（図14）．

3 PEEPをかけても肺胞内圧は上がらない

ここで興味深いのは，オートPEEPよりも低ければ，人工呼吸器でPEEPをかけても肺胞内圧は上昇しないことです．このような考え方を「ダムの理論」と呼びます．Tobinという医師によって提唱された考え方で，空気の流れをせき止める閉塞をダムで例えています．水面の高さが圧に相当します（図15）．

図の右側が上流，左側が下流で，それぞれ閉塞よりも肺胞側と，閉塞よりも人工呼吸器回路側を意味します．オートPEEPの分だけダムよりも上流側で水面が上昇しているわけです．PEEPをかけていなければ下流の水面の高さは0です．

ここで，人工呼吸器によりPEEPをかけてみます．回路内の圧である気道内圧が高くなる分，下流の水面が上昇しますが，オートPEEPよりも低ければダムの上流側の水面の高さ（すなわち肺胞内圧）は変わりません．オートPEEPが7 cmH$_2$O存在するときに，PEEPを5 cmH$_2$Oかけても肺胞内圧が変わらないのはこのためです．したがって，**オートPEEPよりも低いPEEPを使っている限り，プラトー圧とピーク圧は上昇しません**．

さらにPEEPを上げて10 cmH$_2$Oにするとどうでしょうか？ダムよりも下流の水面の高さが上流の高さを上回るので，上流側の水面も上昇してしまいます．肺胞内圧が上昇するのです．したがって，オートPEEPを超えるようなPEEPを設定した場合，プラトー圧とピーク圧が上昇します．肺胞内圧が上昇するので肺の過膨張が悪化します．逆に言うと，オートPEEPに対して人工呼吸器でPEEPをかけるときに，**気道内圧（ピーク圧，プラトー圧）が上昇するようならPEEP設定が高すぎる**ことがわかります．

> **POINT**
> - オートPEEPがあるときには，PEEPをかけると人工呼吸器をトリガーしやすくなる（PEEPの作用その2）
> - オートPEEPよりも低いPEEPをかけても肺胞内圧は変化しない（ピーク圧，プラトー圧は変化しない）

文献

1) ARDSネットワークプロトコール
   http://www.ardsnet.org/system/files/Ventilator%20Protocol%20Card.pdf

下流　　　上流
（人工呼吸器側）　（肺胞側）

気道内圧　｜　オートPEEP
　　　　ダム

0　閉塞　7

人工呼吸器によるPEEP｜オートPEEP　オートPEEPより低いPEEPをかけても肺胞内圧は変わらない

5　7

人工呼吸器によるPEEP　オートPEEPより高いPEEPをかけると肺胞内圧が上昇する

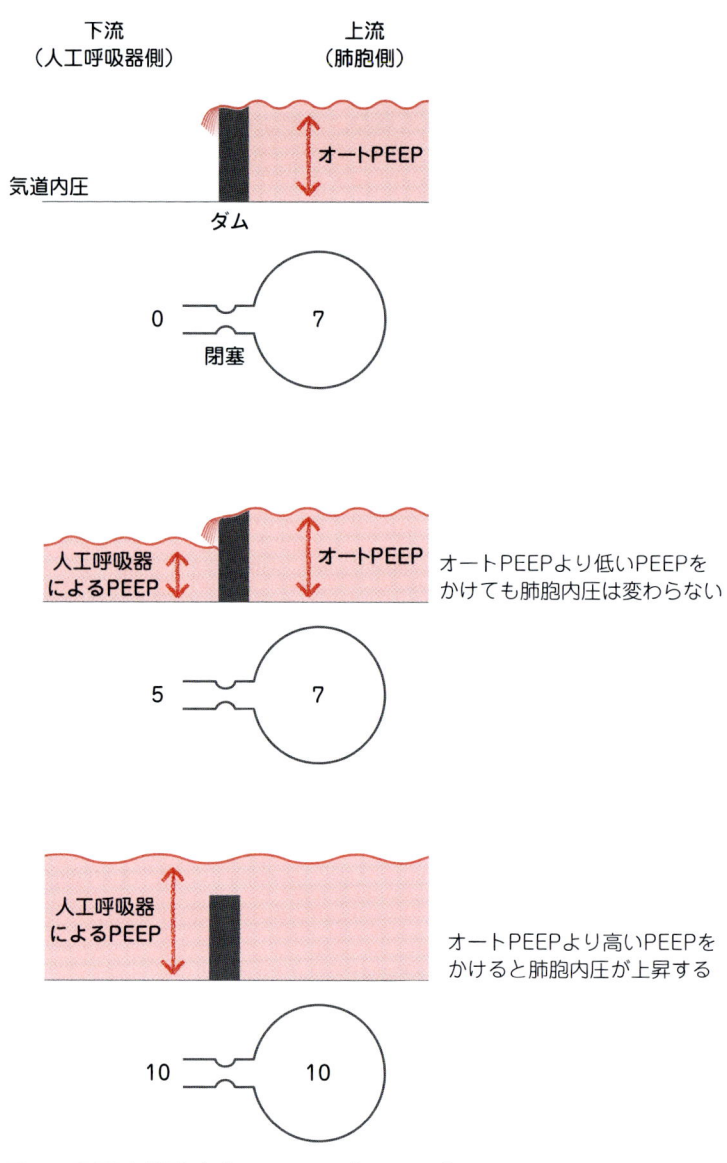

10　10

図15● 閉塞性肺疾患におけるダムの理論

2) Sasse SA, et al：Arterial oxygenation time after an F_IO_2 increase in mechanically ventilated patients. Am J Respir Crit Care Med, 152：148-152, 1995
3) Ivanov SD & Nunn JF：Methods of elevation of PCO_2 after anaesthesia with passive hyperventilation. British journal of anaesthesia, 40：804, 1995
4) Ivanov SD & Nunn JF：Influence of duration of hyperventilation on rise time of $P-CO_2$ after step reduction of ventilation. Respiration physiology, 5：243-249, 1968
5) Chiumello D, et al：Time to reach a new steady state after changes of positive end expiratory pressure. Intensive Care Med, 39：1377-1385, 2013

Case Study

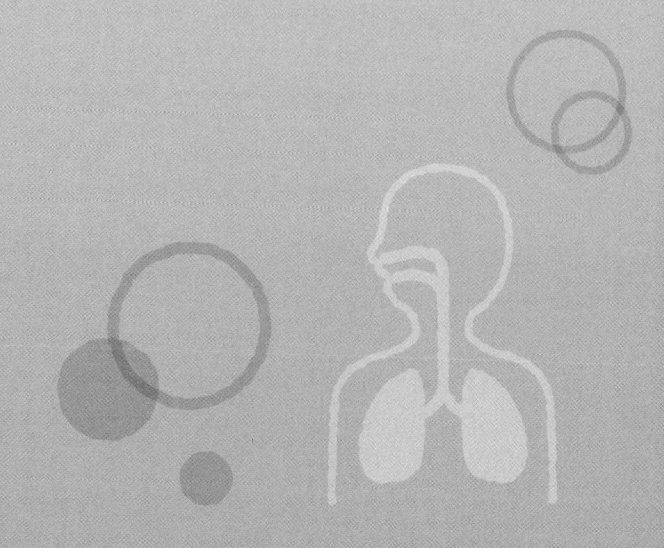

Case Study 1

心肺停止にて搬送された男性

Step 1 まずは初期設定！ どこから考える？　　　難易度 ★☆☆

症例 心肺停止にて搬送されてきた60歳男性（身長174 cm，体重80 kg）．心肺蘇生にて自己心拍開始となった．自発呼吸はない．気管挿管後の胸部X線では異常陰影はなく，挿管チューブの位置は適切である．

1 気管挿管の適応は？

意識がなく気道を保護できない状態ですので，気管挿管が必要になりますね．

2 初期設定は？

気管挿管をしたら，人工呼吸器に接続する前に初期設定を考えます．誤嚥や肺水腫の合併がなければ**正常な肺**と同じように考えてよさそうです．

1）モードの選択

モードの選択は何がよいでしょうか？ 主なモードにA/C，SIMV，CPAPがありましたね．器械呼吸と自発呼吸の混ざり方が異なるのでした．**A/Cではすべて器械呼吸，CPAPではすべて自発呼吸，SIMVはその中間**でしたね．

この患者さんは無呼吸なので，自発呼吸が必要なCPAPは使えません．SIMVはどうでしょうか？ 呼吸回数の設定が十分に高ければ使えないことはありませんが，自発呼吸がないので結局のところ同じ設定回数でのA/Cと同じになりますね．そこで，A/Cを選択します．

A/Cには大きく分けて**従量式（VCV）**と**従圧式（PCV）**がありました．ちょっと見は従量式っぽいけど，実は従圧式のPRVCなんていうのもありましたが（第5章 ❾ 参照），ここではまずVCVで考えてみます．

2）VCVの設定

VCVでは何を設定するのか覚えていますか？ あれもこれもと1つずつ考えるのではなく，目的によって大きく3グループに分けて考えます．**換気**（pHと$PaCO_2$を指標とする）に関する設定に**1回換気量**と**呼吸回数**がありました．**酸素化**（PaO_2またはSpO_2を指標にする）に関する設定はF_IO_2と**PEEP**です．その他に**トリガー感度**と**吸気流量**があって，**患者−人工呼吸器同調性**に影響するのでしたね．この患者さんには自発呼吸がありませんので，今のところ患者−人工呼吸器同調性はあまり気にしなくてもよさそうです．

〈VCVの設定〉
- 換気に関する設定　　：1回換気量，呼吸回数
- 酸素化に関する設定　：F_IO_2，PEEP
- その他の設定　　　　：トリガー感度，吸気流量

①換気に関する設定

この患者さんは体重80 kgなので，1回換気量は6〜8 mL/kgと考えて480〜640 mLとしてよいでしょうか？ 違いますね．人工呼吸器設定では実体重ではなく，**理想体重**を用いるのでした（第4章 ❷ 参照）．身長174 cmだと男性での理想体重の式から，

$$理想体重 = 50 + 0.91 \times (174 - 152.4)$$
$$\fallingdotseq 70 \text{ kg}$$

となります．したがって1回換気量の設定は420〜560 mLとなります．ここではキリのよいところで500 mLとしてみました．

次は呼吸回数の設定ですが，普段の呼吸と同じくらいと考えてとりあえず15回/分にしてみます．あとで血液ガスの結果を見て必要であれば調節することにしましょう．

②酸素化に関する設定

正常の肺と考えてPEEP 5 cmH_2Oから開始してみます．F_IO_2はいったん100％にして，SpO_2や血液ガスを見ながら下げることにします．

③その他の設定

自発呼吸がないので，あまり重要ではありません．ひとまず吸気流量40 L/分，トリガー感度2 L/分と設定してみました．

3）肺メカニクスの測定

コンプライアンスの低下や気道抵抗の上昇がなさそうな肺なので，気道内圧はあまり上がりそうにないですね．案の定，人工呼吸器モニターではピーク圧（最高気道内圧）は16 cmH_2Oと表示されています．プラトー圧は16 cmH_2Oより低いので問題はなさそうですが，念のため測定したところ12 cmH_2Oでした．

〈初期設定の例〉
- A/C　VCV
- 1回換気量　500 mL
- 呼吸回数　15回/分
- F_IO_2 100％
- PEEP 5 cmH$_2$O
- 吸気流量　40 L/分
- トリガー感度　2 L/分

Step 2　血液ガスの結果が出た！設定の調節は？　難易度 ★★★

症例つづき　設定30分後に測った血液ガスでは
pH 7.21, PaCO$_2$ 50 mmHg, PaO$_2$ 300 mmHg, HCO$_3^-$ 20 mEq/L
という結果であった．人工呼吸器設定をどのように調節すべきか．

1 換気に関する設定

　換気についての指標を見ると，pH 7.21, PaCO$_2$ 50 mmHgですので，もう少し分時換気量を増やした方がよさそうです．分時換気量を増やすためには，1回換気量か呼吸回数かその両方を増やせばよいですね．肺に空気を入れすぎることによる肺傷害を避けるために，1回換気量を調節できる範囲は限られています．ここでは，1回換気量を8 mL/kgまで上げて560 mLとしてもよいのですが，もっと調節の自由度が高い**呼吸回数**を変更してみることにします．設定呼吸回数を15回/分から20回/分へ上げてみます．

2 酸素化に関する設定

　酸素化についての指標を見ると，PaO$_2$ 300 mmHgとかなり高くなっています．高濃度酸素は無害ではありませんので，できるだけ早急に下げていきたいところです．SpO$_2$を見ながら調節したところ，F_IO_2を50％まで下げるとSpO$_2$が92〜94％となりました．

3 その他の設定

　まだ自発呼吸がないままなので，設定変更せずに継続することにしました．

〈設定調節の例〉
- A/C　VCV
- 1回換気量　500 mL
- 呼吸回数　<u>15回/分→20回/分</u>
- F_IO_2 <u>100％→50％</u>
- PEEP 5 cmH$_2$O
- 吸気流量　40 L/分
- トリガー感度　2 L/分

Step 3 自発呼吸が出現！設定の調節は？ 難易度 ★☆☆

症例つづき　意識レベルが回復傾向にあり，自発呼吸もみられるようになった．SpO₂は97〜99％．人工呼吸器モニター上で呼吸回数は24回/分と表示されている．グラフィックを観察したところ，圧波形は図1のようになっていた．人工呼吸器設定をどのように調節・変更すべきか？

1 設定調節

　設定呼吸回数20回/分に対して，呼吸回数が24回/分になっているので，患者さん自身の呼吸が出てきたことがわかります．A/Cでは，本人の呼吸回数が設定回数を上回ると，すべての呼吸に対して器械呼吸が行われるのでした．

　設定の調節ですが，まず，SpO₂が高めなので，F₁O₂を40％まで下げてみます．

　次に，人工呼吸器のグラフィックを見てみましょう．圧波形が吸気の途中でへっこんでいますね（図1→）．本来であれば吸気では圧波形は右肩上がりに上昇していくはずです．何が起こっているのでしょうか？**患者さんの吸気努力**ですね．患者さんが息を吸おうとしている流量に設定流量が追いついていないと，吸気の途中で圧が下がってしまうのです（第4章 14 参照）．患者さんにとっては息を吸いたいのに吸えない苦しい状況で，呼吸仕事量が増大します．このような場合には吸気流量の設定を上げます．ここでは**吸気流量を60 L/分**に上げてみたところ，圧波形は本来の右上がりの形になりました（図2）．患者さんにとっては一生懸命息を吸い込まなくてもよくなったわけです．

2 もう1つの調節方法

　❶で述べたように吸気流量を変えてもよいのですが，もう1つ別の方法を考えてみます．

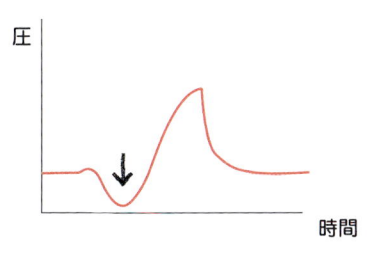

図1 ● 自発呼吸開始後の圧波形

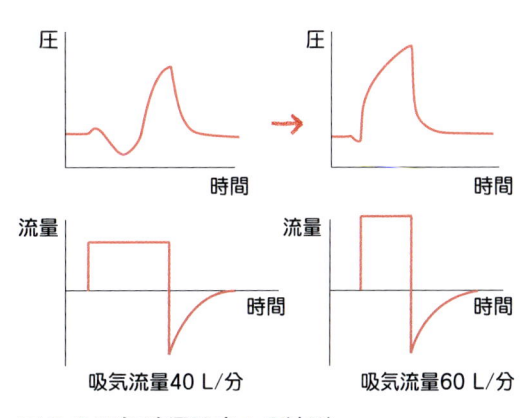

図2 ● 吸気流量設定と圧波形

ここでは，本人の自発呼吸が増えてきて24回/分になっているのでした．そこで，人工呼吸器のモードをA/Cから**CPAP**に変更することにします．CPAP（＋PS）では，患者さんは好きなときに好きなように好きなだけ息を吸えるのでしたね．A/Cのときのように吸気流量の設定を心配しなくても，患者さんが吸いたい流量で息を吸えるわけです．

まず，CPAP 5 cmH$_2$O，PS 10 cmH$_2$Oに設定してみました．1回換気量が700〜800 mLとちょっと大きめだったので，PSを下げて5 cmH$_2$Oにしたところ，1回換気量400〜500 mL，呼吸回数20回台前半になりました．

〈設定調節の例〉
《A/Cの場合》
- 1回換気量　500 mL
- 呼吸回数　20回/分
- FIO$_2$ 50 %→40 %
- PEEP 5 cmH$_2$O
- 吸気流量　40 L/分→60 L/分
- トリガー感度　2 L/分

または

《CPAP＋PSの場合》
- CPAP 5 cmH$_2$O
- PS 10 cmH$_2$O
- FIO$_2$ 40 %
- トリガー感度　2 L/分

Step 4　PCVでの初期設定を考える！　難易度 ★☆☆

同じ症例の人工呼吸器設定をPCVで行ってみましょう．PCVもVCVと同じように，役割に応じて設定を3つに分けることができます．PCVでは，**1回換気量の代わりに吸気圧，吸気流量の代わりに吸気時間**を設定します．

〈PCVの設定〉
- 換気に関する設定　：**吸気圧**，呼吸回数
- 酸素化に関する設定　：F$_I$O$_2$，PEEP
- その他の設定　　　：トリガー感度，**吸気時間**

1 換気に関する設定

PCVでは1回換気量の代わりに吸気圧を設定しますが，**理想体重に基づいた1回換気量を目標にする**のは同じです．1回換気量が500 mLとなるように吸気圧を調節して，8 cmH$_2$Oに設定しました．呼吸回数の設定はVCVのときと同じです．

2 酸素化に関する設定

酸素化に関する設定はFIO₂とPEEPなので，PCVでもVCVと全く同じですね．

3 その他の設定

PCVでは吸気流量の代わりに吸気時間を設定します．自発呼吸のない状態では患者−人工呼吸器同調性の心配をしなくてよい点はVCVのときと同じです．吸気流量＝0となるのを目安に，**吸気時間**を1.0秒に設定しました．

〈初期設定の例〉
- A/C　PCV
- 吸気圧　8 cmH₂O
  （1回換気量 500 mL を目安に）
- 呼吸回数　15回/分
- FIO₂ 100％
- PEEP 5 cmH₂O
- 吸気時間　1.0秒
- トリガー感度　2 L/分

Step 5　血液ガスの結果が出た！ PCVでの設定調節は？　難易度 ★☆☆

症例つづき
設定30分後に測った血液ガスでは
pH 7.21, PaCO₂ 50 mmHg, PaO₂ 300 mmHg, HCO₃⁻ 20 mEq/L
という結果であった．人工呼吸器設定をどのように調節すべきか．

1 換気に関する設定

VCVで考えたのと同様に，分時換気量を増やすようにします．そのためには，1回換気量か呼吸回数を増やします．吸気圧を8 cmH₂Oからさらに上げれば1回換気量を増やせますが，安全に増やせるのは8 mL/kgの560 mLまでです．呼吸回数設定にはまだゆとりがあるので，ここでは**呼吸回数**を15回/分から20回/分へ上げてみます．

2 酸素化に関する設定

酸素化に関してはVCVと同様に考えます．

3 その他の設定

まだ自発呼吸がないままなので，設定変更せずに継続することにしました．

〈設定調節の例〉
- A/C　PCV
- 吸気圧　8 cmH$_2$O
- 呼吸回数　15回/分→20回/分
- FIO$_2$ 100％
- PEEP 5 cmH$_2$O
- 吸気時間　1.0秒
- トリガー感度　2 L/分

> **症例つづき**
> 意識レベルが回復傾向にあり，自発呼吸もみられるようになった．SpO$_2$は97〜99％．人工呼吸器モニター上で呼吸回数は24回/分と表示されている．PCVの圧波形でも，VCVでみられたような吸気の途中で凹んだ波形はみられるか？

　VCVでは吸気流量が患者さんの吸いたい量に合わなければ，患者－人工呼吸器非同調が起こるのでした．PCVでも同じことが起こるのでしょうか？ PCVはVCVと異なり，吸気流量を人工呼吸器が決めることはありません．ですから，患者さんは吸いたい流量で息を吸うことができます．**吸気流量による非同調が起こらないのがPCVを使う利点**の1つになっています．ただし，PCVでも非同調が起きないわけではありません．吸気流量の代わりに設定する**吸気時間が患者さんの吸いたい時間と合っていなければ，患者－人工呼吸器非同調の原因になります**．例えば，吸気時間の設定が長すぎれば，患者さんは息を吸い終わってもう吐き始めたいのに，まだ人工呼吸器が吸気を続けるということが起こります．

Case Study 2

咽頭痛と呼吸苦で受診した男性

> **症例** 特に既往のない25歳男性（身長169 cm，体重65 kg），2日前からの咽頭痛にて救急外来を受診．昨日から痛みのために経口摂取ができず，今日になって呼吸苦も出現したために受診した．ベッド上で前屈みになって呼吸をしていて，よだれを垂らしている．扁桃の腫大はない．頸部の聴診で吸気時の喘鳴（stridor）が聴取される．経鼻酸素2 L/分にてSpO_2は98〜100％である．

Step 1 まずは気管挿管！人工呼吸器の初期設定は？ 難易度 ★☆☆

1 気管挿管の適応は？

あわてなければならない状況です．「とりあえずCT撮ってきてください．」などと気楽に言ってはいけません．急性喉頭蓋炎による上気道閉塞が疑われますので，すぐに気管挿管を考慮します．気管挿管の適応は

①気道を保護できない
②上気道閉塞がある
③気道分泌物を喀出できない

でした．なお，上気道閉塞がある場合，気管挿管は困難であることが予測されるので，手技に最も熟練した術者が行います．通常の方法での気管挿管ができない可能性も考慮して，緊急輪状甲状間膜切開の準備も同時に進めます．

上気道閉塞では呼吸停止間近まで酸素化は保たれますので，SpO_2の値だけを見て安心してはいけません．上気道閉塞に限らず，**SpO_2は呼吸を見る指標の1つに過ぎない**ので，これだけを見て重症かどうか判断することはできないのです．

2 初期設定は？

気管挿管が済むと人工呼吸器に接続します．この患者さんは上気道閉塞が原因で気管挿管されたので，他の肺疾患が合併していなければ肺は正常のはずですね．

1）モードの選択

気管挿管のために用いた筋弛緩や鎮静のために自発呼吸が十分でなければ，「正常な肺＋自発呼吸が十分でない」場合に準じてA/Cを選択します．筋弛緩や鎮静から醒めて自発呼吸が安定していればCPAPで構いません．ここでは **CPAP** での設定を考えてみます．

2）換気に関する設定

CPAPでは患者さんが自力で呼吸をするので1回換気量を設定しません．患者さんが好きなだけ息を吸います．肺が正常で呼吸筋力が保たれていれば，自力で十分呼吸できるはずですが，気管チューブが細い場合には患者さん自身の気道抵抗に加えてチューブの抵抗が加わりますので，その分だけ呼吸筋に対する負荷が増えることになります．そこで，自発呼吸を保ちながら吸気を助けるために **プレッシャーサポート（PS）** を加えることがあります（第5章 ⑩ 参照）．チューブの抵抗を補うことを目的とするのであればTC（ATC）を使うこともできます（第5章 ⑭ 参照）．ここではプレッシャーサポートを選択しました．PS 5 cmH$_2$Oで1回換気量は400〜500 mL，呼吸回数は20回/分程度となりました．

3）酸素化に関する設定

基本的にはF$_I$O$_2$ 100％から開始して，SpO$_2$を見ながら下げていくという方法でよいのですが，肺が正常な場合，酸素化は保たれているはずなので **F$_I$O$_2$ 40〜50％程度** から開始しても構いません．逆に，気道保護のために気管挿管したのに高濃度酸素が必要になる場合には，無気肺や肺炎など肺の問題が合併していることを疑います．

〈初期設定の例〉
- CPAP＋PS
- PS 5 cmH$_2$O
- F$_I$O$_2$ 40％
- CPAP 5 cmH$_2$O
- トリガー感度　2 L/分

Step 2 血液ガスの結果が出た！ 設定の調節は？　難易度 ★☆☆

症例つづき
設定30分後に測った血液ガスでは
pH 7.48, PaCO$_2$ 34 mmHg, PaO$_2$ 180 mmHg, HCO$_3^-$ 25 mEq/L
という結果であった．人工呼吸器設定をどのように調節すべきか．

1 換気に関する設定

　$PaCO_2$ が低く，そのためにpHが上昇しています．分時換気量を減らすことで $PaCO_2$ は上昇しますが，ここでは自発呼吸のモードであるCPAPを使っているため，呼吸回数を調節することはできません．CPAPでは呼吸回数は患者さん任せでしたね．プレッシャーサポートが高いせいで1回換気量が大きすぎになっている場合には，プレッシャーサポートの圧を下げます．そうでなければ，換気に関してこれ以上の調節はできません．

2 酸素化に関する設定

　PaO_2 が高いので，F_IO_2 を30％まで下げることにしました．

〈設定調節の例〉
- CPAP＋PS
- PS　5 cmH$_2$O
- F_IO_2　40％→30％
- CPAP　5 cmH$_2$O
- トリガー感度　2 L／分

Step 3　分時換気量が低下！原因と対処は？　難易度 ★★☆

> **症例つづき**
> 咽頭痛と不安を訴えたため，疼痛に対してフェンタニル，不安に対してミダゾラムを投与したところ，分時換気量下限アラームが鳴り始めた．考えられる原因とその対処法は？

1 分時換気量低下の原因は？

　鎮痛・鎮静薬投与後に起こったトラブルです．分時換気量が低下しています．原因は何でしょうか？

> 分時換気量＝1回換気量×呼吸回数

ですから，1回換気量と呼吸回数のどちらか，あるいは両方が低下したときに起こります．A/CやSIMVとは異なり，CPAPでは呼吸回数は保証されませんでしたね．ここでは，1回換気量は200 mL程度，呼吸回数は10回／分程度となっていました．最も考えられる原因は**薬剤による呼吸抑制**です（第8章 9 参照）．患者さん自身の呼吸が安定するまで，**A/C**にモードを変更することで対処します．

　A/Cでは，正常な肺に準じて換気に関しては1回換気量を6〜8 mL/kg，呼吸回数12〜16回／分にします（第11章 4 参照）．酸素化の問題がなければそのまま F_IO_2 30％，PEEP

5 cmH₂Oで構いませんが，分時換気量低下のために低酸素血症になっているのであれば，一時的にF_IO_2を上げることで対処します．吸気流量（VCVの場合）または吸気時間（PCVの場合）は患者さんの呼吸パターンに合わせて調節します．

〈設定調節の例〉
- A/C　VCV
- 1回換気量　500 mL
- 呼吸回数　12回/分
- F_IO_2 30 %
  （低酸素血症があれば一時的に上げる）
- PEEP 5 cmH₂O
- 吸気流量　60 L/分
- トリガー感度　2 L/分

Step 4　呼吸状態安定！人工呼吸器から離脱するには？　難易度 ★☆☆

症例つづき　薬剤による呼吸抑制からも醒め，呼吸状態は安定している．現在の人工呼吸器設定は，PS 5 cmH₂O，CPAP 5 cmH₂O，F_IO_2 30 %である．人工呼吸器離脱のためにどのように評価すればよいか？抜管の評価は？

　人工呼吸器から離脱できるかどうか調べるためには，SBTを行って人工呼吸器の助けが必要か評価するのでした（第9章❷参照）．ここでは，すでにPS 5 cmH₂O，CPAP 5 cmH₂Oと最低限といっていい設定になっています．人工呼吸器からは離脱できそうですね．では，すぐに抜管してもよいでしょうか？

　　人工呼吸器 ≠ 気管挿管

なのと同様に，

　　人工呼吸器離脱 ≠ 抜管

でしたね（第9章❸参照）．**SBTで評価できるのはあくまでも「人工呼吸器から離脱できるかどうか」**であって，「抜管できるか」ではありません．したがって，抜管可能かどうかは別に評価します．抜管の適応は，気管挿管の適応の逆と考えて，

- 気道を**保護できる**
- 上気道閉塞が**ない**
- 気道分泌物を喀出**できる**

です．この症例では上気道閉塞のために気管挿管が必要になったわけですから，抜管前には上気道閉塞が解除されていることを確認する必要があります．

Side Note　　　　　　　　　　カフリークテストとは何か？

　上気道閉塞の有無を評価する方法の1つにカフリークテストがあります．気管チューブのカフから空気を抜いて，リーク（漏れ）があるかを調べる試験です．気管チューブの外径よりも患者さんの気道の方が太ければ，カフを抜くことで気管チューブの外側を通って空気が漏れるはずです（図）．逆に，リークがなければ上気道（カフよりも上）に閉塞があることの間接的証拠になる，というのがこの試験を行う根拠なのです．しかし，どれくらいリークが少なければ気道閉塞があると言えるのかの判定基準は決まっておらず，正確性も報告によってまちまちです．カフリークテストでリークがなくても問題なく抜管できることもよくあるため，筆者はルーチンで行うことを推奨しません．

　カフリークテスト自体が有用かどうかとは別に，判定方法を理解することはトラブルシューティングのおさらいになります．リークを人工呼吸器のグラフィックから見つける方法を覚えていますか？　換気量波形を見るのでしたね（第6章 12 参照）．吸気の1回換気量（V_{TI}）よりも呼気の1回換気量（V_{TE}）の方が少ないので，呼気の波形が0にまで戻らないのでした．圧−換気量曲線や流量−換気量曲線からもリークはわかります（第6章付録参照）．

〈カフリークテストの方法〉
1. 人工呼吸器の設定をVCVにする
2. 気管内チューブのカフから空気を抜く（抜く前に口腔内の吸引をするのを忘れないように！）
3. V_{TI}（人工呼吸器で設定する）とV_{TE}（人工呼吸器でモニターする）の差を見る
4. 判定基準は報告によってまちまち

例
① リーク量＜110 mL
② リーク率（リーク量÷V_{TI}）＜10％
③ リーク量＜130 mL，かつリーク率＜12％
など

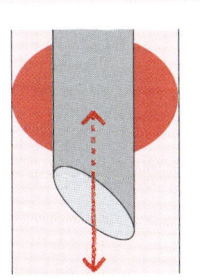

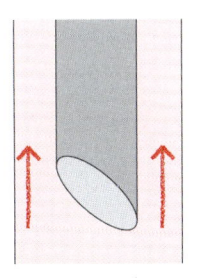

カフに空気が入っているときには気管チューブを通って空気が流れる　→　カフの空気を抜く　→　本人の気道が気管チューブよりも太ければ周囲から空気が漏れる（リーク）

図　カフリークテストの仕組み

Case Study 3

Campyrobactor 感染後に筋力低下を発症した男性

症例 *Campyrobactor* 腸炎の後に筋力低下を発症した40歳男性（185 cm）．筋力低下は下肢から始まり，次第に体幹，上肢へと進行している．呼吸苦のために臥位を取れない．呼吸回数34回/分，SpO₂は酸素4 L/分投与で94％．胸部X線のポータブル撮影では，肺野が小さく見えるものの明らかな陰影はない．NPPVを開始したが，閉所恐怖症のためにマスクに耐えられないと訴えている．

Step 1 　筋力低下のために人工呼吸開始！初期設定は？ 　難易度 ★★★

1　気管挿管の適応は？

　この患者さんの診断は何でしょうか？ *Campyrobactor* 感染後の上行性麻痺といえば，ギラン・バレー症候群を考えますね．麻痺が横隔膜を含む呼吸筋にまで及ぶと呼吸不全を起こします．駆動系の障害による呼吸不全なので$PaCO_2$が上昇するのが特徴です．肺炎などを合併していなければ肺は正常です．

　さて，この患者さんには気管挿管が必要でしょうか？ 意識が保たれていて，気道分泌物が多くなければすぐに気管挿管をする必要はなさそうです．しかし，呼吸筋麻痺による呼吸不全を起こしていますので，呼吸の手助けは必要です．このようなときにはNPPVを用いることもできますが，NPPVのマスクや圧に耐えられなかったり，分泌物が多いときには気管挿管して人工呼吸器を装着します．ここでは，**気管挿管をした場合を考えてみましょう**．

2　人工呼吸器の適応は？

　この患者さんには明らかな肺の疾患はありません．しかし肺が正常であっても，呼吸筋力が弱くて自力で呼吸をできなければ人工呼吸器が必要になります．呼吸は呼吸筋力と呼吸仕事量のバランスで成り立っているのでしたね（第1章 **7**，第2章 **2** 参照）．

3 初期設定は？

人工呼吸器を使用した場合の設定を考えてみます．肺炎など肺の疾患を合併していなければ，正常の肺なので気道抵抗もコンプライアンスも正常のはずです．呼吸筋力が低下している分を人工呼吸器で補うことになります．

1）モードの選択

呼吸筋力低下の程度が軽度であればCPAPにしてPSを加えてもよいかも知れませんが，重度であれば確実に換気を行える**A/C**を使います．VCVでもPCVでも構いません．ここではVCVの例で考えてみましょう．

2）VCVの設定

①換気に関する設定

1回換気量の設定には理想体重を用いるのはよいですね．身長185 cmなので，

$$理想体重 = 50 + 0.91 \times (185 - 152.4)$$
$$\fallingdotseq 80 \text{ kg}$$

となります．6〜8 mL/kgとすると，1回換気量は480〜640 mLとなります．ここでは8 mL/kgの640 mLにすることにしました．正常の肺ですので**呼吸回数**も正常と同じくらいの16回/分にしてみます．

②酸素化に関する設定

正常の肺なので**PEEP**を5 cmH$_2$Oに設定します．**F$_I$O$_2$**は100％と設定して，SpO$_2$を見ながら下げてもよいのですが，気管挿管前にもそれほど酸素投与を必要としていたわけでもないので，40〜50％程度から開始しても構いません．

③その他の設定

患者さんの自発呼吸に合わせて人工呼吸器が吸気を送るように**トリガー感度**を設定します．圧トリガーでは1〜2 cmH$_2$O，フロートリガーでは2〜3 L/分に設定します．

吸気流量は患者さんが息を吸いたい速さに合わせて設定しますが，筋力低下のためそれほど速くは吸わないと考えられます．そこで，40〜60 L/分にします．

〈初期設定の例〉
- A/C　VCV
- 1回換気量　640 mL
- 呼吸回数　16回/分
- F$_I$O$_2$ 50％
- PEEP 5 cmH$_2$O
- 吸気流量　40 L/分
- トリガー感度　1 cmH$_2$O

Step 2　血液ガスの結果が出た！設定の調節は？　難易度 ★★★

> **症例つづき**
> 設定30分後に測った血液ガスでは
> pH 7.54, PaCO₂ 28 mmHg, PaO₂ 180 mmHg, HCO₃⁻ 24 mEq/L
> という結果であった．人工呼吸器設定をどのように調節すべきか．

1　換気に関する設定

　pH 7.54, $PaCO_2$ 28なのでかなり**換気量が多め**になっているのがわかりますね．換気量を減らすためには**1回換気量**または**呼吸回数**を減らします．ここで注意するのは**患者さん自身の呼吸回数**です．設定呼吸回数が16回/分で，患者さんが16回/分以下で呼吸していれば，全呼吸回数は16回/分となります．このときの分時換気量は

$$
\begin{aligned}
分時換気量 &= 640\,mL \times 16\,回/分 \\
&= 10{,}240\,mL/分 \\
&= 10.24\,L/分
\end{aligned}
$$

です．

　しかし，患者さんが16回/分を上回る呼吸回数で呼吸している場合，A/Cではそのすべてに器械換気で640 mLの吸気が送られることになります．例えば患者さんの呼吸回数を20回/分とすると，分時換気量は

$$
\begin{aligned}
分時換気量 &= 640\,mL \times 20\,回/分 \\
&= 12{,}800\,mL/分 \\
&= 12.8\,L/分
\end{aligned}
$$

となっています．この場合，**設定回数を16回/分より下げても分時換気量は変わりません**ので，pH，$PaCO_2$は変わりません．

1）患者自身の呼吸回数＜設定呼吸回数の場合

　1回換気量または呼吸回数のどちらの設定を下げても構いません．1回換気量640 mLのまま呼吸回数を12回/分にすると，

$$
\begin{aligned}
分時換気量 &= 640\,mL \times 12\,回/分 \\
&= 7{,}680\,mL/分 \\
&= 7.68\,L/分
\end{aligned}
$$

となります．ここでさらに1回換気量を600 mLまで下げると

$$\text{分時換気量} = 600\,\text{mL} \times 12\,\text{回/分}$$
$$= 7{,}200\,\text{mL/分}$$
$$= 7.2\,\text{L/分}$$

となります．

2）患者自身の呼吸回数≧設定呼吸回数の場合

この場合，A/Cでは呼吸回数の設定を減らしても分時換気量は変わりませんので，**1回換気量を減量する必要があります**．先に挙げたように本人の呼吸回数が20回/分であったとすると，1回換気量を640 mLから480 mLに変更すれば

$$\text{分時換気量} = 480\,\text{mL} \times 20\,\text{回/分}$$
$$= 9{,}600\,\text{mL/分}$$
$$= 9.6\,\text{L/分}$$

となります．

なお，疼痛や不安が原因で呼吸回数が高くなっているときには，鎮痛薬や鎮静薬を投与して患者さん自身の呼吸回数を下げることも可能です．

2 酸素化に関する設定

PaO_2 がかなり高めなので F_IO_2 を下げます．ここでは30％まで下げられました．

〈設定調節の例〉
《患者の呼吸回数＜設定呼吸回数の場合》
- A/C　VCV
- 1回換気量　640 mL → 600 mL
- 呼吸回数　16回/分 → 12回/分
- F_IO_2　50％ → 30％
- PEEP 5 cmH$_2$O
- 吸気流量　40 L/分
- トリガー感度　1 cmH$_2$O

《患者の呼吸回数≧設定呼吸回数の場合》
- A/C　VCV
- 1回換気量　640 mL → 480 mL
- 呼吸回数　16回/分
- F_IO_2　50％ → 30％
- PEEP 5 cmH$_2$O
- 吸気流量　40 L/分
- トリガー感度　1 cmH$_2$O

Step 3 人工呼吸器から離脱できない！人工呼吸器の設定は？ 難易度 ★☆☆

> **症例つづき**
> 筋力低下は次第に回復しているもののまだ自発呼吸は弱く，CPAP 5 cmH$_2$Oでの SBT では数分以内に頻呼吸となり呼吸苦を訴える．咳嗽も弱く気道分泌物を出し切れない．今後の人工呼吸器設定をどのようにすべきか？

1 離脱に向けた設定とは？

　自力で呼吸できないことがSBTからわかったので，まだ人工呼吸器からは離脱できません．それではこのあとの人工呼吸器設定をどのようにすべきでしょうか？ よく使われている方法は2種類あります．1つは**A/Cのまま継続してSBTを繰り返す方法**．もう1つは**CPAP＋PSを使う方法**です．

2 ゆっくり下げる必要はない

　以前は人工呼吸器からの離脱を示すのに「ウィーニング（weaning）」という用語が使われていました．英語での「乳離れ」という意味が示唆するように，人工呼吸器の設定はゆっくり下げなければならないと考えられていたのです．ですから，SIMVにして呼吸回数やPSを少しずつ下げていく方法もとられたりしましたが，人工呼吸器離脱までの時間が結局長くなることから，今では**ゆっくり下げるのではなくモードにかかわらずSBTを行う**のが標準的方法になっています．毎日決まった方法で評価する限り，**A/CからいきなりCPAPにしてSBTを行う**こともアリなのです．

3 自発呼吸が安定していれば CPAP ＋ PS

　VCVでは吸気流量，PCVでは吸気時間を人工呼吸器が決めるので，患者さんによってはうまく同調しにくいこともあります．そのような場合，呼吸回数が安定している限りモードをCPAPにして，PS圧を調節するという方法をとることもできます．SBTを行うときには，PS圧を最低限の0〜8 cmH$_2$Oに下げるだけなので簡単です．SBTが成功しなければ，またラクに呼吸ができるようなPS圧に設定を戻します．

〈人工呼吸器離脱に向けての設定〉
《A/Cの場合》
- 元の設定のまま
- 基準を満たせば1日1回のSBTを行う

《CPAP＋PSの場合》
- 呼吸回数が安定している場合のみ可能
- 1回換気量，呼吸回数が安定するPSを設定する
  （呼吸状態が改善するにつれて，PSは下げられる）
- 基準を満たせば1日1回のSBTを行う

　人工呼吸器離脱と抜管が異なるのはCase Study②でも説明したとおりです．自力で呼吸できることがSBTで評価できたら，次には抜管可能かどうかの評価を行います．

Case Study 4

倒れているところを発見された女性

症例 40歳代とおぼしき女性（身長157 cm，体重60 kg），公園で倒れているところを発見され，救急室へ搬送された．アルコール臭がしている．呼吸回数6回/分，マスク10 L/分酸素投与にてSpO₂ 94％．意識レベルはJCS 200，GCS 7（E1V2M4）．所持品にはウィスキーの瓶と，薬袋〔アルプラゾラム（ソラナックス®），フェノバルビタール（フェノバール®）〕がある．

Step 1　意識障害と呼吸抑制！ 気管挿管は必要？ 初期設定は？　難易度 ★☆☆

1 気管挿管の適応は？

薬物とアルコールの過剰摂取による**意識障害**と**呼吸抑制**が疑われる状態です．重度の意識障害があり自分では気道保護できなさそうですので，**気管挿管が必要**になります．

2 人工呼吸の適応は？

呼吸回数6回/分と著明な低下があります．薬物による呼吸抑制が疑われます．コントロール系の障害ですね．ガス交換のうち換気に問題がありそうです．血液ガスで確認することもできますが，意識障害と合わせて考えると，血液ガスの結果にかかわらず気管挿管＋人工呼吸となることに変わりないので，ここでは**血液ガスを測定せずすぐに人工呼吸を開始**することにします．

3 初期設定は？

初期設定を考えてみます．この時点ではどのような肺なのかはわかっていません．意識障害と呼吸抑制だけが問題なのであれば，肺は正常のはずです．しかし，必要な酸素投与量が多いところを見ると，何らかの肺疾患を合併しているのかもしれません．胸部X線を

撮ったあとにはもう少し情報が入るのでしょうが，今の時点ではこのようなことを考えながら設定を進めます．

1）モードの選択

呼吸回数6回/分なので，自発呼吸に頼るモードであるCPAPは使えませんね．ここでは**A/C**にします．VCVでもPCVでも構いません．

2）VCVの設定

①換気に関する設定

恒例の理想体重計算です．女性で身長157 cmですから，

$$\text{理想体重} = 45 + 0.91 \times (157 - 152.4)$$
$$\fallingdotseq 50 \text{ kg}$$

となります．6〜8 mL/kgだと1回換気量は300〜400 mLになりますね．ここでは400 mLに設定することにしました．**呼吸回数**は15回/分にします．

②酸素化に関する設定

肺（ガス交換系）の状態がまだわかりませんので，**F_IO_2** 100％から開始することにします．**PEEP**は5 cmH$_2$Oに設定しました．

③その他の設定

現時点ではまだあまり呼吸努力をしていないので，同調は問題にはならなさそうです．ひとまず**吸気流量**を60 L/分に設定します．

トリガー感度は通常通りの設定で，圧トリガーでは1〜2 cmH$_2$O，フロートリガーでは2〜3 L/分にします．

4 肺メカニクスの測定

胸部X線を撮影する前に，肺メカニクスを測定してみました．肺メカニクスを見ることで，気道抵抗やコンプライアンスの異常がわかるのでしたね（第6章 **16**，**17** 参照）．上記の設定で，測定結果はピーク圧が24 cmH$_2$O，プラトー圧15 cmH$_2$Oです．プラトー圧を測定するには**吸気ポーズ**という操作をすることで，吸気の終わりで空気の流れをいったん止めて，気道内圧と肺胞内圧を等しくするのでしたね（第6章 **16**，**17** 参照）．

吸気ポーズをすれば人工呼吸器が自動的に計算してくれますが，ここでは練習のために測定値からコンプライアンスと気道抵抗を計算してみます（図1）．

1）コンプライアンスの計算

$$\text{プラトー圧} - \text{PEEP} = 15 - 5$$
$$= 10 \text{ cmH}_2\text{O}$$

圧

ピーク圧　24 ------
プラトー圧　15 ------
　　　　　　　　　9　気道に空気を通す圧
　　　　　　　　　10　肺胞に空気を入れる圧
PEEP　5

時間

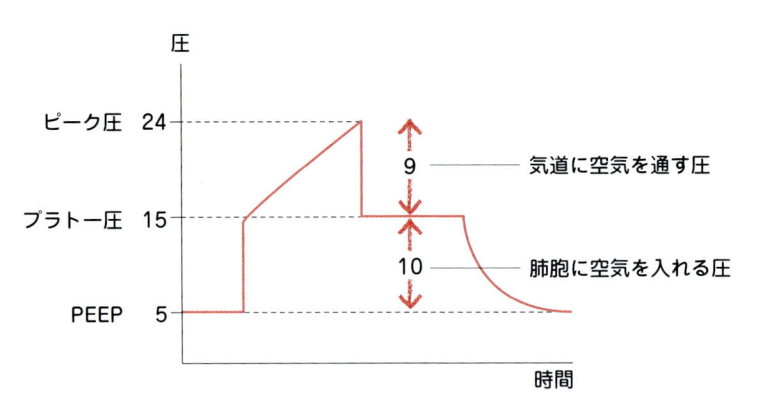

図1● 肺メカニクスの計算に必要な測定値

の圧で，1回換気量400 mLを肺に入れることになるので，

$$\text{コンプライアンス} = 400\ mL \div 10\ cmH_2O$$
$$= 40\ mL/cmH_2O$$

となります．人工呼吸患者における正常なコンプライアンスは **50〜100 mL/cmH₂O** なので，少し低めです．

2）気道抵抗の計算

次に気道抵抗を計算します．気道に空気を通す圧は

$$\text{ピーク圧} - \text{プラトー圧} = 24 - 15$$
$$= 9\ cmH_2O$$

です．吸気流量は

$$60\ L/\text{分} = 1\ L/\text{秒}$$

になるので，気道抵抗はオームの法則（圧較差＝流量×気道抵抗）を用いて，

$$\text{気道抵抗} = \text{圧較差} \div \text{流量}$$
$$= 9\ cmH_2O \div 1\ L/\text{秒}$$
$$= 9\ cmH_2O/L/\text{秒}$$

となります．気管挿管されている場合の正常な気道抵抗は，気管チューブの内径にも影響されますが，およそ **6〜12 cmH₂O/L/秒**です．したがって，**気道抵抗は正常だけど，コンプライアンスが低下した肺**であることがわかります．

〈初期設定の例〉
- A/C VCV
- 1回換気量　400 mL
- 呼吸回数　15回/分
- F_IO_2　100 %
- PEEP 5 cmH_2O
- 吸気流量　60 L/分
- トリガー感度　2 cmH_2O

Step 2　血液ガスと胸部X線の結果が出た！設定の調節は？　難易度 ★☆☆

症例つづき

設定30分後の血液ガスは

pH 7.31, $PaCO_2$ 48 mmHg, PaO_2 100 mmHg, HCO_3^- 24 mEq/L

という結果であった．人工呼吸器設定をどのように調節すべきか？
胸部X線では右下肺に浸潤影がある．どのような病態が考えられるか？

1　換気に関する設定

　$PaCO_2$ が若干高いため，pHが低下しています．軽度なのでこのままでもよいかも知れませんが，調節するのであれば，分時換気量を増やすために**呼吸回数**を上げます．今回は，20回/分に設定しました．1回換気量は8 mL/kgにしているので，これ以上は増やしたくないですね．

2　酸素化に関する設定

　F_IO_2 100 %にしては PaO_2 がそれほど高くないのが気になりますね．$PaCO_2$ が若干高いために少しは PaO_2 が下がりますが，それだけでは説明できなさそうです．**他に低酸素血症の原因がある**と考えます．とはいえ，PaO_2 は100 mmHgも必要ないので，F_IO_2 は100 %から下げられます．ここでは80 %にしました．

3　その他の設定

　本人の呼吸努力はそれほど強くなく，現時点では同調性に問題はないようですので，そのままの設定にします．

4　病態は？

　この患者さんの病態をどのように考えればよいでしょうか？ 2で見たように，F_IO_2 が100 %なのを考えると，PaO_2 はかなり低めです．「100 mmHgだからオッケー」ではない

ですよね．初期設定のあとのメカニクスの測定では，コンプライアンスが低下していました．肺が固くなって，酸素化が悪くなっているわけですから，肺のなかでも「風船」部分に問題があることがわかります．「ストロー」の問題ではなさそうですね．当てはまる原因としては，**肺炎，肺水腫，気胸**などが考えられます．気管挿管直後であれば，**片肺挿管**も低酸素血症とコンプライアンス低下の原因になることがあります．片肺なのでコンプライアンスはおよそ半分になりますね．

この患者さんの場合，胸部X線で右下肺浸潤影が見つかっています．意識障害で運ばれてきたことと併せて考えると，**誤嚥**が疑われる状況ですね．

〈設定調節の例〉
- A/C VCV
- 1回換気量　400 mL
- 呼吸回数　15回/分→20回/分
- F_IO_2 100%→80%
- PEEP 5 cmH_2O
- 吸気流量　60 L/分
- トリガー感度　2 cmH_2O

Step 3　SpO₂低下！気道内圧上昇！原因検索のためには？　難易度 ★☆☆

症例つづき
夜間になってからSpO_2が低下してきた．F_IO_2を100％まで上げたがSpO_2は87％までしか上がらない．このときの血液ガスは

pH 7.41, $PaCO_2$ 35 mmHg, PaO_2 54 mmHg, HCO_3^- 22 mEq/L

という結果である．人工呼吸器モニターにてピーク圧は35 cmH_2Oで，吸気ポーズをしてみたところプラトー圧は25 cmH_2Oである．原因として何が考えられるか？　原因検索のためどのような検査を行うか？

1　気道内圧上昇の原因は？

さて，何か悪いことが起こっているようです．どういうわけか急変は夜に起こります．ちょっとビビりつつもパニックにならずに順に考えてみましょう．まず目につくのは低酸素血症ですが，それだけでは鑑別がたくさんあります．そこで，鑑別に役立ちそうな情報を拾ってみます．**ピーク圧**が35 cmH_2Oに上がっているのが目につきますね．**プラトー圧**を測定してみたところ，こちらも25 cmH_2Oに上がっています．「プラトー圧＝吸気終末の肺胞内圧」ですから，**肺胞**に何か問題が起こっているのがわかります．

「プラトー圧は30 cmH_2O以下ならいいんじゃなかったの？」と思うかもしれませんが，

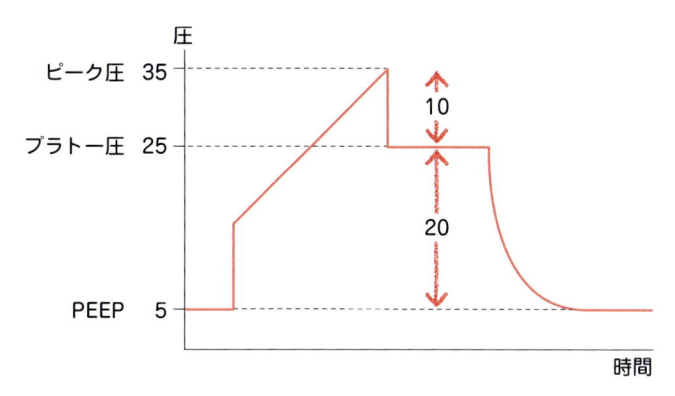

図2 ● 鑑別のためのプラトー圧測定

プラトー圧≦30 cmH₂Oなら人工呼吸器関連肺傷害のリスクはそれほど高くないという意味であって，プラトー圧が15 cmH₂Oから25 cmH₂Oに上がったのに何も考えなくてもよいという意味ではありません．では，原因を考えてみましょう．

2 気道抵抗とコンプライアンスは？

ピーク圧が上昇しているというだけでは，気道の問題なのか肺胞の問題なのかわかりませんが，ここではプラトー圧も上昇していることがわかったので，肺胞の問題だと鑑別を絞ることができます．吸気流量60 L/分＝1 L/秒なので，実際に，気道抵抗とコンプライアンスを計算してみると，

気道抵抗＝10÷1＝10 cmH₂O/L/秒
コンプライアンス＝400÷20＝20 mL/cmH₂O

となります（図2）．気道抵抗は先ほどと変わらないのに対して，コンプライアンスはかなり下がっているのがわかりますね．

「プラトー圧上昇＝コンプライアンス低下」を起こしていることから，肺炎，肺水腫，気胸などが鑑別として挙がります．一生懸命気管吸引を繰り返したり，ネブライザー治療をしている場合ではなさそうですね．原因を見つけるために，もちろん**胸部の診察（視診，打診，聴診）**を先に行いますが，最終的には**胸部X線**が必要です．

Step 4 急に両側の肺が白くなった！設定の調節は？ 難易度 ★★★

症例つづき　胸部X線では両側肺にびまん性の浸潤影がみられた．人工呼吸器設定はどのように変更すべきか？

酸素化が悪化して，コンプライアンスが低下しているので肺が悪いことは想定していましたが，案の定，胸部X線の所見は悪くなっています．急に両側の肺が白くなって，低酸素血症になって，でも原因が心不全じゃない症候群がありましたね．そうです，**ARDS**です．この症例では，心エコーを行ったところ心機能は正常でした．誤嚥性肺炎からARDSを起こしたと考えられます．大酒家はARDSを発症するリスクが高いことが知られています．

　診断がついたところで，次に人工呼吸器設定を考えます．ARDSのように固い肺で注意することは何だったでしょうか？

> 固い肺→高い圧が必要

なので，人工呼吸器関連肺傷害のリスクを低く抑えるために，1回換気量とプラトー圧を制限するのでしたね．**肺保護戦略**とも呼ぶのでした（第11章 5 参照）．設定を順に見てみましょう．

1 換気に関する設定

　ARDSでの1回換気量設定はどのようにするか覚えていますか？ **6 mL/kg**でしたね．1回換気量を制限することでプラトー圧も同時に制限するわけです．この患者さんは理想体重が50 kgなので，1回換気量を300 mLに設定します．

　1回換気量を下げるだけでは分時換気量が低下して，$PaCO_2$が上がってしまいます．そこで，呼吸回数を30回/分にまで上げます．ARDSでは高い呼吸回数が必要になることが多く，最大**35回/分**まで上げることもあります．

2 酸素化に関する設定

　F_IO_2が100％でも酸素化が保てないので，**PEEP**を上げます．まずは10 cmH_2Oに設定することにしました．最適なPEEPの決め方はまだ確立されていないのですが，比較的簡便なものにARDSネットワークによる方法があります．必要なF_IO_2が高ければそれに応じてPEEPも上げるという方法です．この場合だと，PEEPを10 cmH_2Oにした後のSpO_2や血液ガスを見て，酸素化の目標（SpO_2 88〜95％，PaO_2 55〜80 mmHg）に達するのに必要なF_IO_2が60％を超えるようであれば，さらにPEEPを上げます〔第11章図8（p.285）参照〕．

3 その他の設定

　患者—人工呼吸器の同調性に問題はなさそうなので，設定は変更しなくてもよさそうです．

4 血液ガス測定の前に

　VCVでは確実に1回換気量を制限することができますが，圧が保証されません．そこで，

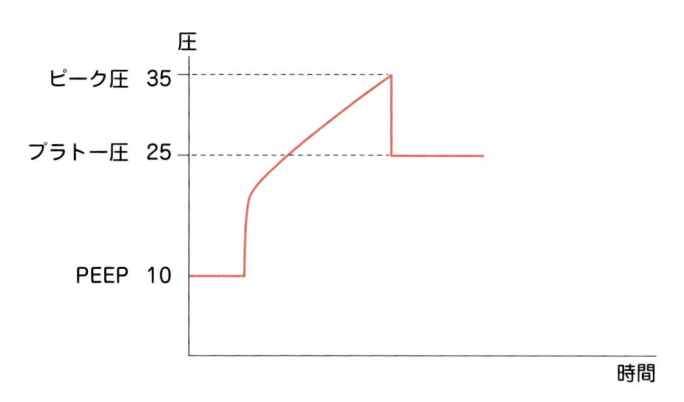

図3 ● 肺保護戦略の設定でのピーク圧とプラトー圧

　肺傷害リスクの指標であるプラトー圧を測定します．

　新たな設定で測定したところ，ピーク圧35 cmH$_2$O，プラトー圧25 cmH$_2$Oという結果になりました（図3）．プラトー圧≦30 cmH$_2$Oになっているので，ひとまずこの設定でよさそうです．

〈設定調節の例〉
- A/C　VCV
- 1回換気量　400 mL→300 mL
- 呼吸回数　20回/分→30回/分
- F$_I$O$_2$ 100 %
- PEEP 5 cmH$_2$O→10 cmH$_2$O
- 吸気流量　60 L/分
- トリガー感度　2 cmH$_2$O

Step 5　血液ガスの結果が出た！設定の調節は？　難易度 ★★★

症例つづき　新たな設定でSpO$_2$は100 %を表示しており，血液ガスは

pH 7.3, PaCO$_2$ 50 mmHg, PaO$_2$ 120 mmHg, HCO$_3^-$ 24 mEq/L

という結果であった．本人の呼吸回数は35回/分である．どのように人工呼吸器設定を調節すべきか？

　無事に設定し終わったところで，血液ガスを採取しました．設定の調節が必要か考えてみましょう．

1 換気に関する設定

　PaCO$_2$が50 mmHgに上昇しています．このPaCO$_2$を下げようとすると，呼吸回数か1

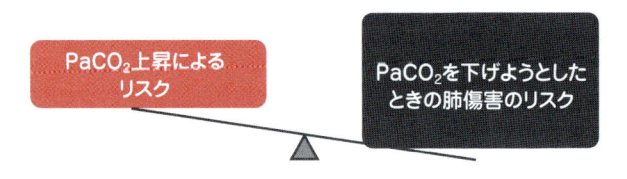

図4 ● Permissive hypercapniaの考え方

回換気量を増やさなければなりません．呼吸回数の設定は30回/分ですが，本人の呼吸回数が35回/分なので，設定を35回/分よりも高くしなければ分時換気量は増えません．呼吸回数を高くするとそれだけ1回あたりの呼吸時間が短くなりますので，これ以上高くするのは難しそうです．それでは1回換気量はどうでしょうか？ 確かに1回換気量を増やせば，分時換気量は増えるのですが，せっかく肺保護のために6 mL/kgにしたのを増やしてしまうとまた肺傷害のリスクが高くなってしまいます．

このような場合の考えかたに，**高二酸化炭素許容人工換気法（permissive hypercapnia）**があります．「pHが保たれている限り，$PaCO_2$が高くなっていても許容する」という考えかたです．pHは7.15以上を目安にします．pHが保たれている限り，$PaCO_2$の上昇は生体にそれほど大きな影響を及ぼさないのに対して，$PaCO_2$を下げようとがんばって1回換気量を増やしてしまうと肺傷害のリスクが高くなってしまうので，両者を天秤にとって$PaCO_2$上昇を許容するのです（図4）．この症例のような場合は，無理に$PaCO_2$を下げようとせず患者さんの回復を待ちます．

2 酸素化に関する設定

PEEPを上げた成果があって，PaO_2は120 mmHgにまで上昇しています．ここで安心してそのままにしてはいけません．人工呼吸管理では血液ガスを正常か正常よりよい数値にすることが目標なのではなく，**生命の維持に十分なガス交換を保てばよい**のです．PaO_2を高く保つのに必要な高いF_IO_2やPEEPは決して無害ではありませんので，なるべく早く下げるようにします．まずF_IO_2を下げ始めることにしました．F_IO_2を70％にしたところで，SpO_2が92〜95％となりました．

ARDSネットワークによるF_IO_2/PEEPの表から，PEEP設定はこのままでもよいですし，12〜14 cmH_2Oに上げることも可能です〔第11章図8（p.285）〕．

〈設定調節の例〉
- A/C VCV
- 1回換気量　300 mL
- 呼吸回数　30回/分
- F_IO_2　100％→70％
- PEEP 10 cmH_2O
- 吸気流量　60 L/分
- トリガー感度　2 cmH_2O

Step 6　気道内圧上昇と1回換気量低下！原因は？

難易度 ★☆☆

症例つづき

痰が多く頻回に気管吸引を要することが指摘されていた．気道内圧上限アラームを40 cmH₂Oに設定していたが，気道内圧上限アラームが鳴り始め，1回換気量が低下した．気管吸引で粘稠痰が引けたが，気道内圧上限アラームはまだ鳴っている．考えられる原因とその対処法は？

また，1回換気量を300 mLに設定しているのに，人工呼吸器モニターでは250 mLと表示されていることに気がついた．1回換気量が低下する原因は？

1　気道内圧上昇の原因は？

　気道内圧上限アラームが鳴っています．気道内圧上昇は，圧を設定しないVCVで主に起こるトラブルなのでした（第8章 3 参照）．人工呼吸器による圧が上昇する原因として，大きく**気道の問題**と**肺胞の問題**に分けられるのでしたね．気道には患者さん自身の気道だけでなく，人工呼吸器回路や気管チューブも含みますので，まずは目に見えるところから確認してみます．回路や気管チューブの見えるところに明らかな閉塞はありません．気管吸引をしてもアラームは解決しませんでしたので原因は患者さんの中で起こっていると考えられます．ここでも**気道の問題**と**肺胞の問題**を区別して鑑別を考えます．気道の問題すなわち**気道抵抗が上昇する原因**としては，気道分泌物や気管支攣縮が考えられます．一方で，肺胞の問題すなわち**コンプライアンスが低下する原因**としては，肺炎，肺水腫，ARDS，気胸などがありました．

2　1回換気量低下の原因は？

　気道内圧が上昇するだけでなく，1回換気量も低下しています．VCVでは1回換気量は保証されているはずなのになぜでしょうか？VCVでも1回換気量が低下する理由が2つあったのを覚えていますか？1つはリークがあって呼気の1回換気量（V_{TE}）が低下する場合でした．もう1つが，この症例のように**気道内圧上限アラームによって気道内圧が制限される場合**でしたね（第8章 4 参照）．安全のため，人工呼吸器はアラーム設定の圧より高い圧をかけないので，結果的に1回換気量は設定よりも低くなります．ですから，この場合の**問題は気道内圧上昇であり，1回換気量ではない**ことがわかります．

症例つづき

気道内圧上限アラームの設定を一時的に上げたところ，ピーク圧は45 cmH₂Oを表示している．プラトー圧は25 cmH₂Oである．1回換気量は300 mLに戻っている．気道内圧上昇の原因検索と治療のために何を行うか？

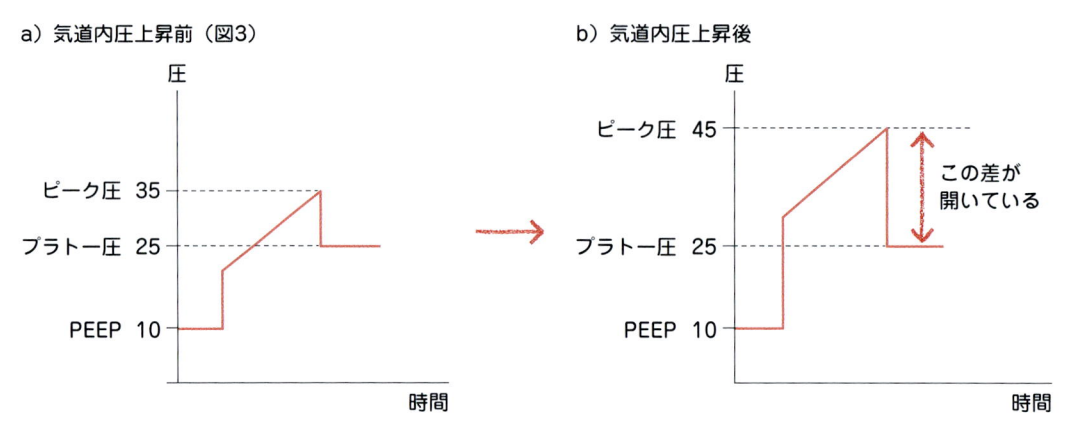

a）気道内圧上昇前（図3）　　　　　　　　　　b）気道内圧上昇後

ピーク圧　35
プラトー圧　25
PEEP　10

ピーク圧　45
プラトー圧　25
PEEP　10
この差が開いている

図5 ● VCVで気道抵抗が上昇したときのグラフィック変化

　人工呼吸器ではアラームで設定した圧以上に気道内圧が上がらないようになっています．40 cmH$_2$Oと設定すると40 cmH$_2$O以上には上がらないのです．ここでは肺のメカニクスを知るために，一時的にアラーム設定を上げて気道内圧上限アラームが鳴らないようにしたところ，ピーク圧は45 cmH$_2$Oに上昇していることがわかりました．

　気道抵抗上昇とコンプライアンス低下を区別するためにはプラトー圧が役立つのでしたね．ここでは25 cmH$_2$Oになっています（図5）．Step 4 の図3とは少しパターンが変わってピーク圧とプラトー圧の差が開いていますね．より客観的にしらべるために，気道内圧とコンプライアンスを数値化してみます．

　吸気流量60 L/分＝1 L/秒なので，

　　気道抵抗＝20÷1＝20 cmH$_2$O/L/秒
　　コンプライアンス＝300÷15＝20 mL/cmH$_2$O

になります．Step 4 と比べてコンプライアンスは変化していないのに対して，気道抵抗が上昇しているのがわかります．そこで，気管支拡張薬をネブライザーで投与しましたが，気道内圧に変化はありません．気道分泌物を疑い気管支鏡を行ったところ，気管・気管支に大量の粘稠な分泌物が見つかりました．分泌物を除去した後の人工呼吸器のモニターでは，ピーク圧が30 cmH$_2$O台半ばに下がっていました．

Step 7　同じ症例にPCVで設定すると？　　難易度 ★★☆

　さて，同じ患者さんの人工呼吸器をPCVで設定してみましょう．VCVでは初期設定後の血液ガスの結果から調節して，

- 1回換気量　400 mL
- 呼吸回数　20回/分
- F_IO_2　80 %
- PEEP 5 cmH_2O
- 吸気流量　60 L/分
- トリガー感度　2 cmH_2O

という設定になったのでした（Step 2 参照）．

PCVでは1回換気量の代わりに**吸気圧**，吸気流量の代わりに**吸気時間**を設定します．酸素化に関する設定のF_IO_2とPEEPはVCVと共通です．

まず，1回換気量を400 mL（理想体重50 kg，8 mL/kg）にするように，吸気圧を設定します．吸気圧を10 cmH_2Oにしたところで，1回換気量はおよそ400 mLになりました．次に，吸気流量に基づいて**吸気時間**を設定してみます．吸気流量＝0になるのがだいたい1.0秒くらいのところなので，吸気時間を1.0秒に設定しました．このときの圧波形，流量波形，換気量波形は図6aのようになります．

コンプライアンスを計算すると

$$コンプライアンス = 400\ mL \div 10\ cmH_2O = 40\ mL/cmH_2O$$

となります．

《PCVでの設定》
- 吸気圧　10 cmH_2O
- 呼吸回数　20回/分
- F_IO_2　80 %
- PEEP 5 cmH_2O
- 吸気時間　1.0秒
- トリガー感度　2 cmH_2O

1 PCVでコンプライアンスが低下すると？

この患者さんはARDSを発症して，コンプライアンスが低下した固い肺になるのでしたね．すでに何が起こるのかわかっているとネタバレで面白くないので，ここでは逆に考えてみましょう．前述の設定でコンプライアンスが低下すると，人工呼吸器モニターではどのような変化が起こるでしょうか？

コンプライアンスが低下するとVCVでは気道内圧が上昇しましたが，PCVでも同じく気道内圧が変化するでしょうか？PCVでは圧を設定するので，気道内圧は変化しませんね．その代わり，肺が固くなると同じ圧で肺胞を膨らましても，なかなか膨らみにくくなるので，**1回換気量が低下**します．流量波形では，息を吸いおわるまでの時間も，吐きおわるまでの時間も短くなります（図6b）．

1回換気量が200 mLに低下していたとすると，

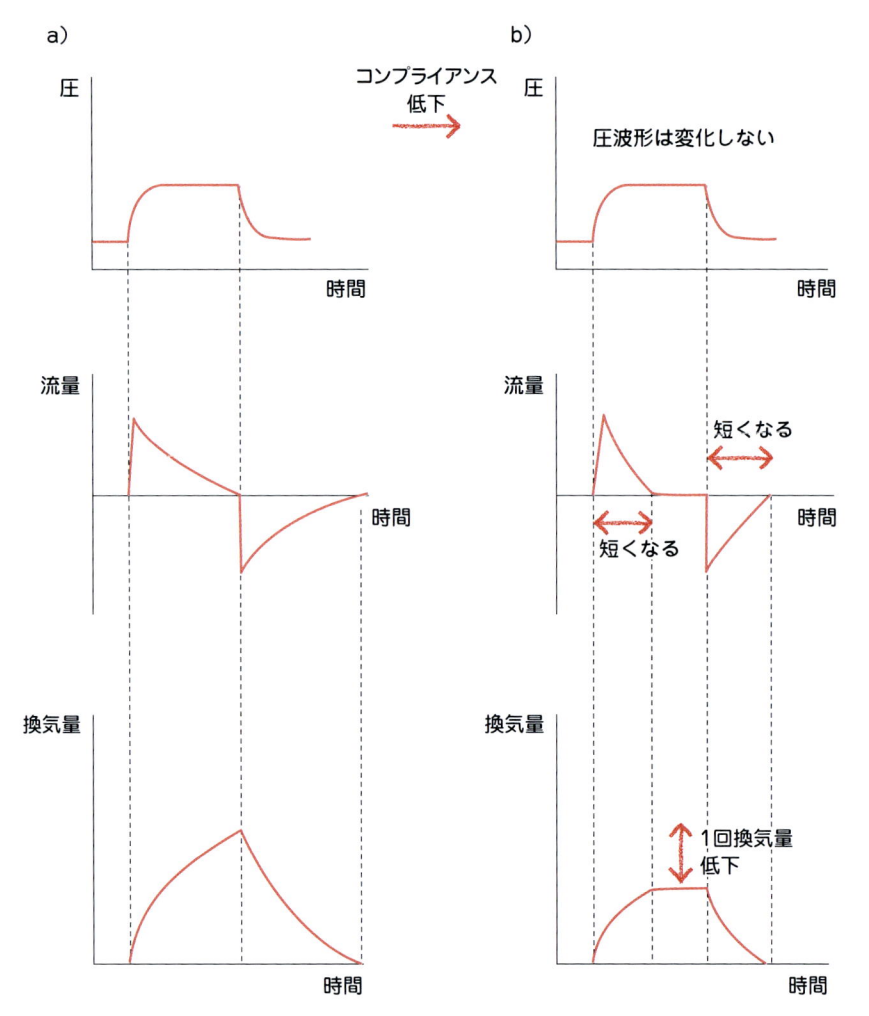

図6 ● PCVでコンプライアンスが低下したときの波形変化

$$\text{コンプライアンス} = 200 \text{ mL} \div 10 \text{ cmH}_2\text{O}$$
$$= 20 \text{ mL/cmH}_2\text{O}$$

と計算できます（第6章 18）．

2 ARDSでの設定は？

　コンプライアンスが低下したことで，1回換気量は200 mLにまで低下しています．ARDSでは1回換気量を6 mL/kgに設定するのでしたね．この患者さんでは300 mLです．そこで，**吸気圧**を上げなければなりません．15 cmH$_2$Oに上げたところで1回換気量は6 mL/kgの300 mLになりました．

　1回換気量を元の400 mLから減らしたので，分時換気量を保つために**呼吸回数**を30回/分

に上げることにします．1回の呼吸につき2秒ですね．吸気時間設定を1秒のままにすると，呼気時間は1秒になります．ただし，**PCVでコンプライアンスが低下すると，吸気流量が0に戻る時間が短縮します**．ですから，吸気時間は元の設定よりも短くすることができます．ここでは0.7秒に設定しました．

酸素化に関する設定はVCVのときと同じように考えます．

《PCVでの設定の例》
- 吸気圧　10 cmH$_2$O → 15 cmH$_2$O
- 呼吸回数　20回/分 → 30回/分
- F$_I$O$_2$ 80% → 100%
- PEEP 5 cmH$_2$O → 10 cmH$_2$O
- 吸気時間　1.0秒 → 0.7秒
- トリガー感度　2 cmH$_2$O

3 PCVで気道抵抗が上昇すると？

この患者さんでは気道分泌物のために気道抵抗が上昇しました．ここでも何が起こるのかはわかっているので，逆にPCVを使っているときに気道抵抗が上昇したとしたら，どのような変化が起こるか考えてみることにしましょう．

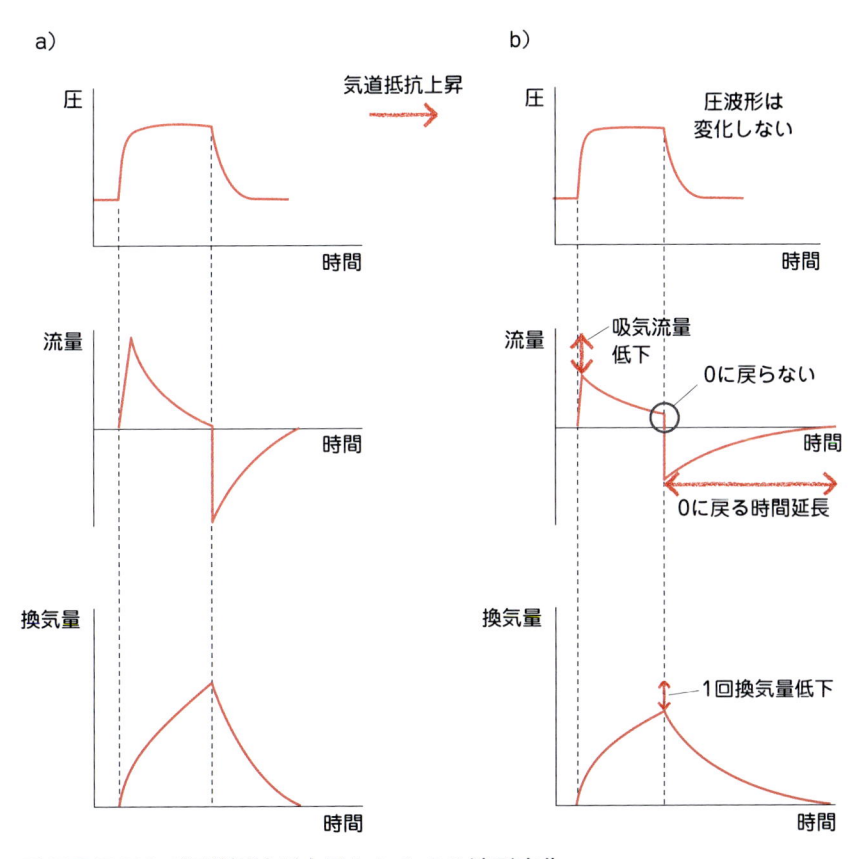

図7● PCVで気道抵抗が上昇したときの波形変化

コンプライアンスが変化したときと同様，**PCVでは気道抵抗が上昇しても圧波形は変わりません**．そのかわりに流量や1回換気量に変化が現れるのでした．

　気道抵抗が上昇すると，同じ吸気圧をかけたときの吸気流量は低下します．したがって，肺に空気が入るのにかかる時間が長くなり，同じ吸気時間の設定では最後まで空気が入りきらないうちに吸気が終わることになります（図7）．そのため，**吸気流量は先ほどよりも低下し，最後に0にならず，1回換気量も低下します**．呼気にも時間がかかるようになるので，**呼気の流量が0に戻るまでの時間も延長します**．なお，**PCVでは気道抵抗を計算できない**のでした（第6章 ⑲）．

　気道抵抗が上昇していることに気がついたら，そのあとの対処はVCVの場合と同じです．人工呼吸器回路，気管チューブ，患者の気道のうち原因となる箇所を探します．

Case Study 5

気管支喘息重積発作で救急搬送された女性

Step 1　治療に反応しない！気管挿管・人工呼吸の適応は？　難易度 ★☆☆

症例　気管支喘息の既往のある20歳女性（身長168 cm，体重70 kg）が，気管支喘息重積発作のため救急車で救急室に搬送された．血圧100/60 mmHg，心拍数110回/分，呼吸回数32回/分，体温37.6℃，SpO_2 96％（マスク酸素5 L/分にて）．努力呼吸が著明で，呼吸苦のために会話はできない．胸部聴診では両側肺野で呼吸音が低下しており喘鳴は聞こえない．ネブライザー投与を繰り返し行っても身体所見は変わらず，この時点での血液ガスは

pH 7.34, $PaCO_2$ 46 mmHg, PaO_2 93 mmHg, HCO_3^- 25 mEq/L

という結果であった．

1　気管挿管の適応は？

　この患者さんに気管挿管は必要でしょうか？　意識は保たれていますし上気道閉塞でもないので，必ずしも気管挿管をしなくてもよさそうですが，呼吸仕事量が増大しているため何らかの人工呼吸が必要です．気管挿管をしないとすると，**NPPV**を開始することになりますが，COPD急性増悪と異なり気管支喘息に対するNPPVのエビデンスは確立していません．経験の多い施設ではNPPVを試すことは可能ですが，呼吸状態の改善がみられなければすぐに**気管挿管＋人工呼吸**に切り替えます．

2　人工呼吸の適応は？

　「SpO_2はいいし，血液ガスもそんなに悪く見えないけど」と考えるかもしれませんが，こ

の症例のような重症の気管支喘息発作では，気道狭窄により呼吸仕事量が増大しています．COPDと異なり気管支喘息の患者さんでは，$PaCO_2$が普段から上昇していることはありません．気管支喘息発作で頻呼吸になっていて，本来であれば$PaCO_2$が下がっている状況でこのように呼吸性アシドーシスになっているのは，呼吸筋疲労があることを意味します．呼吸停止に至る危険性もあると考えて緊密にモニターし，状態が悪化するようなら即座に人工呼吸を導入します．

気管支喘息やCOPDのような閉塞性肺疾患では，酸素化は比較的保たれますので，**SpO_2がいいからといって重症ではないと判断しない**ようにしてください．

> **症例つづき**
>
> 呼吸状態が悪化したため救急室で気管挿管され人工呼吸が開始された．その後でこの患者を引き継いだが，診察時，血圧76/52 mmHg，心拍数146回/分，呼吸回数25回/分で，人工呼吸器の気道内圧上限アラームが鳴っている．気管挿管後の胸部X線において，気管チューブの位置は適切である．肺の過膨張があるが，肺浸潤影や気胸はない．挿管後の血液ガスは
>
> pH 7.2, $PaCO_2$ 54 mmHg, PaO_2 150 mmHg, HCO_3^- 21 mEq/L
>
> であった．現在の人工呼吸器設定はVCV，1回換気量700 mL，呼吸回数25回/分，F_IO_2 100%，PEEP 5 cmH_2O，吸気流量 30 L/分（矩形波）である．気道内圧上限アラームと血圧低下の原因は？人工呼吸器設定をどのように調節すべきか？

今回はすでに初期設定が終わってから引き継ぐことになりました．いきなり気道内圧上限アラームが鳴っていて，血圧の低下もあります．よくなさそうな印象です．気管挿管直後には鎮静薬の影響などで血圧が低下することがありますが，今回はそれだけではなさそうです．少し急いで対応してみます．

3 気道内圧上限アラームの原因は？

気道内圧が上昇する原因を見ていきましょう（第8章 ③ 参照）．まず，目に見える部分で，人工呼吸器の回路や気管チューブに問題はないでしょうか？咳嗽による一時的な気道内圧上昇ではなくて，持続的に上がっています．次に，グラフィックを見たところ，流量波形は図1aのようになっていました．この患者さんのように閉塞性肺疾患がある場合には，特に呼気に注意して見るのでした．流量波形の下向きの部分です．そうすると，**呼気の流量波形が0に戻っていない**ことがわかります．

> 呼気流量が0にならない＝圧較差が残っている
> 　　　　　　　　　　＝オートPEEPがある

a) 最初の設定

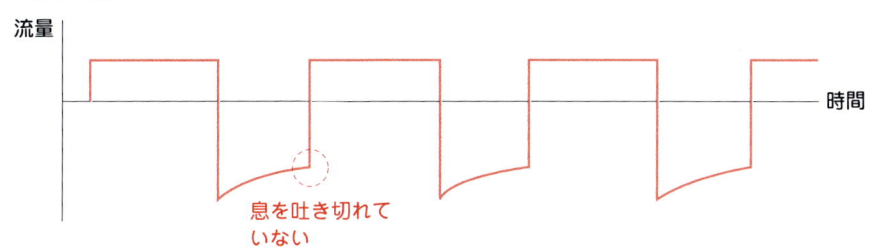

息を吐き切れていない

b) 1回換気量↓

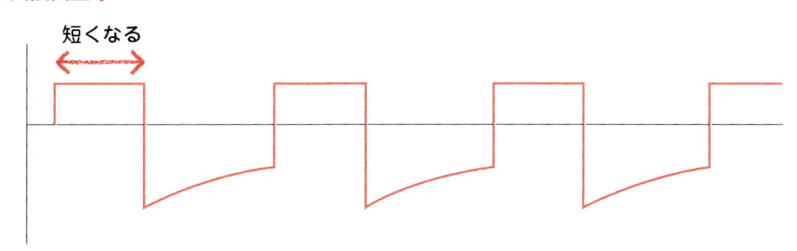

短くなる

c) 呼吸回数↓

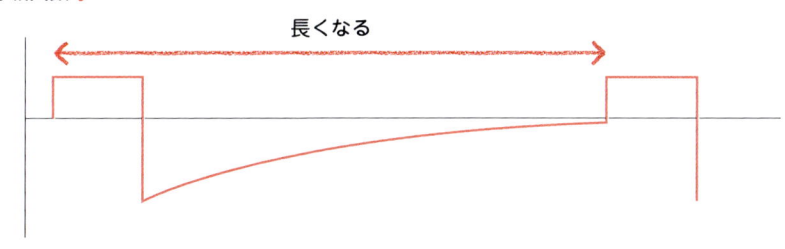

長くなる

d) 吸気流量↑

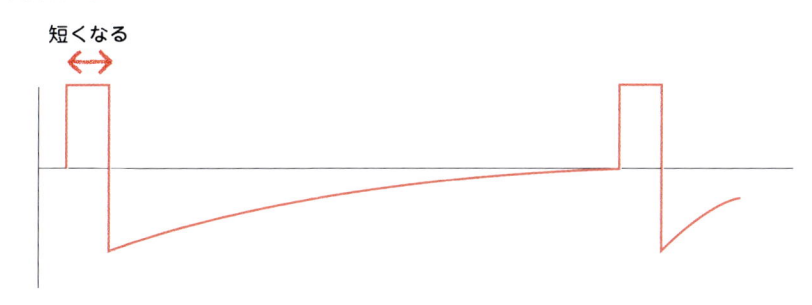

短くなる

図1● 人工呼吸器設定に応じた流量波形の変化

ですから，オートPEEPがあって肺が過膨張していることがわかります．肺がパンパンに膨らむまで圧をかけているので，気道内圧が上昇しているのです．

オートPEEPが存在していることがわかればそれで十分なのですが，確認のために実際に圧を計ってみることにします．肺胞内圧を計るにはいったん空気の流れを止めればよいのでしたね．ここでは，呼気終末に空気の流れを止める**呼気ポーズ**という操作をして肺胞

図2 ● オートPEEPの測定

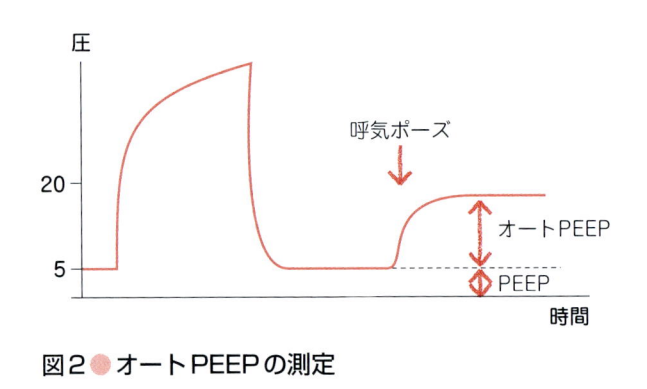

内圧を測定したところ，20 cmH$_2$Oという値が出てきました（図2）．人工呼吸器回路の圧（PEEP）よりも15 cmH$_2$Oだけ高い圧が肺胞にかかっているわけです．**この差がオートPEEPです．**

4 血圧低下の原因は？

血圧低下もオートPEEPで説明できます．**オートPEEPによって胸腔内圧が上昇しているために，右心への静脈還流が減り血圧が低下している**のです．重度の場合には心停止に至ることもあります．早急に人工呼吸器設定を適切に変更しなければなりません．血圧が著しく低下しているときや，心停止に至った場合には，1分ほど気管チューブを人工呼吸器から外して肺の空気が出て行くのを待つこともあります．

5 設定調節は？

1）換気に関する設定

閉塞性肺疾患の人工呼吸では，特に換気に関する設定が重要です．第11章 6 で見たように，**閉塞性肺疾患ではPaCO$_2$を下げることよりも，息を吐き切れることに重点を置いて設定します．**原疾患が改善すれば自然にPaCO$_2$は下がるので，人工呼吸器で無理に吐き出させようとする必要はありません．初期設定では，1回換気量700 mL，呼吸回数25回/分とかなり換気量を多めにした設定になっています．最初のPaCO$_2$が少し高めだったので，PaCO$_2$を下げるように意識して設定したのかもしれませんが，息を吐き切れないような無理な設定はかえって危険です．

仕切り直して人工呼吸器設定を考えてみます．まずは体重です．体重は体重でも人工呼吸器設定で必要なのは理想体重でした．女性で身長168 cmだと

$$理想体重 = 45 + 0.91 \times (168 - 152.4) \fallingdotseq 60 \text{ kg}$$

になります．実体重の70 kgを使って設定すると1回換気量は大きめになって，人工呼吸

器関連肺傷害のリスクが高くなってしまいます．

① 1回換気量

閉塞性肺疾患では6〜8 mL/kgに設定します．この患者さんの理想体重は60 kgなので，360〜480 mLです．480 mLに設定してみます（図1b）．

② 呼吸回数

閉塞性肺疾患で一番大切な設定であるといっても過言ではありません．息を吐き切れるように呼気時間を長くとる必要があるので，呼吸回数を少なくして1回ずつの呼吸時間を長くとるようにします．目安は8〜12回/分です．先ほどは25回/分の設定だったので，1回あたりの呼吸時間は2.4秒でしたが，12回/分にすると5秒，8回/分では7.5秒にまで延長します．ここでは10回/分（1回あたり6秒）に設定してみます（図1c）．

2）酸素化に関する設定

肺炎や肺塞栓などの合併がなければ，閉塞性肺疾患だけで重度の低酸素血症をきたすことは稀なので，酸素化に関する設定に苦慮することはあまりありません．F_IO_2は低めから開始することも可能ですが，先ほど血圧低下を起こしていたこともあり，ここでは大事をとって100％のままにします．SpO_2がよければドンドン下げていって構いません．この症例では，設定を変更してオートPEEPを解除した後は酸素化もよく，F_IO_2は50％まで下げることができました．PEEPは5 cmH$_2$Oのままにします．

3）その他の設定

息を吐き切らせるために重要なのは呼吸回数と1回換気量の設定です（**1**）参照）．しかし，VCVでは呼気時間を確保するために調節可能な設定がもう1つあります．それは**吸気流量**です．1回換気量が同じであれば，吸気流量を増やすことで吸気時間が短くなり，結果的に呼気時間は長くなります．呼吸回数や1回換気量の設定に比べると呼気時間への影響は少ないものの，**重症例では有用です**．閉塞性肺疾患では呼吸苦から吸気努力が増大していることが多いので，吸気流量を大きくした方が同調性もよくなります．初期設定では30 L/分という低めの設定になっていたので，60 L/分に上げてみました（図1d）．なお，PCVでは吸気時間を直接設定できるので，短め（0.5〜1.0秒）にします．この場合，吸気流量＝0になる前に吸気が終わることになります（第5章 **5** 参照）．

6 血液ガス測定の前に

1）息を吐き切れているか？

一通り設定が終わりました．血液ガスを調べる前にこの設定でよさそうか人工呼吸器のグラフィックを見てみます．一番大事なのは**息を吐き切れていて，オートPEEPが存在しないこと**でした．設定変更後の流量波形では，呼気終末に流量が0に戻っています．呼気ポーズを測定してもオートPEEPは検出されませんでした．呼気に関してはひとまずこれで

よさそうです．

2）ピーク圧，プラトー圧は？

吸気を見てみるとピーク圧が38 cmH$_2$Oにまで上昇しています．かなり高いですね．同僚は「圧傷害を起こしそうだけど，本当にこの設定でいいの？」とあなたの設定を懐疑的な目で見ています．どう答えればよいでしょうか？

みなさんが大好きな（ですよね？）肺メカニクスを見てみましょう．圧傷害のリスクを考えるときに指標になる圧はピーク圧ではなくて，プラトー圧でした．吸気ポーズを行ってプラトー圧を測定したところ，13 cmH$_2$Oでした（図3）．ピーク圧が高くて，ピーク圧とプラトー圧の差が開いているので，気道抵抗が上昇しているパターンです（第6章 16 参照）．気管支喘息の病歴とも合致します．気道内圧が高いのは気道抵抗が上昇しているためで（気道に空気を通す圧が高い），肺胞内圧はそれほど高くなっていませんので，肺傷害のリスクは高くなりません．

気道抵抗とコンプライアンスを計算してみましょう．気道に空気を通す圧が25 cmH$_2$Oで，吸気流量が60 L/分＝1 L/秒なので

気道抵抗＝25÷1＝25 cmH$_2$O/L/秒

になります．正常値6〜12 cmH$_2$O/L/秒に比べると，かなり上昇しているのがわかります．

肺胞に空気を入れる圧は8 cmH$_2$Oなので，

コンプライアンス＝480÷8＝60 mL/cmH$_2$O

となります．

「気道内圧が高い＝肺傷害のリスクが高い」と考えるのではなく，大事なのはあくまでも肺胞内圧です．**ピーク圧が高くなっていても，プラトー圧が上昇していなければ肺傷害のリスクは高くない**ことを同僚に説明します．

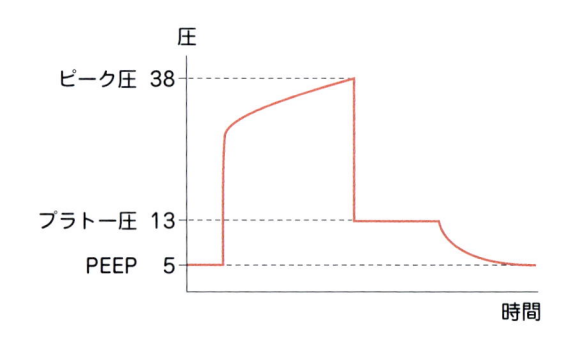

図3 ● 気道抵抗が上昇したときの圧波形

＜設定調節の例＞
- A/C　VCV
- 1回換気量　480 mL
- 呼吸回数　10回/分
- F_IO_2　50％
- PEEP　5 cmH$_2$O
- 吸気流量　60 L/分
- トリガー感度　2 L/分

Step 2　血液ガスの結果が出た！ 設定の調節は？　難易度 ★☆☆

症例　設定30分後に測った血液ガスでは

pH 7.31, PaCO$_2$ 52 mmHg, PaO$_2$ 100 mmHg, HCO$_3^-$ 26 mEq/L

という結果であった．人工呼吸器設定をどのように調節すべきか．

お待ちかねの血液ガスが出ました．この結果を元に人工呼吸器設定をどのように調節すべきでしょうか？

1　換気に関する設定

PaCO$_2$ が52 mmHgと高値になっているのがわかります．そのためpHは低下しています．換気量を増やしてPaCO$_2$ を下げるべきでしょうか？ 分時換気量を増やすためには，呼

Side Note　プラトー圧アラーム？

　肺傷害のリスクの指標となるのはピーク圧ではなくて，プラトー圧なのでした．それでは，プラトー圧が高くなればアラームが鳴るように人工呼吸器を設定できるでしょうか？

　残念ながらプラトー圧を常にモニターしてくれるような人工呼吸器は現時点では存在しないので，みなさんが患者さんの呼吸状態を評価するときにその都度測定しなければなりません．測定したプラトー圧を記録しておけば，経時的変化を見るのに役立ちます．また，プラトー圧を測定すれば同時に人工呼吸器がコンプライアンスを計算しますので，それも記録しておけば何か変化があったときの評価に役立ちます．

　閉塞性疾患では気道抵抗が上昇しているため，ピーク圧は必ず高くなります．ピーク圧についてはアラームを設定できますので，こちらの変化はよく観察するのですが，プラトー圧も見なければ肺の状態を把握することはできません．

吸回数か1回換気量を増やす必要があります．

　閉塞性肺疾患の人工呼吸器設定では，息を吐き切れることが最重要課題なのでした．そのために呼吸回数は低く設定しているのに，ここでまた呼吸回数を上げてしまうと，最初の設定と同じくオートPEEPが出現する危険性があります．1回換気量に関しても同様で，1回換気量を増やすとそれだけ息を吸うのにかかる時間が長くなり，吐くのにかかる時間が延びるので，オートPEEPをきたす可能性があります．呼気の流量波形を見て十分吐き切れているのなら，呼吸回数または1回換気量を少し上げることもできますが，そうでなければどちらも変更できません．したがって，「$PaCO_2$高値を許容する」ことになります．Case Study④にも出てきた**高二酸化炭素許容人工換気法（permissive hypercapnia）**の考えかたです．許容というと大目に見てやっているといった風ですが，実際にはこれ以上人工呼吸器設定で無理をするとかえって肺を悪くする可能性が高いので，やむをえず$PaCO_2$を高いままにしているわけです．一般にはpHが**7.15**を下回らなければ，生命に悪影響が出るわけではありません．

　「でも，このまま呼吸回数と1回換気量の設定を変えなければ，いつまでも$PaCO_2$が高いままなのでは？」と心配になるかもしれませんが，ご安心ください．閉塞性肺疾患において$PaCO_2$が上昇しているのは，必ずしも分時換気量が低いからではなく，むしろ**死腔換気**が増えているためです（第4章 **6** 参照）．内科的治療により閉塞が軽減すれば，死腔は減って自然に$PaCO_2$は下がってきます．また，気道抵抗が下がって息を吐き切れるようになれば，呼吸回数または1回換気量の設定を上げることも可能になります．

2 酸素化に関する設定

　肺炎など他の肺疾患を合併していない閉塞性肺疾患では通常酸素化は保たれます．この患者さんもF_IO_2 50％でPaO_2 100 mmHgあるので，F_IO_2をさらに下げて40％に変更します．

3 その他の設定

　吸気での同調性に問題がなければ，吸気流量はこのままにします．吸気が足りないサインがあれば，吸気流量の設定を上げます．

```
＜設定調節の例＞
● A/C  VCV                ● PEEP　5 cmH₂O
● 1回換気量　480 mL        ● 吸気流量　60 L/分
● 呼吸回数　10回/分        ● トリガー感度　2 L/分
● F_IO₂　50％→40％
```

Step 3 換気量を増やしたのにPaCO₂が下がらない！原因は？ 難易度 ★★☆

症例つづき
気管支喘息に対してステロイド静注と気管支拡張薬吸入を開始した．ピーク圧は31 cmH₂Oにまで低下している．プラトー圧は11 cmH₂Oである．血液ガスは

pH 7.34, PaCO₂ 48 mmHg, PaO₂ 80 mmHg, HCO₃⁻ 26 mEq/L

という結果であった．改善傾向にあることに安心して当直医にあとの治療を引き継いだ．
PaCO₂が高いことに気付いた当直医は，PaCO₂を正常値にすべく1回換気量を600 mL，呼吸回数を20回/分に変更した．しかし，血液ガスでPaCO₂にほとんど変化はなく，設定変更後に血圧が低下し始めた．原因は何か？

1 血圧低下の原因は？

　患者さんはおおむねよくなってきていたのですが，人工呼吸器設定が変更されたことで再び低血圧になっています．原因は何でしょうか？

　もうおわかりですね．呼吸回数と1回換気量を増やしたことで，また息を吐き切れなくなりオートPEEPをきたしたのです．胸腔内圧が上昇して静脈還流が減るので，血圧が低下します．

2 PaCO₂が下がらない原因は？

　循環に関してはそれで説明がつくとして，血液ガスでPaCO₂が下がらない理由は何でしょうか？ 分時換気量が増えればPaCO₂は下がるはずですが，本書をここまで読んだ方は，**肺に空気が出入りしさえすれば換気が行われるわけではない**ことがわかりますね．息を吐き切れていないのに無理に肺胞に空気を押し込んで過膨張の状態にすると，血流が閉ざされてしまいます．血流がなくなると，肺胞に出入りしている空気は無駄になりますね．これを死腔と呼ぶのでした．分時換気量をいくら増やしても，ガス交換に有効に使われなければPaCO₂は下がりません．そのために，PaCO₂が変化しなかったのです〔第11章図13参照（p.299）〕．

　どのように対処すべきでしょうか？ 閉塞性肺疾患では息を吐き切れることが最重要ですので，呼吸回数と1回換気量を下げます．呼気の流量波形で，流量が0に戻っていることを確認します．**ほとんどの気管支喘息症例では12時間以内に気道抵抗は著明に低下し，数日以内に人工呼吸器から離脱できます**ので，その間は焦って無理な人工呼吸器設定にせずに，肺傷害を起こさないことに重点を置きます．

Step 4 気道内圧が上昇！原因検索のためには？　難易度 ★☆☆

> **症例つづき**
> Step ❷ と同じ設定に戻したところ，血圧は上昇して血液ガスも元通りになった．一安心していたところで，気道内圧上限アラームが鳴り始めた．どのように原因を検索するか？

1 気道内圧上昇の原因は？

　VCVで人工呼吸をしているときには，多くのトラブルが「**気道内圧上昇**」という形で現れます．ですから，気道内圧が上昇したときに自信をもって対応できるようにしておきたいところです．気道内圧上昇のアルゴリズムに沿って考えます（第11章 ❸ 参照）．

　回路や気管チューブに見てわかる閉塞はありませんでした．気管吸引をすると，チューブはスムーズに通り，分泌物は引けませんでした．患者さんは咳嗽をしていません．グラフィックの見方に自信をつけたので，患者-人工呼吸器非同調がないかじっくり見てみましたが，特に問題はないようです．

2 肺メカニクスからわかることは？

　ここまで原因が見つからなければ，次に肺メカニクスを測定してみます．ピーク圧46 cmH$_2$O，プラトー圧21 cmH$_2$Oで，測定したときの圧波形は図4のようになりました．メカニクスを測定する前に，いったん気道内圧上限アラームを解除しないといけないのは覚えていますか？ 波形をパッと見たところ，ピーク圧とプラトー圧の差が開いているのは先ほどと変わりませんが，**プラトー圧も上昇**しているようにも見えます．客観的に評価するために，気道抵抗とコンプライアンスも見てみましょう．

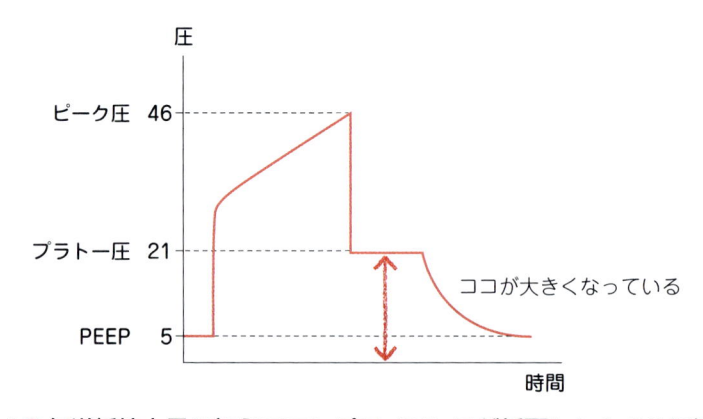

図4 ● 気道抵抗上昇に加えてコンプライアンスが低下したときの圧波形

1回換気量480 mL，吸気流量60 L/分（＝1 L/秒），PEEP 5 cmH$_2$O という設定なので，

気道抵抗＝25 ÷ 1 ＝ 25 cmH$_2$O/L/秒
コンプライアンス＝480 ÷ 16 ＝ 30 mL/cmH$_2$O

となります．先ほどと比べると**コンプライアンスが低下**しているのがわかります．原因としては何を考えますか？肺が固くなる状態ですから，肺炎，肺水腫，ARDS，気胸などがありますね．息を吐き切れていない状態では，オートPEEPもコンプライアンスを低下させますので，グラフィック（呼気の流量波形）を確認するのも大事です．ここでは，胸部の診察に加えて胸部X線を撮影したところ，**気胸**が見つかりました．

Step 5　今度は1回換気量が低下！原因は？　難易度 ★★☆

症例つづき
気胸の治療のために胸腔ドレーンを挿入した．胸部X線で胸腔ドレーンの位置は適切で，ドレーンは正常に機能している．手技の後に人工呼吸器で再確認したところ，ピーク圧とプラトー圧は元通りに戻っていた．ようやくこれで一安心と思ったところで，今度は1回換気量下限アラームが鳴り始めた．気道内圧の上昇はない．考えられる原因は？

1　1回換気量低下の原因は？

一難去ってまた一難という感じです．なぜかアラームが鳴り止んでくれません．今回は1回換気量が低下しています．VCVでは1回換気量を設定するはずなのに，なぜ低下するのでしょうか？人工呼吸器アラームが使っているのは，呼気で人工呼吸器に戻ってくる1回換気量です．V_{TE} と呼ぶのでした．一方，吸気の1回換気量は V_{TI} でしたね．

2　VCVで1回換気量が低下する原因は？

VCVで1回換気量が低下する原因には2つしかありません．1つは気道内圧上限アラームで圧が制限される場合，もう1つは**リーク**です．リークはどこで見つけられるのでしたか？**換気量波形**ですね．吸った息が戻ってこないので，呼気で0に戻らないのでした〔第6章図16（p.174）参照〕．この症例でも換気量波形からリークがあることがわかりました．リークしている箇所を探さなければなりません．人工呼吸器回路から順にたどっていきます．吸気・呼気の回路とも接続の外れや漏れはありませんでした．

次に，気管チューブを確認します．気管チューブのカフ圧が低いと，チューブの周りからリークが起こります．同じ理由で，小児の患者にカフなしの気管チューブを使うときには，常にいくらかのリークがあります．気管チューブが抜けかけているときにもリークが発

生しますが，これは急いで対処しなければいけない状態です．この症例では，気管チューブに関連したリークはありませんでした．

　最後に患者さんを見ます．**患者さんからリークする原因は1つしかありません．気胸**に対して胸腔ドレーンが入っている場合です．人工呼吸器から送られた空気が，肺を通って胸腔に出て，そこから胸腔ドレーンへと流れていくために，人工呼吸器へは戻ってきません．なお，胸水に対してドレーンが入っている場合には，肺と胸腔が交通していないのでリークは起こりません．

Case Study 6

呼吸苦にて救急搬送となったCOPDの男性

COPDの既往のある72歳男性（身長163 cm，体重55 kg）が呼吸苦にて救急搬送となる．家族の話によると2日前から黄緑色の痰を伴う咳嗽が増えており，今朝からぼーっとしているとのこと．血圧130/70 mmHg，心拍数96回/分，呼吸回数28回/分，体温38℃，SpO₂ 92％（マスク6 L/分にて）．身体所見では呼吸補助筋の使用がみられ，胸部聴診では両側の喘鳴と呼気の延長が著明であった．呼びかけに応答するものの，見当識障害がある．血液ガスは

pH 7.2, $PaCO_2$ 80 mmHg, PaO_2 70 mmHg, HCO_3^- 31 mEq/L

という結果であった．行うべき治療は？

Step 1　COPD急性増悪による呼吸不全！換気補助の方法は？　難易度 ★☆☆

1 血液ガスからわかることは？

　　COPD急性増悪が疑われる症例です．著しい$PaCO_2$上昇がありますが，それだけに気をとられるのではなく，血液ガスから得られる他の情報も見てみましょう．HCO_3^-も上昇しているので，普段から$PaCO_2$が高め（慢性呼吸性アシドーシス）なのを代償していると考えられます．慢性の変化だけならpHは7.4に近くなるハズですが，ここではpHが低下しています．普段からの$PaCO_2$の上昇に加えて，さらに急性に$PaCO_2$が上昇する「acute on chronic」の変化が起こっていると考えられます．**COPD急性増悪**でよくみられる血液ガスのパターンです（第7章 **2** 参照）．

349

2 COPD急性増悪の人工呼吸

呼吸補助筋の使用があることから呼吸仕事量が増大していることがわかります．$PaCO_2$が上昇しているので，このまま酸素投与だけを続けても改善は見込めないですね．そこで，何らかの方法で換気を助ける必要があります．換気を助けるといえば人工呼吸器なのですが，この患者さんは気管挿管が必要でしょうか？ ぼーっとしてはいますが，まだ自分で気道を保護できそうなので，必ずしもすぐに気管挿管が必要な状況ではありませんね．そこで登場するのが **NPPV（non-invasive positive pressure ventilation）** です．NPPVのモードにはCPAPとBi-level PAPの2種類がありました．$PaCO_2$が上昇していて換気の手助けが必要なので，ここでは，**Bi-level PAP** を選択します（第10章 ❸ 参照）．COPD急性増悪はNPPVのよい適応なのでした．

初期設定について，COPD急性増悪ではEPAPは5 cmH_2O程度にします．オートPEEPによる息の吸いにくさを軽減するための設定でした．IPAPとEPAPの差がプレッシャーサポートに相当する圧で，呼吸回数や呼吸仕事量に応じてIPAPを調節します．ここではまずIPAPを10 cmH_2Oに設定しました（第10章 ❹ 参照）．

＜初期設定の例＞
- NPPV
- Bi-level PAP
- IPAP　10 cmH_2O
- EPAP　5 cmH_2O
- F_IO_2　40％

Step 2　NPPVでよくならない！ 次の治療は？　難易度 ★☆☆

症例つづき

NPPV開始後に意識レベルはさらに悪化し，痛み刺激により開眼する程度となっている．IPAPの設定を15 cmH_2Oまで上げても改善はなく，NPPV開始1時間後の血液ガスは

pH 7.13, $PaCO_2$ 100 mmHg, PaO_2 85 mmHg, HCO_3^- 33 mEq/L

という結果であった．行うべき治療は？

NPPVを開始した後にさらに呼吸性アシドーシスが悪化して，意識レベルも低下しています．NPPVによる治療がうまくいっていないようです．NPPVによる治療の成功を予測する因子に，患者さんの協力が得られることや，中等度の$PaCO_2$上昇（45〜90 mmHg），中等度のpH低下（7.1〜7.35）などがありますが，**最も確かな指標はNPPV治療開始後に呼吸状態が改善すること**です（第10章 ❻ 参照）．

NPPVが有効であれば，患者さんの呼吸はラクになるので，呼吸回数は減り，呼吸補助筋の使用は減ります．血液ガスでは呼吸性アシドーシスが改善します．逆に，この症例のように，**NPPV開始後に呼吸状態や意識状態が悪化する場合には，NPPVが無効と考えてすぐに気管挿管＋人工呼吸に切り替えます**．ここでダラダラと粘ると状態をさらに悪化させてしまいます．

Step 3　NPPVから気管挿管へ移行！初期設定は？　難易度 ★☆☆

> **症例つづき**　NPPV開始後に状態が悪化したため，気管挿管し人工呼吸を開始した．人工呼吸器設定は？

1 気管挿管の適応は？

NPPVで治療したのにもかかわらず悪化しているので，より確実に呼吸を手助けできる気管挿管が必要になります．意識レベルの低下も気管挿管の適応です．

2 人工呼吸の適応は？

COPD急性増悪により呼吸仕事量が増大しているので人工呼吸が必要になります．**気道抵抗が上昇**しているためにより大きな吸気努力を要するのに加えて，肺の過膨張のために**肺コンプライアンスが低下**することも呼吸仕事量増大の原因となります．肺が過膨張して**横隔膜が平坦化**することで呼吸筋力が低下するので，さらに呼吸にとって不利な状況になります．オートPEEPがあると息を吸いはじめるのに費やす呼吸仕事量が増大するのでした（図1）．

呼吸仕事量と呼吸筋力のバランスがとれていなければ，換気量が減り$PaCO_2$が上昇します．また，肺の過膨張により**死腔換気**が増えることも$PaCO_2$上昇の原因になります．

3 初期設定は？

1）モードの選択

呼吸仕事量を補助するために**A/C**で開始します．ここではVCVの設定を考えてみます．

2）換気に関する設定

閉塞性肺疾患の人工呼吸器設定に基づいて，1回換気量は6〜8 mL/kg，呼吸回数は8〜12回/分にします（第11章 6 参照）．

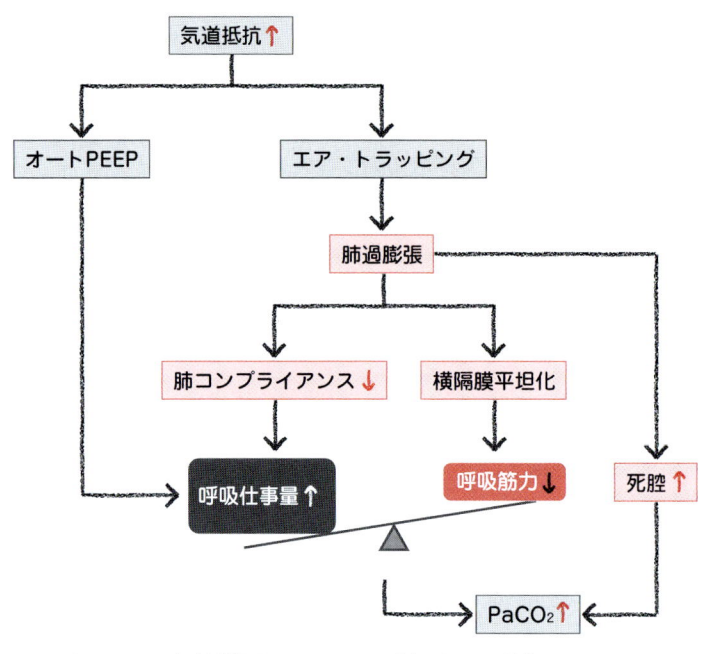

```
        気道抵抗 ↑
       ／      ＼
  オートPEEP   エア・トラッピング
                  ↓
               肺過膨張
              ／      ＼
    肺コンプライアンス↓   横隔膜平坦化
           ↓              ↓           ↓
       呼吸仕事量↑      呼吸筋力↓    死腔↑
                                    ↓
                              PaCO₂ ↑
```

図1● COPD急性増悪でPaCO₂が上昇する仕組み

$$理想体重 = 50 + 0.91 \times (163 - 152.4)$$
$$\fallingdotseq 60 \text{ kg}$$

なので，ここでは1回換気量を400 mL，呼吸回数を12回/分にしました．Case Study⑤でも見たように，閉塞性肺疾患では息を吐き切れるようにするのが大事なのでした．この設定で呼気の流量波形が0に戻っているのを確認します．

4 酸素化に関する設定

Case Study⑤の気管支喘息と同様に，COPD急性増悪も単独で重度の低酸素血症を起こすことはありません．ここではF_IO_2 40％，PEEP 5 cmH₂Oに設定しました．60％以上のF_IO_2が必要になる場合には，肺炎や肺塞栓の合併を考えます．

5 その他の設定

閉塞性肺疾患の患者さんは勢いよく息を吸いたがることが多いので，**吸気流量は大きめに設定**します．吸気流量を高く設定すると吸気時間が短くなり，そのぶん呼気時間を長くできるという利点もあります．ここでは75 L/分にしました．

6 血液ガス測定の前に

いつものごとく，人工呼吸器の設定が安全かどうか調べるために肺のメカニクスを見て

みます．同時に気道抵抗とコンプライアンスという肺の指標もわかるのでした．ピーク圧は 35 cmH$_2$O と高い値を示しています．これだけで大騒ぎしなくてよいのはわかりますよね．閉塞性肺疾患では気道抵抗が上昇しているのでピーク圧が高くなることは織り込み済みです．吸気ポーズをして測定したところ，案の定プラトー圧は 10 cmH$_2$O とあまり高くない値になりました．

吸気流量 75 L/分＝1.25 L/秒なので，気道抵抗は

$$\text{気道抵抗} = 25 \div 1.25 = 20 \text{ cmH}_2\text{O/L/秒}$$

と上昇しています．コンプライアンスは

$$\text{コンプライアンス} = 400 \div 5 = 80 \text{ mL/cmH}_2\text{O}$$

です．

閉塞性肺疾患では呼気が大事なのでした．呼気の流量波形を見てみると，呼気終末にキッチリ 0 に戻っています．呼気ポーズをしてオート PEEP を測定しても 0 cmH$_2$O でした．

＜初期設定の例＞
- A/C　VCV
- 1回換気量　400 mL
- 呼吸回数　12回/分
- F$_I$O$_2$　40％
- PEEP　5 cmH$_2$O
- 吸気流量　75 L/分
- トリガー感度　2 cmH$_2$O

Step 4　血液ガスではまだ呼吸性アシドーシス！設定調節は必要か？　難易度 ★★★

症例つづき
設定 30 分後に測った血液ガスでは

pH 7.3, PaCO$_2$ 70 mmHg, PaO$_2$ 70 mmHg, HCO$_3^-$ 33 mEq/L

という結果であった．人工呼吸器設定をどのように調節すべきか．

1 換気に関する設定

PaCO$_2$ が正常ではありませんが，大慌てしなくてよいのはわかりますね．**高二酸化炭素許容人工換気法（permissive hypercapnia）**でした．病態が改善するにつれて PaCO$_2$ も下がってくるので，改善傾向にある限りじっと我慢して待ちます．

2 酸素化に関する設定

変更は必要なさそうですね．

3 その他の設定

同調性がよければ変更はありません．

<設定調節>
- 変更なし

Step 5 モードをCPAPに変えたら呼吸不快感が出現！対処の方法は？ 難易度 ★★★

症例つづき
身体所見で呼気の延長や喘鳴は改善してきている．人工呼吸器で測定した気道抵抗も低下傾向にある．人工呼吸器離脱に向けて鎮静も中止し，モードをVCVからCPAP＋PSに変更した．現在の設定はPS 12 cmH$_2$O，CPAP 5cmH$_2$O，F$_I$O$_2$ 35％である．
この設定で1回換気量400〜500 mL，人工呼吸器モニター上での呼吸回数は15回/分程度と安定しているように見えるのにもかかわらず，患者は不快感を訴えている．流量波形のグラフィックは図2のようになっている．不快感の原因は何か？どのように対処すべきか？

1 不快感の原因は？

気管支喘息の場合，数日以内に人工呼吸器離脱に至ることが多いですが，COPD急性増悪では呼吸筋疲労があるため，離脱までにもう少し長くかかることがあります．A/Cのまま継続してもよいのですが，この症例ではCPAP＋PSに変更してみました．

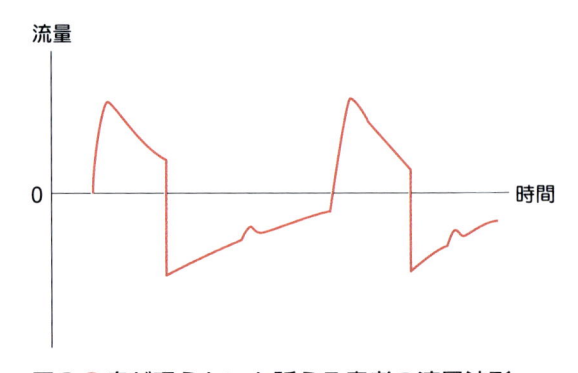

図2 ● 息が吸えないと訴える患者の流量波形

意思疎通がとれる患者さんなので，患者さんに呼吸の具合を聞いてみたところ，息が吸えなくて不快感があると訴えています．1回換気量はそこそこ入っているのに何が問題なのでしょうか？ こういうときには**胸に手を置いて考えます**．いえいえ，自分の胸に手を置いても何もよい考えは出てきません．手を置くのは患者さんの胸です．**手で患者さんの胸の動きを感じながら，人工呼吸器の画面を見る**のです．患者さんの胸の動きと人工呼吸器のグラフィックを同時に見るのは難しいので，このようにしてうまく合っているかを調べます．この患者さんの場合，胸は持ち上がって息を吸おうと努力している様子がみられるのに，人工呼吸器は吸気を送らないことがあるのがわかりました．**ミストリガー**というのでしたね．流量波形の呼気の部分でラクダのこぶ状に盛り上がっているのが目印になります〔第6章図41（p.204）参照〕．息を吸いたいのに人工呼吸器から空気が送られてこなければ苦しいですよね．これが不快感の原因のようです．

　ミストリガーがある場合，人工呼吸器には**低めの呼吸回数が表示されて実際よりもよく見えるので注意が必要**です．これは，患者さんの本当の呼吸回数のうち，**人工呼吸器をトリガーした分だけが呼吸回数として表示される**ためです．この患者さんは表示されている2倍の30回/分以上吸気努力していることが胸の動きからわかりました．

2 ミストリガーの原因は？

　ミストリガーが起こる原因を覚えていますか？ トリガー感度の調節で解決する場合と，それでは解決しない場合とがありました．前者はトリガー感度の設定が高い（感度が鈍い）か，吸気努力が弱い場合で，後者はオートPEEPのために余分な吸気努力が必要な場合でしたね（第6章 22 参照）．この患者さんの流量波形では呼気が0に戻っていないことから**オートPEEP**が疑われます．

3 ミストリガーをなくすためには？

　閉塞性肺疾患のために息を吐くのに時間がかかるのが原因なのですから，閉塞性肺疾患の治療が必要です．この患者さんはすでにステロイド静注，気管支拡張薬と抗コリン薬の吸入，抗菌薬の投与を受けています．

　人工呼吸器の設定でできることはないでしょうか？ **トリガー感度を変えても解決しない**のはわかりますね．圧トリガーをフロートリガーにしても同じです．人工呼吸器設定の変更で考えられる方法は2通りあります．1つはA/Cに戻す方法，2つ目はCPAP＋PSのままCPAPの圧を上げる方法です．

1）A/Cに戻す（初級〜中級者向け）

　A/Cのときには特に問題がなかったのですから，A/Cに戻せばよさそうです．ただし，A/Cでも呼吸回数が多くなると，

> 呼吸回数↑⇒1回あたりの呼吸時間↓⇒呼気時間↓⇒オートPEEP

となりますので，呼吸回数を低く保つために再度鎮静が必要になるかもしれません．

2）CPAP（またはPEEP）を上げる（上級者向け）

患者さんが人工呼吸器をトリガーできないために苦しい思いをしているのですから，トリガーしやすくするというのがこの方法の目的です．トリガー感度を変えても解決しないのはすでに述べた通りですが，第11章 ❽ で見たように，**CPAP（PEEP）の圧を上げることでトリガーしやすくする**のです．ちょっと上級者向けの方法なので，ピンと来ない人は使わない方が無難です．CPAPはオートPEEPを超えないように設定します．

CPAP＋PSのときだけでなく，A/CでもオートPEEPによるミストリガーが生じているときにはこの方法が使えます．

＜設定調節の例＞
- CPAP＋PS
- PS　12 cmH$_2$O
- CPAP　5 cmH$_2$O → 10 cmH$_2$O
- F$_I$O$_2$　35％
- トリガー感度　2 cmH$_2$O

Step 6　プレッシャーサポートで強制呼気出現！設定の調節は？ 難易度 ★★☆

症例つづき
CPAP 10 cmH$_2$O，PS 12 cmH$_2$Oにしたところ，流量波形でミストリガーはみられなくなったものの，呼吸が楽にできないと訴えている．呼吸パターンを見たところ，努力して息を吐いているように見える．呼気の始めで腹筋の使用が著明である．プレッシャーサポートは本人の呼吸に合わせるはずなのに，このように息が吐きにくくなるのはなぜか？どのように人工呼吸器設定を調節すればよいか？

1　息を吐きにくい原因とは？

オートPEEPによるミストリガーが解決したと思ったら，また新たな問題が起こっているようです．患者さんの呼吸に合わせてこその人工呼吸なので，息をしにくいといわれれば調節が必要です．

何だかがんばって息を吐いていますね．最大の呼気筋である腹筋を使っているのがその証拠です．それではなぜがんばって息を吐いているのでしょうか？自発呼吸でも人工呼吸でも呼気は受動的に行われるのでしたね．ですから，一生懸命息を吐くという動作は必要ないはずです．何かがおかしいですね．ここでは，プレッシャーサポートでの吸気の終わ

りから呼気の始まりへの切り替えについて考えてみます．

2 ターミネーションクライテリアとは？

　プレッシャーサポートはあくまでも**自発呼吸に対して使う設定**なので，患者さんが息を吸うのを止めれば人工呼吸器は陽圧をかけるのを止めます．それでは，プレッシャーサポートでは人工呼吸器が患者さんの息の吸い終わりをどのように感知するのか覚えていますか？直訳すれば「終わりの基準」という意味の**ターミネーションクライテリア**という設定がありましたね．吸気始めの流量を100％として，何パーセントまで吸気流量が下がれば吸気の終わりとするという設定です．ターミネーションクライテリアは通常25％程度にしますので，最大流量の4分の1にまで吸気流量が減ったところで吸気が終わります（第5章 12 参照）．

3 COPDでのターミネーションクライテリア設定

　ほとんどはこの設定のままでよいのですが，重度の閉塞性肺疾患では調節が必要になることがあります．閉塞性肺疾患では気道が細く空気が通りにくいため，なかなか吸気流量が25％にまで下がらず，そのままの設定だと人工呼吸器による吸気（プレッシャーサポートが加わる時間）が長くなってしまいます．実際，この患者さんは長すぎる吸気に抗して息を吐こうと努力していたので，圧波形では吸気終末に圧が上昇する**強制呼気**の所見が見られました（図3）．このため**閉塞性肺疾患ではターミネーションクライテリアを25％よりも高くして，本人の呼吸パターンに合うようにします**．閉塞の程度（気道抵抗）にもよりますが，30〜40％にすることが多いです．ここではターミネーションクライテリアを35％にしたところで楽に息を吐けるようになりました（図4）．

　なお，ARDSの回復期や間質性肺炎のように**肺が固くなっている（コンプライアンスが低下している）肺**では，吸気流量の下がりが早くて吸気が短くなるので，**逆にターミネーションクライテリアを10〜15％に下げます**．

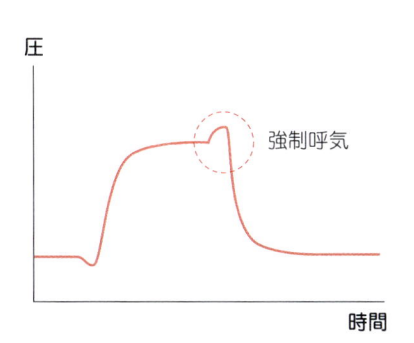

図3 ● 強制呼気がみられる圧波形

流量 ┄100%
┄25%
時間

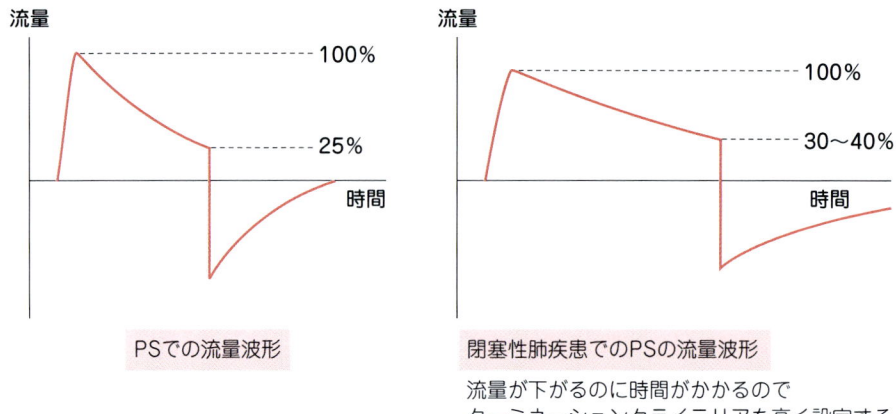

PSでの流量波形

流量 ┄100%
┄30〜40%
時間

閉塞性肺疾患でのPSの流量波形
流量が下がるのに時間がかかるので
ターミネーションクライテリアを高く設定する

図4 ● 閉塞性肺疾患でのターミネーションクライテリアの設定

＜設定調節の例＞
- CPAP＋PS
- PS　12 cmH₂O
- CPAP　10 cmH₂O
- F$_I$O$_2$　35 %
- ターミネーションクライテリア　25 %→35 %
- トリガー感度　2 cmH₂O

Step 7　SBT中の血液ガスでPaCO₂が高い！それでも抜管可能？　難易度 ★★★

呼吸状態が改善してきているので，PS 5 cmH₂O，CPAP 5 cmH₂OでSBTを行ったところ，呼吸回数は20回/分台前半で安定し，1回換気量は450 mL程度を保っている．本人も呼吸苦の訴えはない．SBT開始から1時間後の血液ガスは，

pH 7.35, PaCO₂ 65 mmHg, PaO₂ 70 mmHg, HCO₃⁻ 36 mEq/L

という結果であった．意識は清明で，気道分泌物は少なく，咳嗽も可能である．抜管は可能か？

1　人工呼吸器離脱の評価

　　SBTは人工呼吸器が必要かどうか判断するために，人工呼吸器の設定を最低限にするかTピースにして，30〜120分間評価するのでしたね．ここでは1時間観察してみましたが，本人の呼吸状態はよいようです．とはいえ，PaCO₂が高いのが気がかりです．では，気管

チューブは必要でしょうか？ 意識清明で，痰も少なくて，咳もできているので，必ずしも気管挿管の適応があるわけではありません．

2 抜管→NPPVという方法

気管チューブは必要ないのだけど，まだ人工呼吸器が必要というときにできる方法があります．**抜管してすぐにNPPVを開始する**という方法です．NPPVによる人工呼吸は続けながらも，気管チューブによる合併症を防げるというメリットがあります．もちろん医療者側にNPPVの経験があることが前提です．

今回は，抜管してBi-level PAPを開始することにして，設定はIPAP 13 cmH$_2$O，EPAP 5 cmH$_2$O，F$_I$O$_2$ 40％にしました．CPAP＋PSとBi-level PAPは設定の表記が異なるのを覚えていますか？ IPAPとEPAPの差の8 cmH$_2$Oがプレッシャーサポートに相当します．

気管チューブを要する人工呼吸と異なり，NPPVは付け外しが簡単であるというメリットがあります．呼吸状態がよさそうなら外して様子を見て，呼吸筋が疲れてきているようであればまた装着するということができるわけです．NPPVからの離脱には，

①外している時間を徐々に長くする
②NPPVの設定圧を徐々に下げる

のどちらかの方法を使います．

COPDのように**換気の問題**がある（PaCO$_2$が上昇している）患者さんには，

抜管→NPPV開始→NPPV離脱

という方法が有効です．一方で，ARDSや重症肺炎のように**低酸素血症**が主な病態である場合には，「抜管→NPPV」の効果ははっきりしておらず，おすすめしません．

＜設定調節の例＞
- 抜管→NPPV
- Bi-level PAP
- IPAP　13 cmH$_2$O
- EPAP　5 cmH$_2$O
- F$_I$O$_2$　40％

Case Study 7 呼吸苦を主訴に受診した高血圧と脂質異常症のある男性

Step 1　心不全による急性呼吸不全！人工呼吸は必要？気管挿管は？　難易度 ★★★

症例　高血圧と脂質異常症の既往のある60歳男性（174 cm，90 kg）が呼吸苦を主訴に救急外来を受診した．来院時，血圧160/90 mmHg，心拍数110回/分，呼吸回数32回/分，体温36.4℃，SpO_2 76％である．意識は清明．マスク15 L/分で酸素投与を開始し，SpO_2は90％台前半まで上昇したが，呼吸苦が強く呼吸補助筋の使用がみられる．頸部の視診では頸静脈の怒張があり，胸部の聴診では両側の中下肺にクラックルが聴取される．胸部X線では肺水腫に合致する両側浸潤影が見られる．血液ガスでは

pH 7.44, $PaCO_2$ 35 mmHg, PaO_2 65 mmHg, HCO_3^- 24 mEq/L

という結果であった．行うべき治療は？

　心原性肺水腫が疑われる状況ですね．呼吸仕事量が増大しているので，利尿薬や降圧薬の投与を開始するとともに，人工呼吸器の使用を考慮します．

1 気管挿管の適応は？

　意識レベルは保たれており，すぐに気管挿管が必要な状態ではありません．

2 人工呼吸の適応は？

　呼吸仕事量が増大しており，このままでは呼吸筋が疲れてしまいますので，人工呼吸の適応となります．

3 心原性肺水腫の人工呼吸

第10章 ❷ で説明したように，心原性肺水腫はNPPVの非常によい適応になります．この患者さんは意識レベルが保たれていて，自分で気道を保護できそうなので，すぐには気管挿管は必要ないと判断してNPPVを開始することにします．

COPD急性増悪では換気を助けるためにBi-level PAPを使いましたが，**心原性肺水腫の場合は$PaCO_2$の上昇がなければCPAPを使います**．CPAPだけということは，常に同じ陽圧がかかっているものの，人工呼吸器は1回ごとの吸気を手助けしないわけです．あんまり呼吸がラクにならなさそうですが，なぜ効果があるのでしょうか？ 第4章 ❾，❿ で説明したように，**CPAPには呼吸と循環の両方への作用があります**．

1) CPAPの呼吸への作用

呼吸への作用として**肺メカニクスの改善**があります．コンプライアンスが低下している肺にCPAP（PEEP）をかけると，肺が広がってコンプライアンスが上昇するので，息を吸うために必要な呼吸仕事量が低下します．さらに，CPAPには機能的残気量（FRC）を増加させる作用があります．虚脱した肺胞が広がってシャントが減るので酸素化が改善します（第4章 ❾ 参照）．

2) CPAPの循環への作用

CPAPは循環にも作用します．CPAP（PEEP）によって胸腔内圧が上昇すると，**静脈還流が減り心臓の前負荷が減少します**．また，胸腔内圧が上昇することにより，**左室の壁内外圧差が減少し，心臓が収縮するために必要な仕事（後負荷）が減少します**（第4章 ❿ 参照）．心原性肺水腫ではCPAPを使うだけで，利尿薬を投与する前から尿量が増加することがあるのはこのためです．

このように，肺と心臓の両方を助けるため，CPAPは心原性肺水腫の治療に有効なのです．NPPVを用いたときだけでなく，気管挿管＋人工呼吸でのPEEPにも同じ効果があります．

4 CPAPの設定

設定するのは**CPAPとF_IO_2のみ**です．CPAPは低めの圧（4 cmH$_2$O程度）から始めて，患者さんが慣れるにしたがって設定圧を上げていくのがよいですが，低酸素血症の程度が強かったり，呼吸仕事量が著しく増大しているときには，初めから圧を高く設定することもあります．ここでは4 cmH$_2$Oから開始しました．10分くらいかけて段階的に10 cmH$_2$Oにまで上げたところ，患者さんの呼吸回数と心拍数は低下し，本人も「呼吸が楽になった」と言っています．

<初期設定の例>
- NPPV
- CPAP　10 cmH$_2$O
- F$_I$O$_2$　100 %

Step 2　NPPV治療中に血圧と意識レベルが低下！呼吸管理は？　難易度 ★☆☆

> **症例つづき**
> NPPV開始後，呼吸状態は安定し，呼吸回数は20回/分台半ばにまで低下した．心拍数も80回/分台になっている．本人も「楽になった」と言っている．F$_I$O$_2$は60％まで下げることができた．CPAPを開始してから尿量も増えている．いったん安定したかに見えたが，来院4時間後に血圧が80/50 mmHgに低下し，心拍数は120回/分に上昇した．呼吸回数は40回/分に上昇している．手足が冷たいため経皮モニターでSpO$_2$が測定できない．意識レベルも低下している．心電図を調べたところ，来院時にみられなかったST波上昇が前胸部誘導に出現していた．胸部X線では両側肺浸潤影が悪化している．行うべき治療は何か？呼吸管理はどのように変更すべきか？

　心原性肺水腫の治療がうまくいっているように見えましたが，心電図が示すように**急性心筋梗塞**を合併していたようです．血圧が低下し，末梢が冷たくなっているので，**心原性ショック**を起こしていることが疑われます．すぐに心筋梗塞に対する内科的治療を始めます．再灌流療法が必要なので，血行動態を安定させて心臓カテーテル室へ送らなければなりません．

　さて，呼吸についてはどうでしょうか？このままNPPVを継続してよいでしょうか？NPPVは適応を選べば非常に有効な治療手段なのですが，どの患者さんにでも使えるわけではありません〔第10章表2（p.265）参照〕．禁忌に当てはまる場合には，NPPVではなくてより確実な**気管挿管＋人工呼吸**に切り替えます．この患者さんはショック（血行動態が不安定）になっていて，意識レベルも低下しているので，NPPVを中断して気管挿管を行うことにします．

1　初期設定

1）モードの選択

　ショックというのは酸素供給量が酸素需要量を下回る状態です．確実に呼吸仕事量を減らして呼吸筋による酸素需要量を減らすために，モードは**A/C**にします．VCVでもPCVでも構いません．ここでは**PCV**にしました．

2）換気に関する設定

　胸部X線では「白い肺」になっています．肺メカニクス的には**コンプライアンスの低い「固い肺」**ですね．**圧傷害と容量傷害を避けるような人工呼吸器設定**にします．

　身長174 cmなので，理想体重は

$$理想体重 = 50 + 0.91 \times (174 - 152.4)$$
$$\fallingdotseq 70 \text{ kg}$$

です．1回換気量はコンプライアンスの低下した肺に準じて，6 mL/kgの420 mLを目標にしてみます．吸気圧を15 cmH₂Oにしたところ目標とする1回換気量になりました．

　1回換気量を小さく設定したので，呼吸回数設定は高めにします．ここでは25回/分にしました．

3）酸素化に関する設定

　心原性肺水腫による低酸素血症があるので，まずはF_IO_2を100％にします．PEEPは「コンプライアンスが低下した肺」に対して少し高めの5〜10 cmH₂Oにします．ここでは8 cmH₂Oに設定しました．

4）その他の設定

　吸気流量の波形を見て吸気時間を設定します．吸気終末に吸気流量が0となるよう，吸気時間を0.8秒に設定しました．トリガー感度の設定は通常通りです．

2 血液ガス測定の前に

　上記の設定で肺傷害を起こすリスクがないか，患者一人工呼吸器非同調がないか確認します．1回換気量は420 mLで，ピーク圧は23 cmH₂Oですので，容量傷害，圧傷害のリスクはともに低そうです．PCVで，吸気終末に吸気流量＝0となるように吸気時間を設定したので，

$$ピーク圧 = プラトー圧$$

となります．コンプライアンスを計算すると

$$コンプライアンス = 420 \div 15 = 28 \text{ mL/cmH}_2\text{O}$$

となります．低下していますね．なお，PCVでは気道抵抗は計算できません（第6章 **18** 参照）．

<初期設定の例>
- A/C　PCV
- 吸気圧　15 cmH$_2$O
- 呼吸回数　25回/分
- F$_I$O$_2$　100％
- PEEP　8 cmH$_2$O
- 吸気時間　0.8秒
- トリガー感度　2 cmH$_2$O

Step 3　1回換気量と分時換気量が低下！原因は？　難易度 ★★☆

症例つづき　人工呼吸器導入後，経皮的冠動脈形成術が行われ，左前下行枝にステントが留置された．患者は心臓カテーテル室から病室へ戻ってきたところである．人工呼吸器設定は経皮的冠動脈形成術前から変更していない．気管チューブの固定が緩んでいるのを見つけたので，固定し直そうとするうちに，分時換気量下限アラームと1回換気量下限アラームが鳴り始めた．換気量波形は図のようになっている．考えられる原因とその対処法は？

1　PCVでの分時換気量低下の原因は？

処置から帰ってきたばかりですが，いきなりアラームが鳴っています．分時換気量と1回換気量が下がっているようです．原因は何でしょうか？ A/Cでは呼吸回数を設定しているので，**分時換気量が低下するのは1回換気量低下が原因だと**考えてよいのでした（第8章 9 参照）．そこで，1回換気量低下の原因を考えてみることにします．

2　PCVでの1回換気量低下の原因は？

1回換気量下限アラームは**呼気**の1回換気量（V$_{TE}$）が低下したときに鳴るのでした．吸気の1回換気量（V$_{TI}$）は低下していないのに呼気の1回換気量が低下する原因は何でしたか？ **リーク**ですね．換気量波形からわかるのでした．この患者さんの換気量波形はリークを示していますね．気管チューブの固定が緩んで抜けてしまったのが原因のようです．す

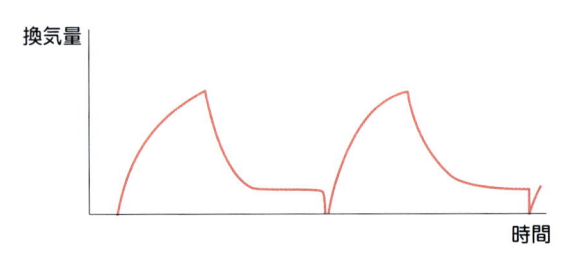

図●1回換気量低下時の換気量波形

ぐに元通りの位置で固定しなければなりません．特に，**患者さんを移動した後にリークが起こった場合，回路や気管チューブのトラブルがないか確認する**ことが重要です．

PCVでは**吸気**の1回換気量が低下することもあります．PCVでは圧を設定できる代わりに，1回換気量は保証されないのでしたね．原因としては，**気道抵抗上昇，コンプライアンス低下，吸気努力減少**の3つがあります（第8章 4 参照）．これらが原因の場合，1回換気量を保つためには**吸気圧設定を上げる**必要があります．

Step 4 今度は1回換気量が上昇！ 原因は？ 難易度 ★★☆

> **症例つづき**
> 経皮的冠動脈形成術後，循環動態は改善傾向にある．酸素化も改善傾向でF_IO_2を50％まで下げることができた．その他の設定は変更しておらず，現在の人工呼吸器設定はPCV 吸気圧15 cmH$_2$O，呼吸回数25回/分，F_IO_2 50％，PEEP 8 cmH$_2$O，吸気時間0.8秒である．
> 人工呼吸器の1回換気量上限アラームが鳴り始めた．考えられる原因とその対処法は？

患者さんはおおむね順調のようですが，またもやアラームが鳴り始めました．今度は1回換気量が上昇しています．なぜでしょうか？ **PCVでは吸気圧を設定しますが，1回換気量は保証されない**のでモニターするのでした．VCVでは逆に1回換気量は一定（1回換気量上限アラームが鳴ることはない）ですが，気道内圧は患者さんの肺の状態次第で変わるのでしたね．

PCVで同じ吸気圧を使っているのにもかかわらず，1回換気量が上昇する原因には**3つ**あります．

① コンプライアンス上昇
② 気道抵抗低下
③ 呼吸努力増大

でしたね（第8章 6 参照）．どれも患者さんの呼吸状態がよくなっているときに起こる変化です．この患者さんの状態から，心原性肺水腫が改善してきていることがわかるので，①のコンプライアンス上昇と，③の呼吸努力増大が起こっているのではないかと考えられます．理由が何であれ，対処としては**吸気圧の設定を下げます**．患者さん自身の呼吸回数が安定しているのであれば，CPAP＋PSへモードを変更することも可能です．

Step 5 血液ガスでPaCO₂上昇！ 原因は？ 難易度 ★★☆

> **症例つづき**
> 人工呼吸器のモードをCPAPへ変更し，現在の設定はCPAP 5 cmH₂O, PS 5 cmH₂O, F$_I$O₂ 40％である．血行動態も安定しているため，心原性肺水腫の治療のためフロセミド（ループ利尿薬）を投与している．胸部X線の両側肺浸潤影は改善傾向にある．血液ガスを測定したところ，
> pH 7.52, PaCO₂ 52 mmHg, PaO₂ 70 mmHg, HCO₃⁻ 42 mEq/L
> という結果であった．PaCO₂上昇の原因は？

おおむね順調に回復しているようですが，血液ガスを見るとPaCO₂が上昇しています．COPDの既往もないのになぜでしょうか？

1 血液ガスの解釈は？

pHが7.52とかなりアルカリに傾いています．酸であるCO₂とアルカリであるHCO₃⁻のバランスで考えると，HCO₃⁻が高いことが原因の代謝性アルカローシスであることがわかります〔第7章図3b（p.216）参照〕．代謝性アルカローシスの原因に利尿薬があったのを覚えていますか？ この患者さんでは**ループ利尿薬**が原因になったのだと考えられます（第7章 **4** 参照）．

HCO₃⁻が上昇するだけではpHは著しく高くなってしまいます．そこで，pHをなるべく7.4に近くするために代償としてPaCO₂が上昇するのです．PaCO₂を上昇させるために，コントロール系である呼吸中枢は呼吸を抑制して分時換気量を減らします．

この患者さんの場合，人工呼吸器モードがCPAPなので自分で分時換気量を下げることができましたが，A/Cのままであれば分時換気量は変わらず，同じだけHCO₃⁻が変化してもpHの変化はもっと大きくなるところでした．

2 代謝性アルカローシスの治療は？

代謝性アルカローシスをどのように治療すればよいでしょうか．「ループ利尿薬が原因なのだから，中止すればよいのでは？」と考えるかも知れませんが，人工呼吸器離脱に向けて肺水腫の治療は続けたいので，中止は得策ではないかもしれません．しかし，代謝性アルカローシスがさらに進んでしまうと，その代償のために呼吸が抑制されて人工呼吸器離脱が遅れてしまうおそれがあります．このような場合には，別の利尿薬である**アセタゾラミド**を併用します．アセタゾラミドの利尿作用自体は弱いものの，尿細管でのHCO₃⁻の再吸収を阻害することで，血清HCO₃⁻を下げます．HCO₃⁻が下がれば代償的に上昇しているPaCO₂も低下します．

3 HCO_3^- が高ければ必ずアセタゾラミドを投与するべき？

HCO_3^- が高いときには必ずアセタゾラミドを投与するべきでしょうか？アセタゾラミドの投与は**代謝性アルカローシス**の場合に限ります．Case Study ⑥ の COPD の患者さんに戻ってみましょう．この患者さんの抜管前の血液ガスは

pH 7.35，$PaCO_2$ 65 mmHg，PaO_2 70 mmHg，HCO_3^- 36 mEq/L

でした（Case Study ⑥-Step 7）．HCO_3^- が上昇していますね．それではこの患者さんにも同じようにアセタゾラミドを投与するべきでしょうか？この患者さんは普段から$PaCO_2$が上昇する慢性呼吸性アシドーシスがあるのでしたね．ですから，普段のHCO_3^-も正常ではなく，上昇しているハズです．このような場合に，アセタゾラミドでHCO_3^-を正常にしてしまうと，上昇した$PaCO_2$が代償されずpHが著しく低下してしまいます．ですから，**呼吸性アシドーシスでHCO_3^-が上昇しているときにはアセタゾラミドは使いません**．

Case Study 8

朝目覚めないため救急搬送された女性

Step 1　ミッドラインシフトのある頭蓋内出血！人工呼吸器をどう使う？　難易度 ★ ★ ★

> **症例**　65歳女性（身長157 cm，体重55 kg）が朝になっても目覚めないため救急室へ搬送された．来院時血圧200/100 mmHg，心拍数 90回/分，呼吸回数 20回/分，体温36.5℃，SpO₂は99％（酸素3 L/分）であった．意識レベルは低下しており，痛み刺激に反応しない．身体所見で右の瞳孔散瞳と左半身麻痺がみられたため，頭部CTを撮影したところ右側頭葉に出血があり，反対側への偏位（ミッドラインシフト，midline shift）がみられた．

1　気管挿管の適応は？

重度の意識障害があり，自分では気道を保護できないため，気管挿管が必要です．

2　人工呼吸の適応は？

意識障害による誤嚥などを合併していなければ，肺は正常だと考えられます．したがって，気道保護さえすれば人工呼吸による手助けはそれほど必要ない状態とも考えられますが，ここでは積極的に人工呼吸器を使う理由があります．それは**頭蓋内圧亢進**です．この患者さんは脳出血のために頭蓋内圧が高くなっています．このままでは脳ヘルニアを起こす危険性があるので，**頭蓋内圧を下げるために人工呼吸器を補助的に使う**ことがあります．

3　過換気による脳圧低下

体血管にはCO_2が高ければ拡張し，逆にCO_2が低ければ収縮するという性質があります．CO_2が高いということは，それだけ代謝が活発だと考えられるので，血流を増やすために血管拡張が起こるのは理にかなっています．運動して筋肉がCO_2をドンドン産生している

ときには，血管を拡張して血流を増やした方がよいですよね．

頭蓋内圧亢進があるときは，一時的に過換気にしてPaCO₂を下げることがあります．血管収縮を起こさせることで頭蓋内の血流量を減らして頭蓋内圧を下げるのが目的です．換気量を増やしてPaCO₂を下げるために人工呼吸器を使います．PaCO₂を下げることによる脳圧低下の効果は一時的（数時間）であり，脳血管収縮を持続すると脳への血流が低下することによる悪影響も起こるので，**過換気はPaCO₂ 26～30 mmHgを目標に30分～1時間のみ行います．**

4 初期設定は？

1）モードの選択

換気量を確実に増やすのが目的なので，モードはA/Cにします．換気量が保証されるVCVが使いやすいですが，換気量を厳密にモニターすればPCVでも構いません．

2）換気に関する設定

$$理想体重 = 45 + 0.91 \times (157 - 152.4)$$
$$\fallingdotseq 50 \text{ kg}$$

です．1回換気量は8 mL/kgの400 mLに設定します．換気量を増やすため，呼吸回数は多めに25回/分に設定しました．

3）酸素化に関する設定

肺が正常であれば酸素化の問題はないはずなので，F_IO_2 50％，PEEP 5 cmH₂Oから開始しました．

4）その他の設定

吸気流量は60 L/分に設定しました．

＜初期設定の例＞
- A/C　VCV
- 1回換気量　400 mL
- 呼吸回数　25回/分
- F_IO_2　50％
- PEEP　5 cmH₂O
- 吸気流量　60 L/分
- トリガー感度　2 cmH₂O

設定後は血液ガスを測定し，目標PaCO₂になっていることを確認します．
肺が正常であれば，それほどピーク圧もプラトー圧も高くなりません．

Step 2 突然のSpO₂低下！原因検索のためには？ 難易度 ★★☆

症例つづき

頭蓋内圧モニターが挿入され，頭蓋内圧上昇に対して高張食塩水が投与されている．入院後4日経過しているが，体動により頭蓋内圧が上昇するため深く鎮静されている．現在の人工呼吸器設定はVCV，1回換気量 400 mL，呼吸回数 18回/分，F_IO_2 30 %，PEEP 5 cmH₂O，吸気流量 60 L/分である．自発呼吸はない．人工呼吸器でピーク圧は 20 cmH₂O と表示されている．朝の時点での血液ガスは

pH 7.43, $PaCO_2$ 35 mmHg, PaO_2 90 mmHg, HCO_3^- 23 mEq/L

という結果であった．胸部X線では両側肺下部に無気肺と合致する陰影があるが，その他に有意な所見はなかった．
昼頃になって，SpO₂が突然 60 %台まで低下した．F_IO_2 を100 %まで上げたが，SpO₂は 90 %台前半までしか上がらない．胸は両方とも動いていて，呼吸音も確認できる．気管吸引をしたが痰は引けず，気管チューブをいったん回路から外してバッグ換気をしてみたがSpO₂は変化しない．人工呼吸器に接続し直して血液ガスを測定したところ

pH 7.23, $PaCO_2$ 50 mmHg, PaO_2 70 mmHg, HCO_3^- 23 mEq/L

という結果であった．F_IO_2 以外は人工呼吸器設定を変更していない．急変の原因を検索するために何を行うべきか？

1 急変の原因は？

　患者さんが急変して，重度の低酸素血症になっています．急いで原因を検索しなければなりません．まずは患者さんの状態を観察します．胸は両方とも動いていて，呼吸音も確認できるので，空気が肺へ送られていることはわかります．回路から外してバッグ換気するかどうかは患者さんの状態次第ですが，今回は人工呼吸器・回路のトラブルも考慮してバッグ換気をして，変化がないことを確認してみました．同時に気管チューブと人工呼吸器回路を確認しましたが，問題はありません．

　ここまで確認したところで，人工呼吸器を再装着してみました．F_IO_2 を100 %にしたにもかかわらず，SpO₂は 90 %台前半にとどまっています．朝の状態と比べると明らかに悪くなっていますね．原因は人工呼吸器でも回路でも気管チューブでもなさそうなので，**患者さんに何か変化があったようです**．

2 肺メカニクスからわかることは？

　患者さんの変化を見つけるためには人工呼吸器モニターが役に立つのでした．ピーク圧を見たところ21 cmH$_2$Oで今朝とほとんど変化ありません．吸気ポーズをして肺メカニクスを測定することにしたところ，プラトー圧は13 cmH$_2$Oです．1回換気量400 mL，吸気流量60 L/分（＝1 L/分）なので，コンプライアンスと気道抵抗はそれぞれ

　　コンプライアンス＝400÷（13－5）＝50 mL/cmH$_2$O
　　気道抵抗＝（21－13）÷1＝8 cmH$_2$O/L/秒

となります．実は朝にも肺メカニクスを測定していたのですが（記録しておけば経時的変化を見るのに役立つのでしたね），今回の値と大きく違いはありませんでした．緊急で胸部X線を撮影しましたが，こちらも今朝と変わりはありません．

3 PaCO$_2$上昇の原因は？

　ここまでで，重度の低酸素血症が起こっているが，肺メカニクスや胸部X線には変化がないことがわかりました．血液ガスはどうでしょうか？ F$_I$O$_2$以外は朝から人工呼吸器設定を変えていませんが，酸素化だけでなく換気も大きく変化していることがわかります．この患者さんは深鎮静のために自発呼吸がないので，換気量は変わっていないはずなのに，なぜでしょうか？ 人工呼吸器を装着した患者さんのPaCO$_2$が上昇するのには，3つの原因があるのでしたね．

　　①分時換気量↓
　　②CO$_2$産生量↑
　　③死腔↑

でした（第4章 6 参照）．この患者さんでは設定が同じなので，分時換気量は変わっていません．発熱や，経管栄養の増量といったCO$_2$産生量を増やすような原因もありませんでした．となると，原因は**死腔の増大**ですね．低酸素血症の原因のうち，胸部X線と肺メカニクスを変化させずに死腔を増大させるとなると，考えられるのは**肺塞栓**です．胸部造影CTを撮影したところ，両側肺動脈に塞栓と合致する陰影欠損が見つかりました．

Case Study 9

自殺企図でエチレングリコールを服用した男性

Step 1 分時換気量が上昇！原因は？　　難易度 ★★☆

症例

自殺企図でエチレングリコールを服用した30歳男性（174 cm，60 kg）が救急室に搬送されてきた．血圧120/70 mmHg，心拍数100回/分，呼吸回数40回/分，体温36.3℃，SpO_2 99％である．室内気で血液ガスを測定したところ

pH 7.21，$PaCO_2$ 10 mmHg，PaO_2 130 mmHg，HCO_3^- 4 mEq/L

という結果であった．意識障害があり気道保護ができないため気管挿管された．人工呼吸器設定はPCV，吸気圧 5 cmH_2O，呼吸回数 20回/分，F_IO_2 100％，PEEP 5 cmH_2O である．気管挿管後の胸部X線で気管チューブの位置は適切で，肺野には明らかな陰影はみられない．
中毒に対して血液透析を行う準備をしていたところ，人工呼吸器の分時換気量上限アラームが鳴っているのに気がついた．患者は気管挿管時の鎮静から醒めて呼吸努力をしている．考えられる原因は何か？人工呼吸器設定の変更は必要か？

1 血液ガスからわかることは？

　　患者さんが気管挿管時の鎮静から醒めたところ，分時換気量上限アラームが鳴り始めました．呼吸回数は30回/分台後半で，1回換気量は約800 mLです．鎮静が足りないと考えて鎮静薬を投与して良いでしょうか？

　　鎮静薬を追加投与する前に，この患者さんの状態を血液ガスから見てみましょう．最初の血液ガスではpHがかなり下がっています．酸であるCO_2とアルカリであるHCO_3^-のバランスが酸に傾いている状態ですね〔第7章図3b（p.216）参照〕．HCO_3^-の低下が原因

の代謝性アシドーシスであることがわかります．エチレングリコールはアニオン・ギャップを上昇させるタイプの代謝性アシドーシスを起こすのでしたね（第7章 ❸ 参照）．

2 分時換気量増加の原因は？

血液ガスの解釈がわかったところで分時換気量が増加している原因を考えてみます（第8章 ❿ 参照）．

> 分時換気量＝呼吸回数×1回換気量

ですから，呼吸回数か1回換気量のどちらかあるいはどちらもが高くなっているのが原因です．この患者さんでは，呼吸回数は30回/分台後半になっています．PCVで設定しましたが，吸気圧5 cmH₂Oで1回換気量は約800 mLです．呼吸回数と1回換気量のどちらも高くなっていますね．単に吸気圧設定が高すぎるだけではないようです．

そこで呼吸回数上昇の原因を考えてみます（第8章 ❽ 参照）．この患者さんでは換気量を増やさなければならない原因がありますね．重度の**代謝性アシドーシス**があってpHが低下しているので，pHをなるべく7.4に近いままにするために肺が代償的にPaCO₂を下げなければならないのです．最初の血液ガスでPaCO₂は正常値の1/4の10 mmHgまで下がっていましたが，これは肺ががんばって4倍の換気をしていることを意味します．

3 分時換気量を下げるべきか？

この患者さんに鎮静薬を投与して分時換気量を下げてもよいでしょうか？ きわめてよろしくないですね．呼吸を抑制してPaCO₂が上がると，急激にpHが低下して心停止する可能性があります．このように**代謝性アシドーシスを代償するために換気量が増えているときには，やたらと鎮静や人工呼吸器設定で分時換気量を調節しようとしてはいけません**．

吸気圧は比較的低い5 cmH₂Oという設定なのにもかかわらず，1回換気量はかなり大きくなっていますが，これは肺のコンプライアンスが高いからではなく，**患者さんがそれだけ吸気努力をしているためです**．PCVでは肺を広げる圧は吸気圧と胸腔内圧（吸気努力で下がる）の差になるのでした（第8章 ❹ 参照）．「肺傷害を避けるために1回換気量を制限すると言ってたのに，こんなに大きな1回換気量を使っていいの？」と思われるかもしれませんが，必要換気量が増大しているために患者さんが自分の努力で1回換気量を増やしている場合，制限するのは困難です．

このような患者さんでは呼吸回数と吸気努力が増えていて，A/Cでは同調が難しいことも少なくありません．その場合，モードを自発呼吸の**CPAP**にするのも1つの方法です．呼吸筋が疲れてしまわない程度にプレッシャーサポートをかけて手助けする以外は，患者さんの呼吸中枢が代謝性アシドーシスを代償するのに任せます．

おわりに

　最後までおつきあいくださり，ありがとうございました．気むずかしくとっつきにくく謎めいて見えた人工呼吸器が，話せばわかるヤツくらいに思えてきたでしょうか？

　私が学生や研修医だった頃には（にも？），人工呼吸器について体系的に学ぶ機会はあまりありませんでした．いざ患者さんに気管挿管をして人工呼吸を始める段になると，人工呼吸器が中心のような錯覚をしてアラームに振り回されたり，やたらと血液ガスを正常にするのにこだわったりと，今から考えるとあさっての方角に向かった努力をしていたものです．

　本書を読まれた方はすでにおわかりの通り（まだの方はぜひこれからどうぞ！），人工呼吸器は患者さんの呼吸パターンや病態に合わせて使うものです．決して，人工呼吸器に患者さんを合わせるのではありません．自分の力で呼吸できないという非常につらい思いをすでにしている患者さんに，優しくない人工呼吸器の使い方をすることでさらに苦しい思いをさせたり，肺を傷つけたりすることのないようにしたいですね．患者さんを中心に考えた，肺に優しく患者さんに優しい人工呼吸器の使い方を実践するのに，本書が少しでも役立てば幸いです．

　羊土社編集部の秋本佳子さんと山村康高さんに感謝を捧げます．著者のわがままなこだわりにお二人が我慢強くとことん付き合ってくださらなければ，この本を出版することはできませんでした．

　最後に，人工呼吸教育のために献身的に努力し，またこの本のインスピレーションを与えてくれた「若手医師のための人工呼吸器ワークショップ」のスタッフに深く感謝します．

　では，またみなさんと熱く呼吸の話ができる日まで，さようなら．

　　　　　　　　　　　　　　　　　　　　　　　　　　　　　　　　　田中竜馬

索引

数字

1回換気量 …………… 66, 207
2段呼吸 …………… 174, 209

欧文

A

A/C …………… 53, 55
acute on chronic …… 219, 349
acute respiratory
　distress syndrome …… 22
air trapping …… 172, 196, 292
APRV …………… 145
ARDS …… 22, 229, 280, 328
ARDSネットワーク …… 86, 286
ASD（atrial septal defect）
　…………… 27, 46
ATC …………… 140, 256
atelectrauma …………… 107
auto-PEEP
　…… 172, 197, 201, 210, 229, 292
AVM（arteriovenous
　malformation） …………… 27

B〜F

baby lung …………… 281
barotrauma …………… 70, 116
Beaking …………… 177
Bi-level PAP …………… 266, 350
Campyrobactor …………… 316

CIM（critical illness myopathy）
　…………… 262
CIP（critical illness
　polyneuropathy） …………… 262
CO_2排出量 …………… 79
CO_2産生量 …………… 79
COPD急性増悪
　…………… 45, 265, 289, 349
COPD患者の人工呼吸器離脱
　…………… 265
CPAP（continuous positive
　airway pressure）
　…… 53, 63, 266, 308, 361
CVP（central venous pressure）
　…………… 87
cycle …………… 143
Drop & Stretch …………… 154
EPAP（expiratory positive
　airway pressure） …………… 267
F_IO_2 …………… 66
FRC（functional residual
　capacity） …… 28, 84, 266, 292

H・I

Henderson-Hasselbalchの式
　…………… 214
HFOV（high frequency
　oscillation ventilation） …… 147
I：E比 …………… 158
IMV（intermittent mandatory
　ventilation） …………… 58
IPAP（inspiratory positive
　airway pressure） …………… 267
iron lung …………… 36

L〜N

limit …………… 143
LIP（lower inflection point） … 91
MAP（mean airway pressure）
　…………… 144, 158
MIP（maximal inspiratory
　pressure） …………… 253
NAVA（neurally adjusted
　ventilatory assist） …………… 101
NPPV（non-invasive positive
　pressure ventilation）
　…………… 41, 263, 350

P

P high …………… 150
P low …………… 150
$PaCO_2$ …………… 16
P_AO_2 …………… 80
PC-IRV（pressure-controlled
　inverse ratio ventilation） …… 145
PCV …………… 66, 112
PE（pulmonary embolism）
　…………… 78, 229, 295, 371
PEEP（positive end-expiratory
　pressure） …………… 66, 84
PEEPバルブ …………… 227
permissive hypercapnia
　…………… 72, 286, 294, 344, 353
PFO（patent foramen ovale）
　…………… 27, 46
PRVC …………… 129
PS（pressure support） … 61, 132

R・S

recruitment 86
recruitment maneuver 94
RSBI（Rapid Shallow Breathing Index） 254
S/T（Spontaneous/Timed）モード 270
SBT（spontaneous breathing trial） 64, 254, 358
SIMV（synchronized intermittent mandatory ventilation） 53, 57
stress index 93
stridor 311

T

T high 150
T low 150
TC 140, 256
termination criteria 136, 357
time constant 51
TPP（transpulmonary pressure） 127, 237
transmural pressure 90
trigger 97, 143
trigger window 62
Tピース 43, 63, 256

U・V

UIP（upper inflection point） 91
$\dot{V}/\dot{Q}$ ミスマッチ 23, 295
VALI（ventilator-associated lung injury） 70, 107, 157
VCV 66, 112

volume support 142
volutrauma 70, 116
VSD（ventricular septal defect） 27, 46
V_{TE} 158, 234
V_{TI} 158, 234

和文

あ行

アセタゾラミド 224, 296, 366
圧較差 35
圧—換気量曲線 88, 159
圧—時間曲線 159
圧傷害 70, 116
圧トリガー 97
圧波形 159
アナフィラキシー 274
アニオン・ギャップ 221
アラーム 205
意識障害 322
陰圧呼吸 36
咽頭痛 311
エア・トラッピング 172, 196, 292
エチレングリコール 372
オートPEEP 172, 197, 201, 210, 229, 292
オートトリガー 100, 248

か行

解剖学的死腔 74
加温加湿器 43
拡散 18

拡散能低下 22
ガス供給低下 252
ガス交換 157
ガス交換系 14
カフリークテスト 315
換気 16
換気血流比不均等 23
換気に関する設定 66
換気量—時間曲線 159
換気量波形 159
間質性肺炎 22
患者—人工呼吸器非同調 107, 157, 227, 310
奇異呼吸 34
器械呼吸 53
気管吸引 228
気管支鏡 229
気管支喘息重積発作 289, 337
気管支攣縮 229
気管挿管 304
気胸 229, 292, 295
気道抵抗 32, 181, 211, 213
気道内圧 98, 118
気道内圧下限アラーム 242
気道内圧上限アラーム 234, 338
気道分泌物 209, 229
気道閉塞圧 253
機能的残気量 28, 84, 266, 292
機能的死腔 74
吸気圧 115
吸気圧の設定 116
吸気気道陽圧 267
吸気時間 116, 208
吸気時間の設定 118

index

吸気時の喘鳴 …………………… 311	呼吸筋力 …………………………… 32	重症肺炎 ……………………… 229
吸気内圧上限アラーム ……… 232	呼吸仕事量 ……………… 32, 157	従量式 …………………………… 112
吸気ポーズ ……………… 106, 125	呼吸性アシドーシス …… 216, 296	上気道閉塞 … 19, 42, 63, 274, 311
吸気ホールド ………………… 106	呼吸性アルカローシス ……… 216	静脈還流 ………………………… 87
吸気流量 …………… 66, 102, 207	呼吸不全 ………………………… 14	ショック ……………………… 362
吸収性無気肺 …………………… 81	呼吸抑制 ……………………… 322	心原性ショック ……………… 362
急性喉頭蓋炎 ……… 42, 274, 311	コントロール系 …………… 14, 273	心原性肺水腫 …………… 265, 361
急性呼吸性アシドーシス …… 218	コンプライアンス	人工呼吸器関連肺傷害
急性呼吸促迫症候群 …………… 22	……………… 32, 181, 212, 213	………………… 70, 107, 157
急性心筋梗塞 ………………… 362	コンプライアンスが低下した肺	人工呼吸器関連肺炎 …… 253, 265
吸入酸素濃度 …………………… 66	……………………………… 280	人工呼吸器離脱 ………………… 60
胸腔ドレーン ………………… 348		人工鼻 …………………………… 43
強制呼気 ……………………… 357	## さ行	心室中隔欠損症 ………………… 27
胸壁コンプライアンス ………… 49		心臓内シャント ………………… 67
ギラン・バレー症候群	サイクル ……………………… 143	心肺停止 ……………………… 304
………… 19, 33, 273, 277, 316	最高気道内圧 ………………… 104	心房中隔欠損症 ………………… 27
筋弛緩薬 ……………………… 295	最大吸気圧 …………………… 253	水蒸気圧 ………………………… 20
筋ジストロフィー 14, 33, 273, 277	酸-塩基平衡 ………………… 214	ステロイド …………………… 295
緊張性気胸 …………………… 229	酸素化 …………………………… 16	正常な肺 ……………………… 273
矩形波 …………………… 102, 161	酸素解離曲線 …………………… 83	静的コンプライアンス ……… 187
駆動系 …………………… 14, 273	酸素化に関する設定 …………… 66	脊髄損傷 ……………………… 277
結露 …………………………… 209	酸素含有量 ……………………… 24	漸減波 …………………… 103, 161
甲状腺機能低下症 ………… 19, 262	酸素供給量 ……………………… 24	先天性中枢性低換気症候群 …… 19
後側弯症 …………………… 19, 273	酸素毒性 ………………………… 81	前負荷 …………………………… 87
喉頭浮腫 ……………………… 259	死腔 ………………………… 27, 74	
高二酸化炭素許容人工換気法	死腔率 …………………………… 77	## た行
………… 72, 286, 294, 344, 353	支持呼吸 ……………………… 132	
高頻度振動換気 ……………… 147	持続性陽圧呼吸 …………… 63, 266	ターミネーションクライテリア
後負荷 …………………………… 90	時定数 …………………………… 51	………………………… 136, 357
呼気気道陽圧 ………………… 267	自発呼吸 ………………………… 53	代謝性アシドーシス …… 216, 373
呼気終末陽圧 …………………… 84	自発呼吸トライアル …… 64, 254	代謝性アルカローシス ……… 216
呼気ポーズ ……………… 200, 292	シャント ………………………… 22	代償 …………………………… 217
呼吸回数 ………………………… 66	従圧式 …………………………… 112	中心静脈圧 ……………………… 87
呼吸筋麻痺 …………………… 316	従圧式逆比人工呼吸 ………… 145	調節呼吸 ………………………… 54
	重症筋無力症 …… 19, 33, 273, 277	低カルシウム血症 …………… 262

低酸素血症 ……………………… 359	肺胞気式 ………………………… 21	ミストリガー
低マグネシウム血症…………… 262	肺胞内圧 …………………… 98, 118	……… 99, 172, 202, 210, 291, 355
低リン血症 ……………………… 262	肺保護戦略 ………………… 280, 328	無呼吸 …………………………… 246
鉄の肺 …………………………… 36	肺メカニクス …… 89, 181, 211, 305	無呼吸アラーム ………………… 246
テトロドトキシン ……………… 14	肺モデル ………………………… 46	メチルプレドニゾロン ………… 259
電力供給低下 …………………… 252	ピーク圧 …………………… 104, 183	免疫不全患者の急性呼吸不全
頭蓋内圧亢進 …………………… 368	非侵襲的陽圧換気 ………… 41, 263	………………………………… 265
同期式間欠的強制換気 ………… 57	肥満-低換気症候群 ………… 19, 45	
動静脈奇形 ……………………… 27	腹部コンパートメント症候群	**や行**
動的コンプライアンス ………… 187	………………………… 49, 127, 229	薬物中毒 ………………………… 277
動脈血二酸化炭素分圧 ………… 16	プラトー圧 ………… 125, 182, 282	陽圧呼吸 ………………………… 37
トリガー …………………… 97, 143	プラトー時間 …………………… 171	容量傷害 …………………… 70, 116
トリガーウィンド ……………… 62	プレッシャーサポート …… 61, 132	
トリガー感度 ………… 66, 97, 291	フロー ……………………… 66, 102	**ら行**
	フロートリガー ………………… 99	ライズタイム ……………… 124, 270
な行	分時換気量 ………… 18, 68, 158, 249	卵円孔開存症 …………………… 27
粘液水腫 ………………………… 19	分時換気量下限アラーム ……… 313	リーク ……… 173, 209, 234, 347
	平均気道内圧 ……………… 144, 158	リクルートメント ……………… 86
は行	閉塞性肺疾患…… 71, 121, 289, 340	リクルートメント手技 ………… 94
肺炎 ………………………… 292, 295	壁内外圧差 ……………………… 90	理想体重 ………………………… 69
肺傷害 …………………………… 46	ヘンダーソン・ハッセルバルヒの式 ……………………………… 214	リミット ………………………… 143
肺水腫 ……………………… 229, 292, 295	補助呼吸 ………………………… 55	流量—換気量曲線 ……………… 159
肺塞栓 ………… 78, 229, 295, 371	補助・調節呼吸 ………………… 55	流量—時間曲線 ………………… 159
肺動静脈奇形 …………………… 46	ポリオ ……………………… 36, 277	流量波形 ………………………… 159
肺内外圧差 ………………… 127, 237		ループ …………………………… 159
肺内シャント …………………… 67	**ま行**	
肺胞気酸素分圧 ………………… 80	慢性呼吸性アシドーシス ……… 218	

●著者プロフィール

田中竜馬（Ryoma Tanaka）

現職
Intermountain LDS Hospital 呼吸器内科・集中治療科
Intensive Care Unit メディカルディレクター
Rapid response team / Code blue team メディカルディレクター
その他，「若手医師のための人工呼吸器ワークショップ」の主任講師として人工呼吸教育に従事している

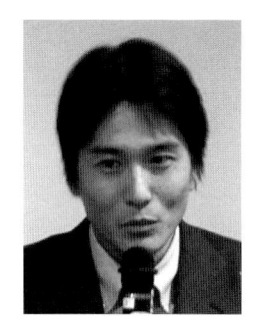

略歴
1997 年	京都大学医学部卒
1997 〜 1999 年	沖縄県立中部病院にて初期研修
1999 〜 2002 年	St. Luke's-Roosevelt Hospital Center にて内科レジデント
2002 〜 2005 年	University of Utah Health Sciences Center にて呼吸器内科・集中治療科フェロー
2005 〜 2007 年	亀田総合病院にて呼吸器内科および集中治療科勤務，集中治療室室長
2007 年〜	現職

資格
米国内科専門医，米国呼吸器内科専門医，米国集中治療科専門医

著者近況
　米国のユタ州ソルトレイクシティーというところで呼吸器内科と集中治療を専門に臨床医をしています．標高約 1,500 メートルのこの地は高地トレーニングをするのにも呼吸生理を考えるのにも適していますが，両方を同時にすると酸素が足りなくなります．

　米国で臨床医療とベッドサイド教育に従事し，ときには研修医をはるかに凌ぐ長時間勤務を行うかたわら，合間を縫って年に何度か弾丸帰国し，日本で「若手医師のための人工呼吸器ワークショップ」や呼吸管理に関するその他の教育的イベントを開催しています．本書で呼吸管理に興味を持たれた方はワークショップのブログやフェイスブックページもご参照下さい．

　呼吸ケアに関する質問や意見交換をできる場として，メーリングリスト「呼吸ケア倶楽部」を運営しています．よい呼吸ケアを実践するためには多職種の協力は欠かせませんので，いろいろな職種の方からのコメントをいただけるとうれしいです．

　著者のツイッター（@ryoma_tanaka）では呼吸管理や医療に関係あることもないこともごちゃまぜにつぶやいています．

《若手医師のための人工呼吸器ワークショップ》
　ブログ：respiratoryworkshop.blogspot.com
　フェイスブック：www.facebook.com/ganbarou.nippon

《呼吸ケア倶楽部》
　申し込み：groups.google.com/group/respiratory-care-club
　フェイスブック：www.facebook.com/club.respiratorycare

謹告

本書に記載されている診断法・治療法に関しては,発行時点における最新の情報に基づき,正確を期するよう,著者ならびに出版社はそれぞれ最善の努力を払っております.しかし,医学,医療の進歩により,記載された内容が正確かつ完全ではなくなる場合もございます.

したがって,実際の診断法・治療法で,熟知していない,あるいは汎用されていない新薬をはじめとする医薬品の使用,検査の実施および判読にあたっては,まず医薬品添付文書や機器および試薬の説明書で確認され,また診療技術に関しては十分考慮されたうえで,常に細心の注意を払われるようお願いいたします.

本書記載の診断法・治療法・医薬品・検査法・疾患への適応などが,その後の医学研究ならびに医療の進歩により本書発行後に変更された場合,その診断法・治療法・医薬品・検査法・疾患への適応などによる不測の事故に対して,著者ならびに出版社はその責を負いかねますのでご了承ください.

Dr. 竜馬の病態で考える人工呼吸管理
人工呼吸器設定の根拠を病態から理解し,ケーススタディで実践力をアップ!

2014年10月10日　第1刷発行

著　者　田中竜馬
発行人　一戸裕子
発行所　株式会社 羊 土 社
　　　　〒101-0052
　　　　東京都千代田区神田小川町2-5-1
　　　　TEL　03(5282)1211
　　　　FAX　03(5282)1212
　　　　E-mail　eigyo@yodosha.co.jp
　　　　URL　http://www.yodosha.co.jp/
装　幀　ペドロ山下
印刷所　日経印刷株式会社

© YODOSHA CO., LTD. 2014
Printed in Japan
ISBN978-4-7581-1756-2

本書に掲載する著作物の複製権・上映権・譲渡権・公衆送信権(送信可能化を含む)は(株)羊土社が保有します.
本書を無断で複製する行為(コピー,スキャン,デジタルデータ化など)は,著作権法上での限られた例外(「私的使用のための複製」など)を除き禁じられています.研究活動,診療を含み業務上使用する目的で上記の行為を行うことは大学,病院,企業などにおける内部的な利用であっても,私的使用には該当せず,違法です.また私的使用のためであっても,代行業者等の第三者に依頼して上記の行為を行うことは違法となります.

JCOPY <(社)出版者著作権管理機構 委託出版物>
本書の無断複写は著作権法上での例外を除き禁じられています.複写される場合は,そのつど事前に,(社)出版者著作権管理機構(TEL 03-3513-6969, FAX 03-3513-6979, e-mail:info@jcopy.or.jp)の許諾を得てください.

羊土社のオススメ書籍

人工呼吸に活かす！呼吸生理がわかる、好きになる
臨床現場でのモヤモヤも解決！

田中竜馬／著

「呼吸生理はイマイチわからない」「臨床で必要なの？」という方、必携！症状・病態と結びつけながら、呼吸管理に必須の考え方をやさしく解説．症状や人工呼吸器設定の本当の意味がわかる！Case Studyで実践力もアップ

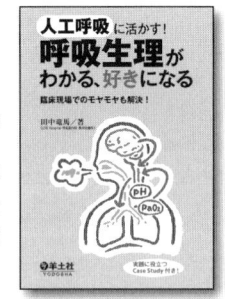

- 定価（本体3,300円＋税）　A5判
- 287頁　ISBN 978-4-7581-1734-0

わかって動ける！人工呼吸管理ポケットブック
「どうしたらいいのか」すぐわかる、チェックリストと頻用データ

志馬伸朗／編

研修医必携！「こういう時はどうするんだっけ？」現場で知りたいことをすぐ引けて，呼吸器設定や患者評価の表など対応時に役立つデータが満載！設定から調節，離脱，トラブル対応まで，チェックリストで判断できる！

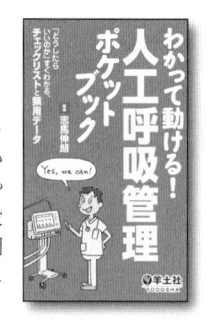

- 定価（本体3,500円＋税）　B6変型判
- 189頁　ISBN 978-4-7581-1755-5

人工呼吸管理に強くなる
人工呼吸の基礎から病態に応じた設定，トラブル対応まで
誰も教えてくれなかった人工呼吸管理のABC

讃井將満, 大庭祐二／編

人工呼吸管理の基本を初学者向けにとことん噛み砕いて解説．用語解説，装置の設定法，患者への適応，トラブルシューティング，一歩進んだ知識など，最新のエビデンスに基づく適切な患者管理の方法が身に付く！

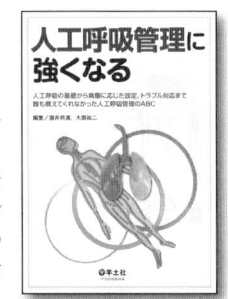

- 定価（本体4,700円＋税）　B5判
- 309頁　ISBN 978-4-7581-0697-9

呼吸管理に活かす 呼吸生理 改訂版
呼吸のメカニズムと，人工呼吸器のモード選択・設定から離脱まで

瀧 健治／著

日常の診療やケアに直結する呼吸生理の理論と，呼吸管理のポイントをわかりやすく解説した大好評書．換気モードの詳細な解説も充実した実用的な1冊です．適確な呼吸療法の実践を目指すすべての方に役立ちます．

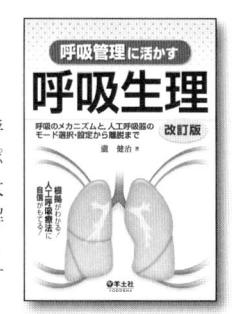

- 定価（本体4,000円＋税）　B5判
- 228頁　ISBN 978-4-7581-1717-3

発行　羊土社 YODOSHA
〒101-0052　東京都千代田区神田小川町2-5-1　TEL 03(5282)1211　FAX 03(5282)1212
E-mail：eigyo@yodosha.co.jp
URL：http://www.yodosha.co.jp/

ご注文は最寄りの書店，または小社営業部まで

羊土社のオススメ書籍

Surviving ICU シリーズ
ARDSの治療戦略
「知りたい」に答える、現場の知恵とエビデンス

志馬伸朗／編

ARDSにどう対応すべきか？ 新しい診断基準や、鑑別のしかた、人工呼吸管理や薬物治療まで、エキスパートの経験とエビデンスをふまえて、とことん丁寧に解説．意見のわかれる問題は、pro-conをあげた解説ですっきり理解できます

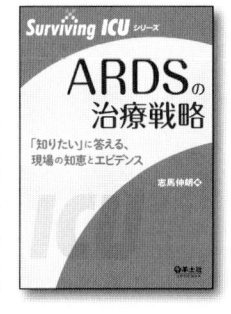

- 定価（本体4,600円＋税） ■ B5判
- 238頁 ■ ISBN 978-4-7581-1200-0

教えて！ICU 集中治療に強くなる

早川 桂，清水敬樹／著

教科書に載っていない，でも現場で困ることをカンファレンス形式でやさしく解説！鎮静薬の選択，ARDSの呼吸管理，経腸栄養の始め方などICU診療のツボがわかる入門書．最新知見などICUのホットな話題も満載

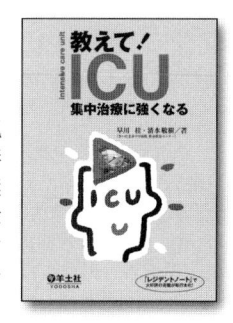

- 定価（本体3,800円＋税） ■ A5判
- 239頁 ■ ISBN 978-4-7581-1731-9

M&Mで改善する！ICUの重症患者管理
何が起きたか？なぜ起きたか？今後どうすべきか？ 同じエラーをくり返さないために

讃井將満／編

重大事例検討会"M&Mカンファレンス"を誌上に再現！ICUで出会う重大なトラブルを網羅し，原因の究明と再発防止，適切な治療・管理のポイントが身につきます．また，M&Mの概要，進め方，導入法も学べます．

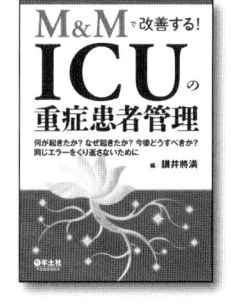

- 定価（本体4,300円＋税） ■ B5判
- 181頁 ■ ISBN 978-4-7581-1744-9

臨床に役立つ機器のしくみと活用法
周術期モニタリング徹底ガイド
基本からピットフォールまで

讃岐美智義，内田 整／編

手術室やICUで使われる様々な機器を網羅！機器の製造元の企業が原理と使い方の基本を解説し，第一線で活躍中の麻酔科医が使用できる場面，役立つ病態やピットフォールなど臨床での活用法を解説した画期的な1冊！

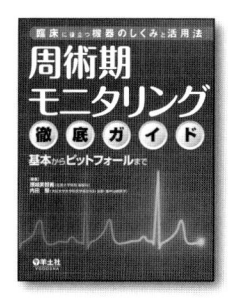

- 定価（本体5,800円＋税） ■ B5変型判
- 332頁 ■ ISBN 978-4-7581-1109-6

発行 羊土社 YODOSHA
〒101-0052 東京都千代田区神田小川町2-5-1　TEL 03(5282)1211　FAX 03(5282)1212
E-mail：eigyo@yodosha.co.jp
URL：http://www.yodosha.co.jp/

ご注文は最寄りの書店，または小社営業部まで